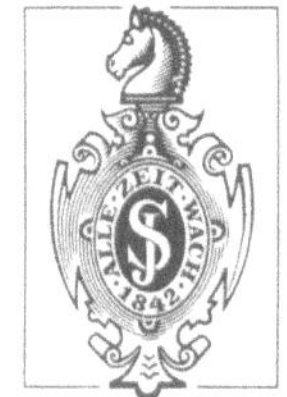
ALLE ZEIT WACH
1842

J.M. Curtius (Hrsg.)

Diagnostische Sicherheit der Echokardiographie

Mit 169 Abbildungen, davon 26 in Farbe

Springer-Verlag Berlin Heidelberg GmbH

Prof. Dr. J. M. Curtius
Klinik III für Innere Medizin der Universität zu Köln
Joseph-Stelzmann-Straße 9
5000 Köln 41

Titelbild: Farb-M-Mode, transösophageal aufgezeichnet. Es handelt sich um einen Patienten mit hochgradiger Aortenklappeninsuffizienz. Der M-Mode-Strahl reicht vom linken Vorhof (oben im Bild) durch die Mitralklappe (weiße, systolisch halbmondförmig als geschlossen dargestellte Figur, sich diastolisch öffnend) in den linken Ventrikel (unten im Bild). Der turbulente (grün-gelb dargestellte) Aortenreflux stößt diastolisch auf die sich hierdurch nur mäßig öffnende Mitralklappe. Der diastolische Einstrom in den linken Ventrikel durch die Mitralklappe stellt sich blau mit einem rosaroten Aliasing-Phänomen dar. Die Mitralklappe schließt aufgrund der hochgradigen, akuten Aorteninsuffizienz vorzeitig (noch vor dem Q im EKG), und es kommt zu einem kurzen, noch diastolischen Mitralreflux (rote, zentral-gelb-turbulente Farbwolke oben im Bild vorhofseitig der Mitralklappe).

ISBN 978-3-540-51203-5 ISBN 978-3-662-06602-7 (eBook)
DOI 10.1007/978-3-662-06602-7

CIP-Titelaufnahme der Deutschen Bibliothek
Diagnostische Sicherheit der Echokardiographie / J. M. Curtius (Hrsg.). – Berlin; Heidelberg; New York; London; Paris; Tokyo; Hong Kong: Springer, 1990
NE: Curtius, Julius M. [Hrsg.]

Ursprünglich erschienen bei Springer-Verlag Berlin Heidelberg New York 1990.
Softcover reprint of the hardcover 1st edition 1990

2121/3130-543210 – Gedruckt auf säurefreiem Papier

Vorwort

Der klinische Befund stellt den Ausgangspunkt dar für die vorliegenden Stellungnahmen, die von wissenschaftlich auf dem Gebiet der Echokardiographie tätigen Kardiologen vorgenommen wurden. Es war das Ziel, Antworten auf die folgenden Fragen zu finden: Was kann zur Klärung des betreffenden klinischen Befundes die Echokardiographie leisten? Welche Ultraschalltechnik (M-Mode, 2-D-Bild, kontinuierlicher Doppler, gepulster Doppler, farbcodierter Doppler, Farb-M-Mode), transthorakal oder transösophageal angewandt, kann welchen diagnostischen Beitrag liefern? Welche qualifizierenden und quantifizierenden Aussagen ermöglichen die jüngsten echokardiographischen Entwicklungen, was ist der Stellenwert der etablierten Techniken?

Kapitelweise werden die einzelnen kardialen Befunde abgehandelt. Nach Ausleuchtung der einzelnen Teilantworten, die die Echokardiographie zu geben vermag, erläutert eine „kritische Wertung", wie der Stellenwert der Echokardiographie beim betreffenden Krankheitsbild zu sehen ist. Wie ist ihre Praktikabilität, wie die Reproduzierbarkeit, wo stößt sie mit ihrer Aussagefähigkeit an Grenzen?

Das vorliegende Buch soll helfen, die derzeitige diagnostische Sicherheit der Echokardiographie zu definieren.

J. M. Curtius

Inhaltsverzeichnis

Klappenstenosen

Klappeninsuffizienzen

Mitarbeiterverzeichnis

Die Anschriften der erstgenannten Autoren sind jeweils bei Beitragsbeginn angegeben

Linksventrikuläre Funktion

Bestimmung linksventrikulärer Funktionsparameter mittels zweidimensionaler Echokardiographie

E. GRUBE [1]

Die Bedeutung und die Wertigkeit sowie die technische Entwicklung der Echokardiographie läßt sich anhand der Bestimmung linksventrikulärer Funktionsparameter recht eindrucksvoll darstellen. Gelang mittels der eindimensionalen TM-Echokardiographie jeweils nur die Darstellung proximaler Wandsegmente sowie die endsystolische und enddiastolische Dimension in diesem Bereich, konnte durch die zweidimensionale Echokardiographie die Gesamtheit der linksventrikulären Zirkumferenz sowie ihre Geometrie in Echtzeit dargestellt werden. Zu Beginn der technischen Entwicklung war im TM-Echokardiogramm jeweils die Beurteilung der dargestellten Segmente in bezug auf die Beweglichkeit und die systolische Funktion möglich. Es hat sich dabei bewährt, die Verkürzungsfraktion sowie den Mitralpunkt E und den Septumabstand als Ausdruck der globalen Pumpfunktion heranzuziehen. Diese Parameter ergaben brauchbare Übereinstimmungen mit der invasiv bestimmten linksventrikulären Auswurffraktion. Aussagen über nicht dargestellte Segmente und die Gesamtheit des linken Ventrikels waren jedoch nicht zulässig. Sie gelangen erst durch die zweidimensionale Echokardiographie, mit der in den apikalen Schnittebenen der linke Ventrikel in nahezu allen Abschnitten dargestellt werden konnte. Somit war es möglich, Wandbewegungen und insbesondere geometrische Veränderungen wie bei einem Aneurysma recht genau festzulegen. Vergleichende Untersuchungen zur Angiographie erlaubten die sichere Lokalisation und Ausdehnung von Aneurysmen sowie Pseudoaneurysmen. Die zweidimensionale Echokardiographie ist derzeit die beste Untersuchungsmethode zur Bestimmung linksventrikulärer Aneurysmen und intrakavitärer Thromben (Abb. 1). Da mit dieser Untersuchungstechnik das linksventrikuläre Endokard in seiner Gesamtheit in Systole und Diastole dargestellt werden konnte, folgte als nächster Schritt die Berechnung der linksventrikulären endsystolischen und enddiastolischen Volumina und der linksventrikulären Auswurffraktion. Dabei wurden in der Literatur zahlreiche Modelle und Algorithmen vorgestellt; als die besten und brauchbarsten Methoden wurden die Flächen-Längen-Methode und die Scheibchensummationsmethode in 2 Ebenen beschrieben. Da diese Untersuchungen im Vergleich zur Angiographie durchgeführt wurden, ist die Beachtung der Besonderheiten und der Unterschiede zwischen beiden Untersuchungstechniken angebracht. Die Echokardiographie unterschätzt die linksventrikuläre lange Achse zum Teil beträchtlich, so daß im Echokardiogramm der Ventrikel vorverkürzt und verplumpt erscheint. Darüber

[1] Krankenhaus Siegburg GmbH, Medizinische Klinik/Kardiologie, Ringstr. 49, D-5200 Siegburg

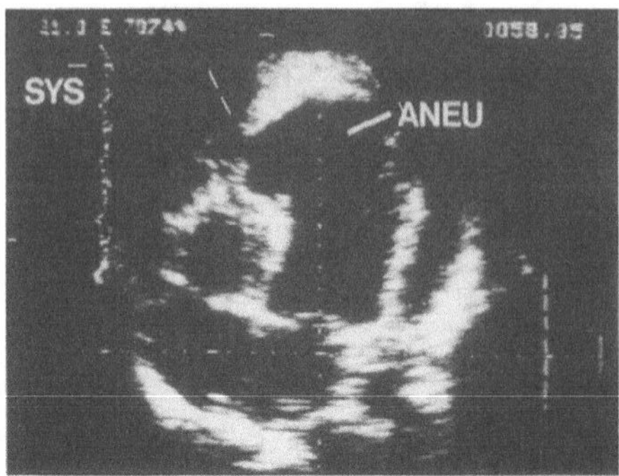

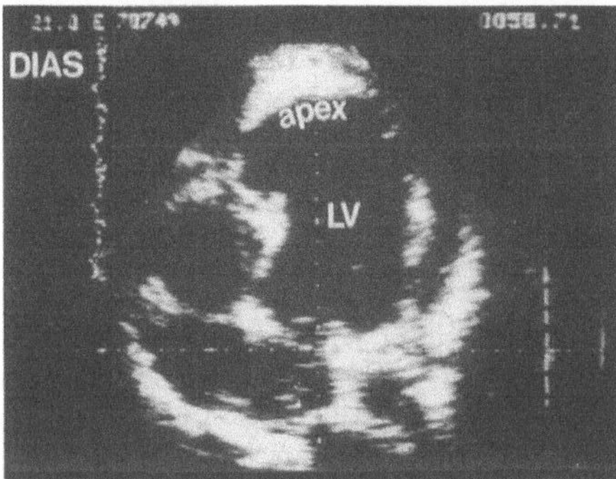

Abb. 1. Nachweis eines großen Vorderwandspitzenaneurysmas (*ANEU*) im zweidimensionalen Echokardiogramm während der Systole (*SYS*) und der Diastole (*DIAS*). Die Ausweitung der Vorderwandspitze und der distalen Septumanteile sind deutlich zu erkennen. Darüber hinaus besteht der Verdacht auf einen wandständigen großen Thrombus im Bereich des Vorderwandaneurysmas

hinaus wird im Angiogramm die jeweils kleinere Schattenkontur umfahren, wohingegen im zweidimensionalen Echokardiogramm die innere Grenze des Trabekelwerkes umfahren wird. Die angiographische Untersuchung ist eine Kontrasttechnik, wobei die schattengebende Technik zwischen hell und dunkel als Endokardgrenze angenommen wird; die Echokardiographie ist jedoch eine Schnittbildtechnik, bei der der kleinste interne kavitäre Kontrast als Endokard angenommen wird.

Sowohl die Vorverkürzung der linksventrikulären langen Achse als auch die unterschiedliche Endokardbegrenzung führten in der Bestimmung der endsystolischen und enddiastolischen Volumina zu einer deutlichen Unterschätzung des angiographischen Volumens. Wenngleich auch brauchbare Korrelationen gefunden wurden, mußte zur Bestimmung des wahren Volumens jeweils die Korrekturformel, die im eigenen Laboratorium entwickelt wurde, herangezogen werden. Bei der Bestimmung linksventrikulärer Funktionsparameter im Vergleich zur Herzkatheteruntersuchung ergaben sich bei einer Literaturübersicht bezüglich der linksventrikulären Auswurffraktion Korrelationskoeffizienten zwischen $r = 0{,}73$ und $0{,}92$ (Tabelle 1). Die endsystolischen Volumina korrelierten mit $r = 0{,}74$ bis $r = 0{,}95$ und die enddiastolischen Volumina mit $r = 0{,}61$ bis $r = 0{,}94$. Nachteilig für eine routinemäßige Anwendung dieses Verfahrens war die recht zeitraubende Auswertungsmethode und der Kostenaufwand für einen Auswertungscomputer.

Nach der Bestimmung der linksventrikulären Volumina und der Auswurffraktion erfolgte die Festlegung von segmentalen Wandbewegungsparametern

Tabelle 1. Bestimmung linksventrikulärer Funktionsparameter im zweidimensionalen Echokardiogramm und Herzkatheter als Literaturübersicht der Jahre 1974–1981

		EF	ESV	EDV
Roelandt et al.	1974	0,76	0,74	0,61
Silvermann et al.	1978	0,92	0,91	0,94
Folland et al.	1979	0,73	0,81	0,72
Carr et al.	1979	0,93	0,90	0,93
Schiller et al.	1979	0,87	0,90	0,80
Bommer et al.	1980	0,84	0,80	0,80
Grube et al.	1980	0,87	0,89	0,91
Gueret et al.	1980	0,81	0,95	0,97
Erbel et al.	1981	0,89	0,92	0,93
Jenni et al.	1981	0,84	0,89	0,91

Tabelle 2. Eigene Untersuchungen zur Bestimmung von Wandbewegungsstörungen im zweidimensionalen Echokardiogramm und im Herzkatheter im Vier- und im Zweikammerblick. Es wurde jeweils die Flächenverkleinerungsmethode im floatenden intrakardialen Referenzsystem gewählt

	Sensitivität (%)	Spezifität (%)	Vorläufige Genauigkeit (%)
Vierkammerblick (Fläche, Float)	79	81	85
Zweikammerblick (Fläche, Float)	71	93	90

sowohl nach der Radianten- als auch nach der Flächenverkürzungsmethode. Dabei wurde von uns das Radiantenverkürzungsverfahren und das Flächenverkleinerungsverfahren im „floatenden" Referenzsystem bevorzugt. Eigene Untersuchungen ergaben zur Bestimmung der Wandbewegungsstörungen im Vierkammerblick und im Zweikammerblick eine Sensitivität von 79 und 71%, eine Spezifität von 81 und 93% sowie eine voraussagbare Genauigkeit von 85 und 90% (Tabelle 2). Eine Literaturübersicht von Studien aus den Jahren 1979 bis 1981 ergab ähnliche Zahlen.

Wenngleich die zweidimensionale Echokardiographie als Untersuchungsverfahren zur Bestimmung von Funktionsparametern und Wandbewegungsstörungen geeignet war, ergaben sich in der Routine jedoch Probleme in der Endokarddarstellung durch unterschiedliche Bildqualitäten infolge Adipositas, Emphysem u. a. Daneben zeigten die Endokardstrukturen in den apikalen Schnittebenen nur schwache Reflexionen, so daß Verstärkungseinstellungen am Gerät Unterschiede in der Konturbestimmung verursachten. Als wichtiger und problematischer Faktor kam zu diesen Einschränkungen noch die Untersuchererfahrung hinzu, die eine Reproduzierbarkeit erschwerte. So wurden in eigenen Untersuchungen in den apikalen Projektionen schlechtere Reproduzierbarkeiten bei komplexeren Parametern gefunden. War in der langen Achse jeweils nur im Mittel 2,9% Variabilität vorhanden, zeigte sich bei den Schlagvolumina und der linksventrikulären Auswurffraktion eine mittlere Abweichung von 10,8% mit Schwankungen von 1,4 und 26% (Tabelle 3).

Tabelle 3. Reproduzierbarkeit verschiedener Parameter im Nativechokardiogramm; dargestellt und berechnet sind die Mittelwerte, die minimalen und die maximalen Werte sowie die Standardabweichung (*SD*)

Apikale Projektion	Mittel	(min–max)	SD
Lange Achse	2,9	(0,1–60)	2,7
Fläche	4,7	(0,2–12,9)	4,5
Volumen	10,3	(7,1–22,7)	6,8
Schlagvolumen	13,7	(1,6–25,6)	7,2
EF	10,8	(1,4–26,0)	7,3

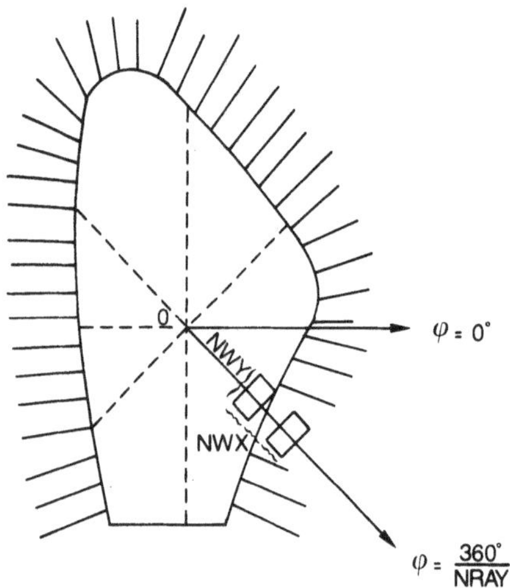

Abb. 2. Schemazeichnung zur automatischen Konturfindung mittels radialer Kantenfindung. Dargestellt ist schematisch ein linker Ventrikel im Vierkammerblick sowie die vom Zentrum ausgehende radiale Grauwertanalyse durch zwei sich zentrifugal bewegende Computerfenster

Um diesen Untersucherfehler auszuschalten, wurden mit großem Aufwand automatische Konturfindungsalgorithmen erarbeitet, die auf dem Boden einer Grauwerterkennung automatisch die Kontur des linken Ventrikels erkennen sollte (Abb. 2). Es gelang, über das radiale Kantenfindungsverfahren entsprechende Konturen im Vierkammerblick darzustellen, Artefakte zu erkennen und zu eliminieren sowie Lücken in der Kontur zu schließen. Dieses Verfahren war an einen relativ großen Rechneraufwand gebunden und erforderte ein relativ gutes echokardiographisches Bild. In unseren tierexperimentellen Untersuchungen und in der Anwendung des Algorithmus an einem ausgewählten Patientenkollektiv konnten wir die Bestimmung des linksventrikulären Endokards dokumentieren, es wurde jedoch lediglich die Untersuchervariabilität ausgeschaltet; die Untersuchung blieb abhängig von der Qualität des Bildinhaltes. Bei 57 unausgewählten Patienten konnte der Algorithmus insgesamt nur bei 39 (68%) angewandt werden.

In Analogie zur angiographischen Untersuchungstechnik verwendeten wir die digitale Subtraktionsechokardiographie mit der Möglichkeit der automati-

Tabelle 4. Aufzeichnung der einzelnen Untersuchungsschritte in der digitalen Subtraktionsechokardiographie. Nach Kontrastmittelapplikation erfolgt eine Digitalisierung mit einer Matrix von 256 × 256 × 8 bit, die Subtraktion des Kontrastechokardiogramms vom Nativechokardiogramm und durch Bildung eines Binärbildes die Dokumentation der Echokardkontur

Nativ-Echokardiogramm (Maske)
ǀ
Kontrastmittel
ǀ
Kontrastmittel-Echokardiogramm
ǀ
Digitalisierung (246 × 256 × 8)
ǀ
Skalierung Linearisierung Normalisierung
ǀ
Subtraktion (Nativkontrast)
ǀ
Sigmafilter
ǀ
Binärbild
ǀ
Medianfilter
ǀ
Diskriminierung
ǀ
Endokardkontur

schen Konturerkennung durch Kontrastmittelapplikation und Subtraktion des Nativbildes. Die einzelnen Schritte der digitalen Subtraktionsechokardiographie sind in Tabelle 4 wiedergegeben. Um die Wertigkeit dieses Untersuchungsverfahrens festzulegen, wurde in Nativechokardiogrammen eine Endokardbestimmung durch 2 Untersucher sowohl manuell als auch automatisch mittels eines Konturfindungsalgorithmus durchgeführt. Im nächsten Schritt erfolgte die Applikation des Kontrastmittels in den linken Ventrikel über einen Pigtailkatheter während der Katheteruntersuchung. Das entsprechende digitale Subtraktionsechokardiogramm erlaubte dann sowohl eine manuelle Konturfindung auf dem XY-Tablett als auch eine automatische Konturfindung durch Subtraktion des Nativbildes. Ein Beispiel dieses Verfahrens im Tierexperiment gibt die Sequenz in Abb. 3 a–c.

Der rechte Ventrikel wird zunächst als Nativbild gespeichert. Nach Kontrastmittelapplikation erfolgt das digitale Subtraktionsangiogramm und die Festlegung der Kontur durch einfache Diskriminierung. Durch Überlagerung dieser Kontur in das Nativecho kann dann das wahre Endokard gefunden werden.

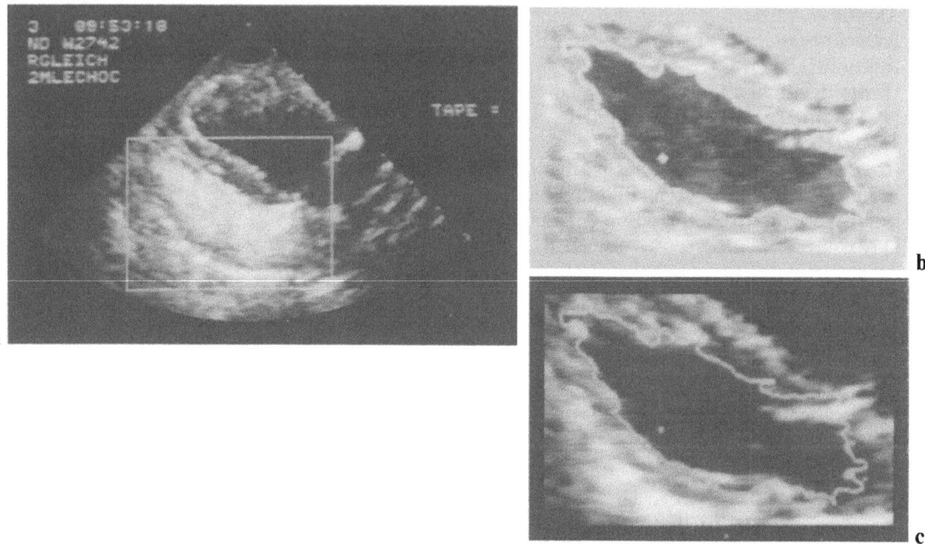

Abb. 3 a–c. Digitales Subtraktionsechokardiogramm und Endokardkonturfindung im Tierexperiment. **a** Kontrastmittelgefüllter rechter Ventrikel. **b** Ausschnittsvergrößerung des digitalen Subtraktionsechokardiogramms und als Hüllkurve angelegte Endokardkontur. **c** Endokardkontur im rechten Ventrikel

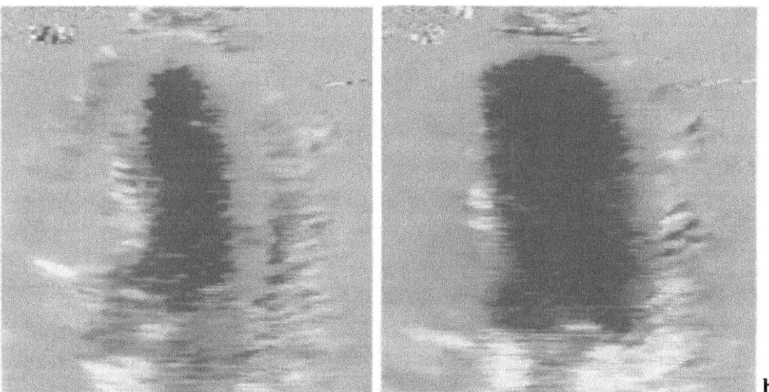

Abb. 4 a, b. Digitales Subtraktionsechokardiogramm des linken Ventrikels während der Herzkatheteruntersuchung. Appliziert wurden 2 ml handagitiertes Gelifundol über einen Pigtailkatheter. Man erkennt das systolische (**a**) und das diastolische Subtraktionsechokardiogramm (**b**). In beiden kann die automatische Kontur durch Diskriminierung der Hell-Dunkel-Grenze gefunden werden. Darüber hinaus erkennt man in der Grenzzone des Lumens des linken Ventrikels und des Perikards eine weiß angefärbte Fläche, die dem intraventrikulären Myokard entspricht und die im Nativechokardiogramm fälschlich mit in das Lumen des linken Ventrikels einbezogen wird

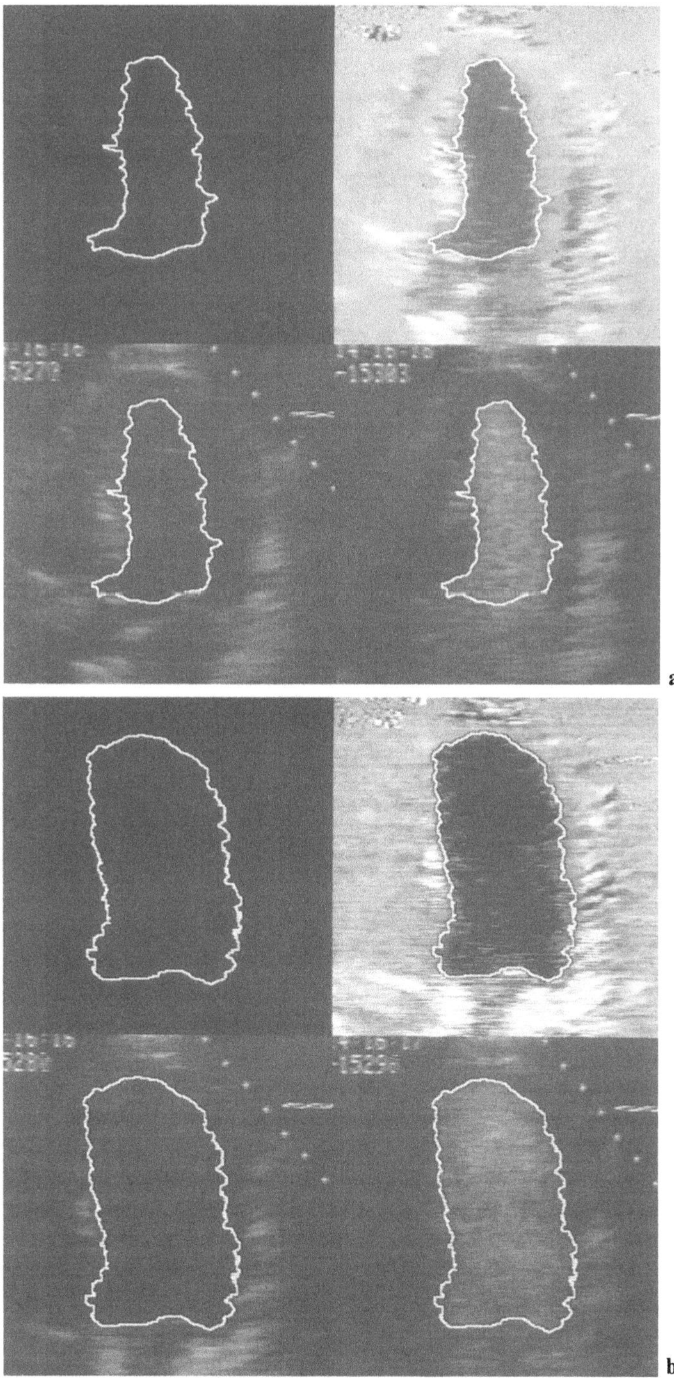

Abb. 5 a, b. Automatische Konturfindung im digitalen Subtraktionsechokardiogramm in der Systole (**a**) und der Diastole (**b**)

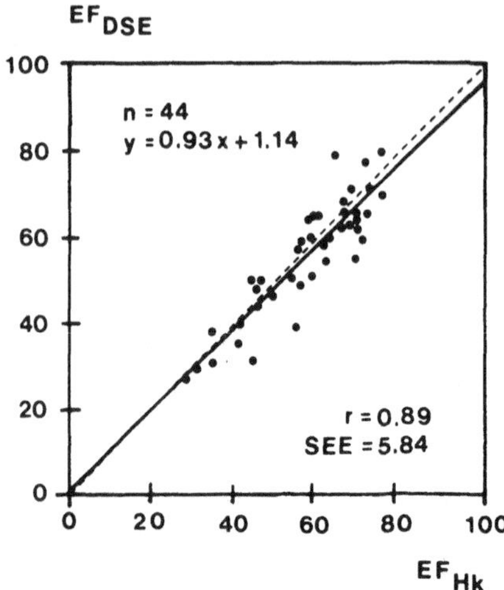

Abb. 6. Korrelation der linksventrikulären Auswurffraktion im digitalen Subtraktionsechokardiogramm (*DSE*) und in der Herzkatheterdiagnostik (*HK*). Es zeigt sich ein guter Korrelationskoeffizient und eine geringe Standardabweichung des Schätzwerts

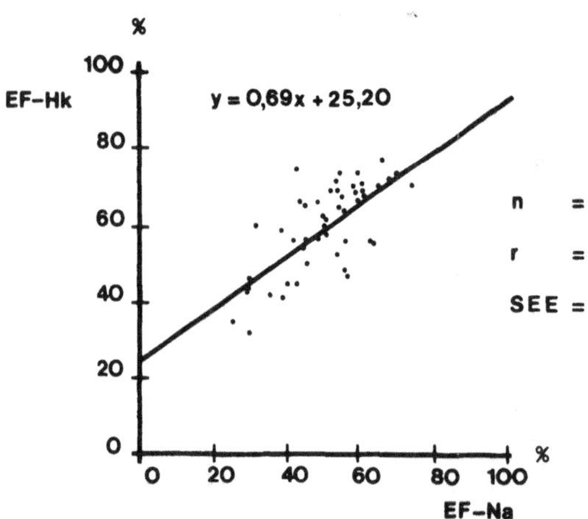

Abb. 7. Korrelation der Auswurffraktion im Herzkatheter (*EF–Hk*) und im Nativechokardiogramm (*EF–Na*). Die Korrelation ist deutlich schlechter, der Standardfehler und die systematische Abweichung sind deutlich größer.

Die digitale Subtraktionsechokardiographie wurde von uns an 57 Patienten während der Linksherzkatheteruntersuchung angewandt (Abb. 4 a, b). Dabei konnte bei allen Patienten eine manuelle Kontur im digitalen Subtraktionsechokardiogramm festgelegt werden. Bei insgesamt 44 (77%) gelang eine automatische Konturerkennung mittels digitaler Subtraktionsechokardiographie (Abb. 5 a, b). Bei der Bestimmung der Volumina zeigte sich eine noch stärkere Unterschätzung endsystolisch und enddiastolisch, als zunächst angenommen war, da die Kontur im Nativechokardiogramm stets größer als im digitalen Subtraktionsechokardiogramm war. Durch Elimination des systolisch-diastolischen Fehlers näherte sich die Auswurffraktion stark den angiographisch ermittelten Werten an. Es ergab sich ein Korrelationskoeffizient von r = 0,89 bei einem SEE von 5,84% (Abb. 6).

Tabelle 5. Vorteile der digitalen Subtraktionsechokardiographie

- Endokard ist der dominierende Bildinhalt (dadurch)
- Sichere Endokarderkennung unabhängig von der Bildqualität des Nativechokardiogrammes
- Analyse unabhängig von der Untersuchererfahrung durch vollautomatische Rechnerschritte
- Auswertung zeitlich vergleichbar mit herkömmlicher Analyse (8–12 min.)

Im Vergleich dazu ergaben die Korrelationskoeffizienten zum Nativechokardiogramm deutlich schlechtere Werte. Hier lag der Korrelationskoeffizient bei 0,71, mit einem deutlich größeren SEE von 8,13% (Abb. 7). Neben der Annäherung dieser Werte an die angiographische Technik zeigte sich eine deutlich verbesserte Reproduzierbarkeit sowohl bezüglich der Tag-zu-Tag-Analyse als auch betreffend der interindividuellen Untersuchervariabilität. Zeigte sich im Nativechokardiogramm eine Tag-zu-Tag-Schwankung von 12,1%, so fand sich im Kontrastechokardiogramm in der manuellen Untersuchungstechnik eine Schwankung von 1,9% und in der automatischen Konturfindung von 2,0%. Die Untersuchervariabilität schwankte im Nativechokardiogramm von 9,6% und im Kontrastechokardiogramm von 2,6% und 2,9%. Diese Veränderungen waren statistisch hochsignifikant.

Der Vorteil dieser Untersuchungstechnik besteht darin, daß das Endokard zum dominierenden Bildinhalt wird – dadurch ist eine sichere Endokarderkennung unabhängig von der Bildqualität des Nativechokardiogramms möglich. Die Analyse ist zudem durch vollautomatische Rechnerschritte unabhängig von der Untersuchererfahrung. Die Auswertung ist derzeit vergleichbar mit der konventionellen Funktionsanalyse und liegt in der Größenordnung von 8–12 min (Tabelle 5).

Die Probleme der digitalen Subtraktionsechokardiographie bestehen in der inhomogenen Kontrastierung des linken Ventrikels durch herkömmliche Echokontrastmittel und Rhythmusstörungen sowie durch intrakavitäre Artefakte wie Katheterturbulenzen und Mitralsegelbewegungen. Theoretisch ergeben sich auch Einschränkungen durch die Bewegungsartefakte des Patienten infolge Atmung sowie durch unterschiedliche Echoverstärkungen im Gerät. Die Computer- und Speicherkapazität kann durch Speicherung von nur 2 Bildern auf ein Minimum gesenkt werden und sollte bei der nächsten Generation der Ultraschallgeräte bereits in den Geräten integriert sein.

Abschätzung der systolischen linksventrikulären Funktion in Ruhe mittels Dopplerechokardiographie

A. T. TROMPLER[1] und H. KREUZER

Die Einführung der Dopplerechokardiographie hat die Möglichkeiten der nichtinvasiven kardiologischen Diagnostik erheblich erweitert. Im folgenden soll ein kurzer Abriß über Möglichkeiten zur Abschätzung der systolischen linksventrikulären Funktion unter Ruhebedingungen mittels der Dopplerechokardiographie gegeben werden.

Die linksventrikuläre Funktion ist abhängig von Herzfrequenz, Vor- und Nachlast sowie der Kontraktilität des Myokards. Klinisch häufig genutzte Größen zur Beschreibung der linksventrikulären systolischen Funktion sind die linksventrikuläre Ejektionsfraktion und das Herzzeitvolumen.

Bei Nutzung der Dopplerechokardiographie zur Beurteilung der linksventrikulären systolischen Funktion werden überwiegend aortale Flußgeschwindigkeitsregistrierungen herangezogen. Diese werden unter Nutzung üblicher Schallkopfpositionen aufgezeichnet, vorwiegend also von suprasternal und apikal. Wie für praktisch alle Anwendungen der Dopplerechokardiographie ist ein möglichst orthogrades Anloten der Strömung erforderlich, um den Winkelfehler klein zu halten. Bereits die einfache Dopplergröße „maximale aortale Flußgeschwindigkeit" im Bereich der Aortenwurzel V_{max} (cm/s) korreliert recht eng zur linksventrikulären Ejektionsfraktion (Abb. 1) [5, 14, 17]. Die mittlere (oder maximale) Flußgeschwindigkeitsbeschleunigung (ACC, cm/s^2) läßt sich nach

$$ACC = \frac{V_{max}}{t(V = o - V_{max})}$$

errechnen. Sie wurde bei eingeschränkter Ventrikelfunktion ebenfalls vermindert gefunden [5, 14], korreliert jedoch weniger eng zur Ejektionsfraktion [17]. Darüberhinaus läßt sich dopplertechnisch das Herzzeitvolumen nach

$$HZV_{Dp} = HR \cdot A \cdot \int v$$

abschätzen, mit HR als Herzfrequenz und $\int v$ als Integral der systolischen (beim aortalen und pulmonalen Vorgehen) bzw. diastolischen (bei Bestimmung auf AV-Klappenebene) Flußgeschwindigkeiten [17]. Die Querschnittsfläche A kann beim aortalen Vorgehen entweder aus zweidimensionalen Schnittbildern planimetriert oder unter Ausnutzung der hohen axialen Auflösung der M-mode-Echokardiographie (unter Voraussetzung eines kreisförmigen Gefäßquerschnitts) aus dem mittleren aortalen Durchmesser im 2D-geführten M-mode-Echo der langen

[1] Medizinische Universitätsklinik, Abteilung Kardiologie, Robert-Koch-Str. 40, D-3400 Göttingen

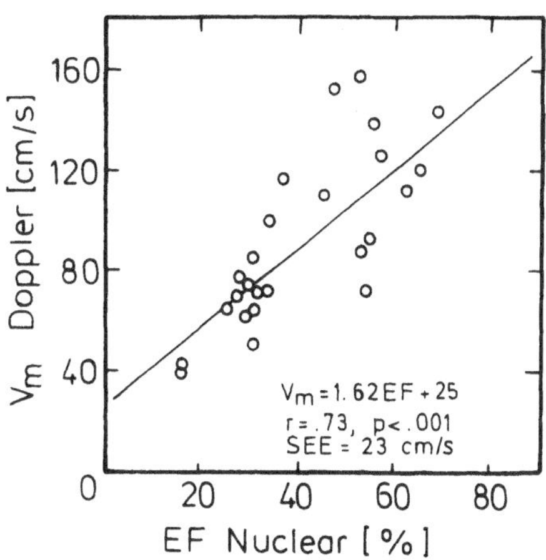

Abb. 1. Gegenüberstellung von aortaler maximaler Flußgeschwindigkeit *(V_m Doppler)* und mit gated blood-pool Technik bestimmter links-ventrikulärer Ejektionsfraktion *(EF)*. (Nach Trompler et al. [17])

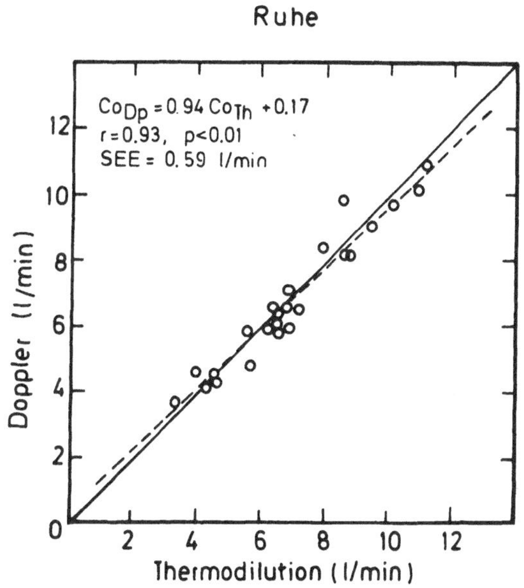

Ruhe

Abb. 2. Gegenüberstellung von mittels Dopplerechokardiographie und Thermodilution gewonnener Herzzeitvolumina (*durchgezogene Linie* Identitätsgerade, *gestrichelte Linie* Regressionsgerade). (Nach Trompler et al. [16])

Achse parasternal nach $\pi \times \left(\frac{d}{2}\right)^2$ berechnet werden. Vergleichende Studien ergaben die beste Korrelation zum Thermodilutions-Herzzeitvolumen unter Benutzung des M-Modes und Bestimmung des Gefäßdurchmessers in Höhe des Aortenklappenringes [3].

Am häufigsten werden Herzzeitvolumenbestimmungen mit der Dopplermethode an der Aorten- und Mitralklappe durchgeführt. Zur Bestimmung an der Mitralklappe finden sich die besten Ergebnisse entweder bei Kalkulierung eines elliptischen Mitrallumens aus anterior-posterioren und mediolateralen Klappenringdiametern [1, 3] oder der Methode nach Fisher [4]. Diese zieht zur Bestimmung des Strömungsquerschnitts sowohl zweidimensionale Echogramme als auch den M-Mode der Mitralis heran. Trotz zahlreicher methodischer Ein-

Tabelle 1. Dopplerechokardiographische Korrelationsstudien zum Herzminutenvolumen. Klinische Untersuchungen – aortal

Autor		Technik	Vergleich	r	SEE [l/min]	Erfolgsrate [%]
Goldberg et al.	(1982)	PW	Th/Fi	0,91	0,60	71
Huntsman et al.	(1983)	CW	Th	0,94	0,58	85
Sanders et al.	(1983)	PW	Fi	0,78	0,81	100
Chandratstna et al.	(1984)	CW	Th	0,97	0,42	92
Rose et al.	(1984)	CW	Th	0,92	0,48	?
Labovitz et al.	(1985)	PW	Th	0,85	0,99	64
Trompler et al.	(1985)	CW	Th	0,93	0,59	80
Levy et al.	(1985)	PW	Th	0,96	0,45	90
Maeda et al.	(1989)	CW	Th	0,85	0,59	100
Looyenga et al.	(1989)	CW	Th	0,96	0,55	91

r, Korrelationskoeffizient; SEE, Standardfehler der Schätzung; CW, kontinuierlicher Doppler; PW, gepulster Doppler; Fi, Fick; Th, Thermodilution

schränkungen und Vorbehalte fand sich in zahlreichen Studien sowohl experimentell als auch klinisch eine gute Korrelation von dopplerechokardiographisch bestimmten Herzminutenvolumina (Übersicht zur HZV-Bestimmung bei [19]) zur Thermodilutionstechnik (Abb. 2) [2, 4, 6–8, 10–16].

Zu beachten bleibt jedoch, daß aufgrund zahlreicher potentieller Fehlerquellen (Flächenbestimmung, Winkelfehler, nicht ausreichend flaches Strömungsprofil u. a.) insbesondere bei Verlaufskontrollen nur eingeschränkte Aussagemöglichkeiten bestehen [16, 18]. Der Standardfehler der Schätzung beträgt unter Ruhebedingungen für eine punktuelle Messung um 0,6 l/min. Die Erfolgsrate liegt beim aortalen Vorgehen in Abhängigkeit vom Patientenkollektiv zwischen 60 und 100%, im Mittel um 85% (Tabelle 1). Fehlerbreite und Erfolgsraten haben sich auch bei neueren Untersuchungen nicht verbessert (s. Maeda [12] und Looyenga [11] in Tabelle 1). Einzubeziehen ist stets auch Genauigkeit und Zuverlässigkeit der Thermodilutionstechnik, der nicht die Rolle eines „Goldstandards" zukommt [9].

Als weitere dopplertechnisch faßbare Größe läßt sich die maximale Ejektionsrate (PER, ml/s) heranziehen. Sie ergibt sich nach

$$PER = V_{max} \times A$$

aus aortalen Flußgeschwindigkeitskurven. Diese Größe zeigte eine enge Korrelation zur nuklearmedizinisch bestimmten maximalen Ejektionsrate ($R = 0,88$, $SEE = 179$ ml/s) und auch zur Ejektionsfraktion ($r = 0,79$, $SEE = 227$ ml/s; 17).

Zusammenfassend kann festgehalten werden, daß bereits einfache dopplertechnische Parameter Rückschlüsse auf die linksventrikuläre systolische Funktion zulassen. Im Einzelfall und insbesondere bei Verlaufskontrollen schränken jedoch vorwiegend methodische Probleme die Wertigkeit der Dopplerechokardiographie ein. Nicht selten werden keine Aussagen über das klinisch bereits Erfaßbare hinaus zu treffen sein. Im Einzelfall kann es jedoch hilfreich sein, redundante Informationen zu Klinik und zweidimensional gewonnenen Größen zu erhalten.

Literatur

1. Ascah JK, Stewart WJ, Gillam LD, Triulzi MO, Newell JB, Weymann AE (1989) Calculation of transmitral flow by Doppler echocardiography: a comparison of methods in a canine model. Am Heart J 117:402–411
2. Chandraratna PA, Nanna M, McKay C, Nimalasuriya A, Swinney R, Elkayam U, Rahimtoola SH (1984) Determination of cardiac output by transcutaneous continuous wave ultrasonic Doppler computer. Am J Cardiol 53:234–237
3. Dittmann H, Wolfram V, Karsch K-R, Seipel L (1987) Influence of sampling site and flow area on cardiac output measurement by Doppler echocardiography. J Am Coll Cardiol 10:818–823
4. Fisher DC, Sahn DJ, Friedman MJ, Larson D, Valdes-Cruz LM, Horowitz S, Goldberg SJ, Allen HD (1983) The mitral valve orifice method for noninvasive two-dimensional echo Doppler determinations of cardiac output. Circulation 67/4:872–877
5. Gardin JM, Lloyd IT, Elkayan U, Tobis J, Childs J, Burr CS, Henry WL (1983) Evaluation of dilated cardiomyopathy bei pulsed Doppler echocardiography. Am Heart J 106:1057–1065
6. Goldberg SJ, Sahn DJ, Allen HD, Valdes-Cruz LM, Hoenecke H, Carnahan Y (1982) Evaluation of pulmonary and systemic blood flow by 2-dimensional Doppler echocardiography using fast fourier transform spectral analysis. Am J Cardiol 50:1394–1400
7. Huntsman LL, Steward DR, Barnes SR, Franklin SV, Colocousis JS, Hessel EA (1983) Noninvasive Doppler determination of cardiac output in man clinical validation. Circulation 67/3:593–602
8. Labovitz AJ, Buckingham TA, Habermehl K, Nelson J, Kennedy HL, Williams GA (1985) The effects of sampling site on the two-dimensional echo-Doppler determination of cardiac output. Am Heart J 109:327–332
9. Levett JM, Reploge RL (1979) Thermodilation carciac output: a critical analysis and review of the literature. J Surg Res 27:392–404
10. Levy BI, Payen DM, Tedgui A, Xhaard M, Mcllroy MB (1985) Noninvasive ultrasonic cardiac output measurement in intensive care unit. Ultras and Med Biol 11:841–849
11. Looyenga DS, Liebson PhR, Bone RC, Balk RA, Messer H v (1989) Determination of cardiac output in critically ill patients by dual beam Doppler echocardography. J Am Coll Cardiol 13:340–347
12. Maeda M, Yokota M, Iwase M, Miyahara T, Hayashi H, Sotobata I (1989) Accuracy of cardiac output measured by continuous wave Doppler echocardiography during dynamic exercise testing in the supine position in patients with coronary artery disease. J Am Coll Cardiol 13:76–83
13. Rose JS, Nanna M, Rahimtoola SH, Elkayam U, McKay C, Chandraratna PAN (1984) Accuracy of determination of changes in cardiac output by transcutaneous continuous-wave Doppler computer. Am J Cardiol 54:1099–1101
14. Sabbah HN, Khaja F, Brymer J, McFarland TM, Albert DE, Snyder JE, Goldstein S, Stein PD (1986) Noninvasive evaluation of left ventricular performance based on peak aortic blood acceleration measured with a continuous-wave Doppler velocity meter. Circulation 74/2:323–329
15. Sanders SP, Yeager S, Williams RG (1983) Measurement of systemic and pulmonary blood flow and QP/QS ratio using Doppler and two-dimensional echocardiography. Am J Cardiol 51:952–956
16. Trompler AT, Sold G, Vogt A, Kreuzer H (1985) Nichtinvasive Bestimmung des Herzzeitvolumens mit spektraler Doppler-Echokardiographie. Z Kardiol 74:322–326
17. Trompler AT, Figulla HR, Luig H, Kreuzer H (1987) Noninvasive assessment of left ventricular function at rest and during exercise: contribution of spectral Doppler-echocardiography. In: Kékes E, Matos L, Mikóczy M (eds) Proc 4th Europ Conf Mechanocardiography. Elsevier & Hung, pp 263–265
18. Trompler AT, Sold G, Kreuzer H (1989) Doppler-echokardiographische Bestimmung des Herzzeitvolumens. In: Grube E (Hrsg) Farb-Doppler- und Kontrast-Echokardiographie. Thieme, Stuttgart New York, S 29–36

Stellenwert der Belastungsechokardiographie bei der Beurteilung der linksventrikulären Funktion – zweidimensionale und Dopplerechokardiographie

H. MUDRA[1], W. ZWEHL, V. KLAUSS und K. THEISEN

2D-Belastungsechokardiographie zur Diagnostik der koronaren Herzerkrankung

Aus Ischämiemodellen, wie z. B. im Rahmen einer akuten Koronarokklusion durch Balloninsufflation während PTCA, ist bekannt, daß bereits kurz nach Eintritt der metabolischen Veränderungen im Zellstoffwechsel die Relaxation und wenige Sekunden danach die Kontraktion des Myokards gestört wird – weit vor dem Auftreten ischämischer EKG-Veränderungen bzw. von Angina pectoris [16].

Die Echokardiographie erlaubt als einzige Methode die direkte Echtzeitdarstellung des linksventrikulären Myokards und eignet sich daher prinzipiell gut, ischämiebedingte Funktionsstörungen zu erfassen.

Methodik

Zur Erzeugung einer transienten Myokardischämie sind alle bei der Belastungselektrokardiographie üblichen Methoden geeignet (mit den bekannten Ausschlußkriterien und Untersuchungsrisiken).

Tabelle 1 gibt eine Übersicht über die verschiedenen physischen, elektrischen und medikamentösen Verfahren, die angewendet werden können. Die methodisch einfachen körperlichen Belastungstests sind assoziiert mit bewegungs- und atmungsbedingter Bildqualitätsminderung. Daher wird die Untersuchung von den meisten Arbeitsgruppen unmittelbar nach Belastung durchgeführt. Hierbei muß ein gewisser Sensitivitätsverlust infolge einer unter Umständen sehr raschen Normalisierung der Wandbewegungsstörung beachtet werden.

Die alternativen Verfahren sind demgegenüber entweder relativ aufwendig bzw. nicht mehr vollkommen nichtinvasiv oder aber mit Medikamentennebenwirkungen verbunden.

Um eine möglichst hohe Sensitivität der Untersuchung zu erlangen, ist es erforderlich, möglichst viele Schnittebenen des linken Ventrikels zu erfassen. Hierbei sollten in jedem Falle die in Abb. 1 dargestellten Standardschnittebenen aufgesucht und während der Ruheuntersuchung markiert werden, um ein schnelles Wechseln während Belastung zu ermöglichen. Die Beurteilung des 2D-

[1] Medizinische Klinik Innenstadt der Universität München, Kardiologische Abteilung, Ziemsenstraße 1, D-8000 München 2

Tabelle 1. Methoden zur Ischämieprovokation bei echokardiographischen Belastungsuntersuchungen

Dynamisch	Laufband/Fahrradergometer
Isometrisch	Handgrip
Atriale Stimulation	Transvenös/transösophageal
Pharmakologisch/andere	Dipyridamol
	Dopamin/Dobutamin
	Angiotensin
	Cold pressor

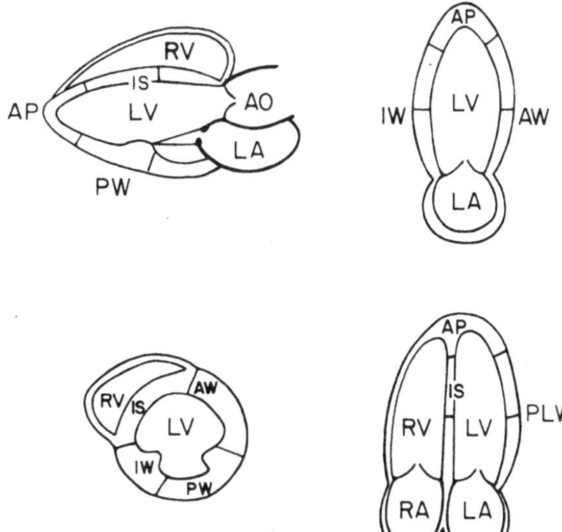

Abb. 1. Standardschnittebenen zur Beurteilung der LV-Wandbewegung; *links oben* parasternale lange Achse, *rechts oben* kapikaler Zweikammerblick, *links unten* parasternale kurze Achse, *rechts unten* apikaler Vierkammerblick (*LV* linker Ventrikel, *LA* linker Vorhof, *RV* rechter Ventrikel, *AO* Aorta, *RA* rechter Vorhof, *AP* Apex, *PW* Hinterwand, *IS* interventrikuläres Septum, *IW* inferiore Wand, *AW* anteriore Wand, *PLW* posterolaterale Wand)

Belastungsechokardiogramms beruht auf der Analyse der LV-Wandbewegung im Vergleich zur Ruheaufnahme und der systolischen Wanddickenzunahme. Hierbei ist die Erfassung einer möglichst klaren Endokardstruktur essentiell [20]. Aus diesem Grund liefert der Kurzachsenschnitt des linken Ventrikels wegen des orthograden Schallwinkels zum Endokard die günstigsten Voraussetzungen für eine optimale Konturerkennung. Eine adäquate Bildverarbeitung basiert im wesentlichen auf der Verwendung der Cine-loop-Technik mit simultaner Darstellung von Ruhe- und Belastungsaufnahme und deren Frequenzsynchronisierung durch Kürzung der diastolischen Ruhebildsequenz. Abbildung 2 zeigt das Beispiel eines Patienten mit Normalbefund (kurze Achse) und eines Patienten mit schwerer Dreigefäßerkrankung (apikaler Vierkammerblick und parasternaler Längsschnitt).

Ergebnisse

Faßt man 7 größere Studien [1, 2, 8, 12, 14, 17, 18] mit insgesamt 511 Patienten zusammen, so zeigen sich hinsichtlich der Erkennung einer koronaren Herzer-

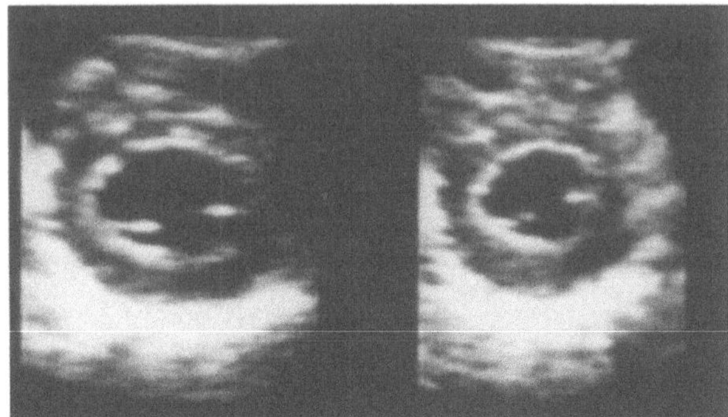
a

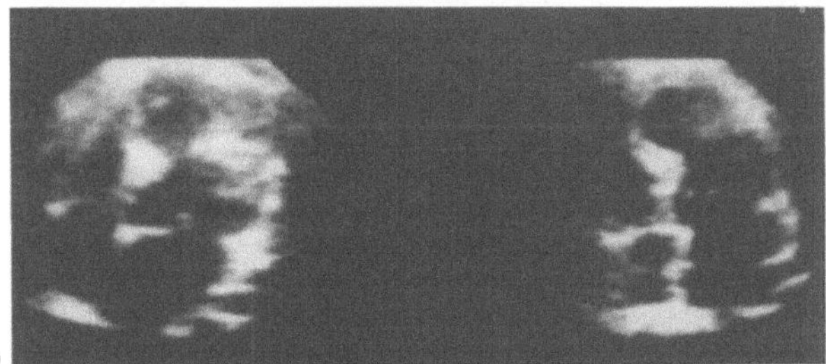
b

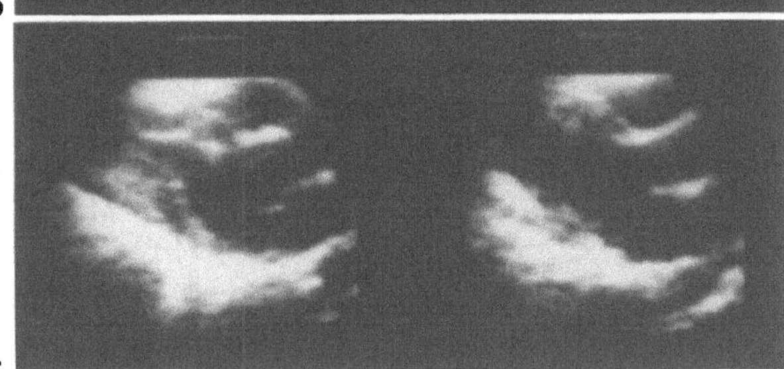
c

Abb. 2. Parasternale kurze Achse (**a**) endsystolisch in Ruhe (*links*) und während Belastung (*rechts*) bei einem Herzgesunden. Apikaler Vierkammerblick (**b**) sowie parasternaler Längsschnitt (**c**) endsystolisch in Ruhe (*links*) und während Belastung (*rechts*) bei einem Patienten mit Dreigefäßerkrankung. Man erkennt beim Normalbefund eine deutliche Hyperkontraktilität in allen dargestellten LV-Segmenten, dagegen bei Vorliegen einer wirksamen Koronarstenose eine unter Belastung entstehende Wandbewegungsstörung (hier anteroseptale/apikale Akinesie)

krankung Sensitivitäten zwischen 76% und 88% bei Spezifitäten zwischen 84% und 100%. Werden diejenigen Patienten bei der Analyse ausgeschlossen, bei denen das Ruheechokardiogramm bereits Wandbewegungsstörungen im Sinne abgelaufener Infarkte erkennen ließ, so liegt die Sensitivität bei 65–80%, die Spezifität bei 87–100% [1, 8, 12, 14]. Dabei zeigt sich, wie von anderen nichtinvasiven Verfahren bekannt, daß die Erkennung von Patienten mit Mehrgefäßerkrankung in 80–86% gut, von solchen mit Eingefäßerkrankung mit nur 33–76% deutlich schlechter möglich ist [8, 14]. Dennoch ist die Sensitivität eines Belastungsechokardiogramms auch bei Patienten mit Eingefäßerkrankung höher als die einer gewöhnlichen Ergometrie [14].

Nach Gabe von Dipyridamol (0,6–0,9 mg/kg KG i. v. über 4–10 min) werden in 3 Studien mit insgesamt 195 Patienten Sensitivitäten von 52–88% bei Spezifitäten von 87–100% angegeben [7, 10, 11]. Hierbei scheint die Sensitivität bei Verwendung einer höheren Dosis größer zu sein [9]. Wesentliche Begleiterscheinungen werden nicht berichtet; in der Regel handelt es sich hierbei um extrakardiale Effekte (Kopfschmerz, Flush, Übelkeit). Zudem kann bei einer akuten Koronarischämie die Wirkung von Dipyridamol durch Aminophyllin sofort antagonisiert werden. Über andere, alternative Echobelastungsmethoden liegen nur begrenzte Berichte vor. So konnte durch transösophageale Stimulation bis zu einer Frequenz von 150/min bei 81 Patienten eine koronare Herzerkrankung mit einer Sentitivität von 91% bei einer Spezifität von 88% erkannt werden [5].

Limitationen und Stellenwert

Die wesentliche Einschränkung der Methode stellt eine unzureichende Bildqualität dar infolge patientenabhängiger, physikalischer Gegebenheiten. Die hierdurch bedingte Ausfallrate wird meist mit 10–20% angegeben, kann aber bis zu 50% betragen [1, 5, 11, 18]. Diese zudem untersucherabhängige Limitation charakterisiert die Untersuchung derzeit noch als „Expertenmethode" und steht ihrem Routineeinsatz bislang im Wege.

Relativ hohe Erfolgsraten durch Untersuchung kurz nach Belastung stehen insbesondere bei Patienten mit Eingefäßerkrankung oder subkritischen Stenosen einem Sensitivitätsverlust von 24% [12] gegenüber, da bei diesen Konstellationen die induzierten Wandbewegungsstörungen rasch reversibel sein können.

Die exakte Quantifizierung des Ischämieausmaßes ist bislang für die Belastungsechokardiographie nicht ausreichend belegt aufgrund der unvermeidlichen Verschiebung der Schnittebenen und der nicht vollständigen Darstellbarkeit aller Myokardregionen. Auch zur Reproduzierbarkeit der Befunde zu unterschiedlichen Untersuchungszeitpunkten liegen noch keine überzeugenden Resultate vor.

Trotz dieser zahlreichen Einwände scheint die Methode geeignet, zumindest bei selektionierten Patienten Resultate zu liefern, deren Aussagekraft diejenige eines Belastungselektrokardiogramms übertrifft und derjenigen eines Radionuklidventrikulogramms entspricht [6, 17, 19].

Belastungs-Dopplerechokardiographie

Anders als die zweidimensionale Echokardiographie erlaubt die Dopplerechokardiographie nur eine indirekte Analyse der linksventrikulären Funktion.

Methodik

Wie auch bei der Dopplerechokardiographie in Ruhe werden Blutflußgeschwindigkeit, Blutflußbeschleunigung und – abgeleitet vom Geschwindigkeitsintegral über die Zeit – das Schlagvolumen bestimmt bzw. berechnet (Abb. 3).

Bei der in über 80% der Patienten erfolgreich durchführbaren Aortenmethode werden die aortale Flußgeschwindigkeit und der Aortenwurzeldiameter von suprasternal oder apikal bzw. parasternal erfaßt. Die Mitralismethode ist wegen der großen zyklischen Variabilität des Mitralringdiameters während der Diastole äußerst problematisch [13].

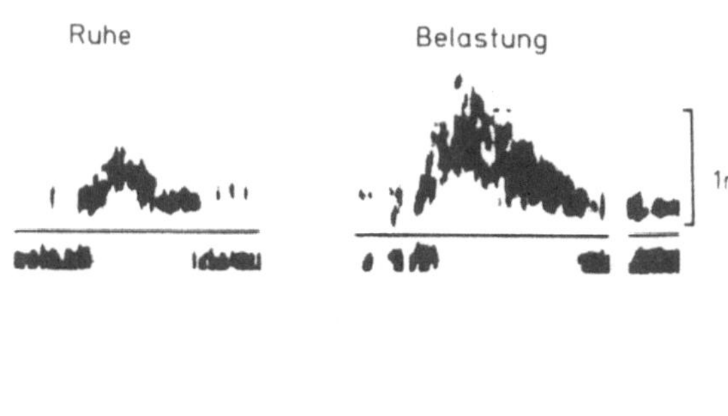

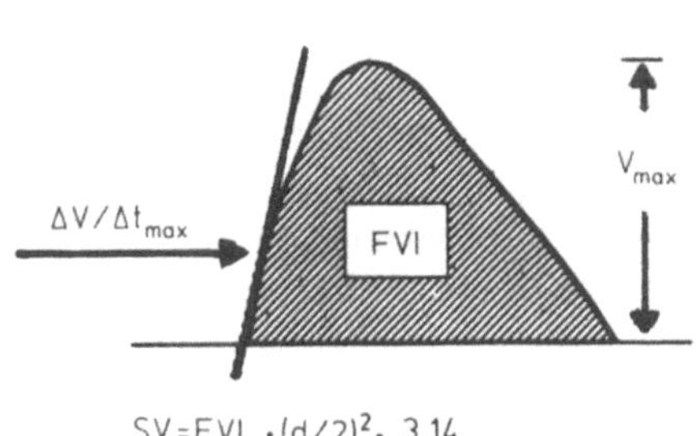

Abb. 3. Suprasternal abgeleitete aortale Blutflußgeschwindigkeitskurve (schematisch) und verwendete Meßparameter bei der Aortenmethode (V_{max} maximale Flußgeschwindigkeit, $\Delta V/\Delta t_{max}$ maximale Flußbeschleunigung, *FVI* Flußgeschwindigkeitsintegral, *SV* Schlagvolumen, *d* Aortendiameter)

Ergebnisse

In einer eigenen Untersuchung bei 8 Patienten mit dilatativer Kardiomyopathie (Alter 51 ± 10 Jahre, LVEF 35 ± 6%) und 12 Herzgesunden (Alter 49 ± 9 Jahre, LVEF >60%) konnten wir zeigen, daß das mit der Aortenmethode bestimmte Schlagvolumen unter einer 5minütigen Handgrip-Belastung mit 25% des individuellen Maximums sowie in der frühen Erholungsphase bei Patienten nicht signifikant ansteigt (von 84 ± 18 auf 89 ± 29 ml bzw. 94 ± 27 ml). Herzgesunde zeigten dagegen eine Zunahme des Schlagvolumens von 99 ± 11 ml auf 114 ± 13 ml bzw. 130 ± 11 ml ($p<0{,}01$ bzw. $p<0{,}001$) (Abb. 4 und 5).

In Abb. 6 und 7 sind beispielhaft die von apikal gewonnenen Aortenflußgeschwindigkeitsprofile vor und unter Belastung sowie ca. 15 s nach Belastung bei einem Herzgesunden und einem Patienten dargestellt. Es scheint somit möglich, die Einschränkung der kardialen Reserve mit der Dopplerechokardiographie unter Belastung zu erfassen.

Hinsichtlich der Erkennung einer koronaren Herzerkrankung kann von der Dopplerechokardiographie nur dann ein Beitrag erwartet werden, wenn das belastungsinduzierte Ischämieausmaß groß genug ist, die systolische linksventrikuläre Funktion zu beeinträchtigen, d. h. insbesondere bei Vorliegen einer Mehrgefäßerkrankung. Dies wird aus Untersuchungen von Harrison et al. deutlich, in denen lediglich Patienten mit Mehrgefäßerkrankung und positivem Thallium-Szintigramm gegenüber einer altersentsprechenden Kontrollgruppe ohne Ischä-

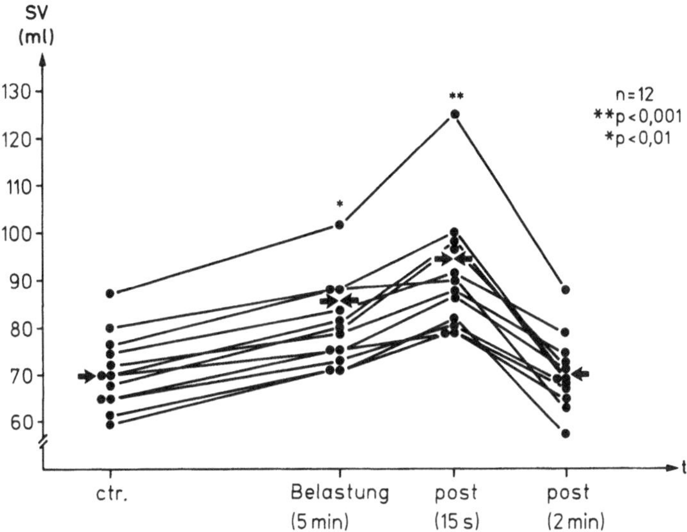

Abb. 4. Dopplerechokardiographisch bestimmtes Schlagvolumen (*SV*) vor Belastung, während Handgrip-Belastung und nach Belastung bei Herzgesunden (n = 12). Es kommt zu einem signifikanten SV-Anstieg während und insbesondere kurz nach Belastung

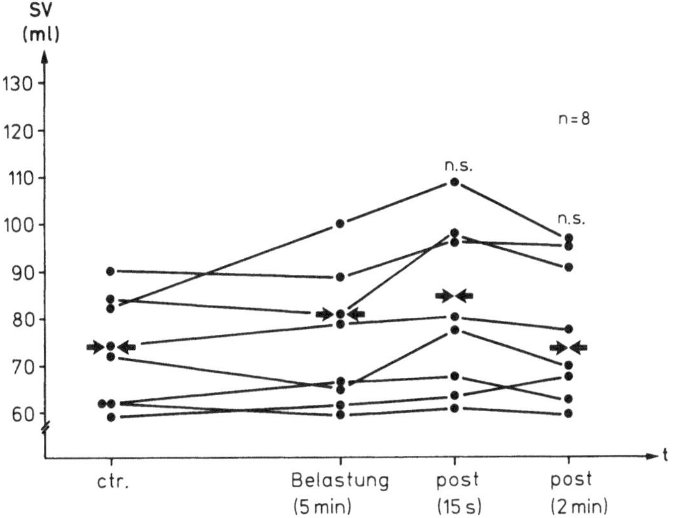

Abb. 5. Dopplerechokardiographisch bestimmtes Schlagvolumen (*SV*) vor Belastung, während Handgrip-Belastung und nach Belastung bei Patienten mit dilatativer Kardiomyopathie (n = 8). Im Gegensatz zum Verhalten Herzgesunder kommt es zu keinem signifikanten Anstieg des SV

mienachweis einen tendenziell geringeren Anstieg der maximalen Aortenflußgeschwindigkeit sowie signifikant niedrigere Aortenflußbeschleunigungen aufwiesen [3]. In Ruhe ist eine sehr gute Korrelation zwischen linksventrikulärer Ejektionsfraktion und Dopplerechokardiographisch bestimmter aortaler Blutflußbeschleunigung bereits beschrieben worden [15].

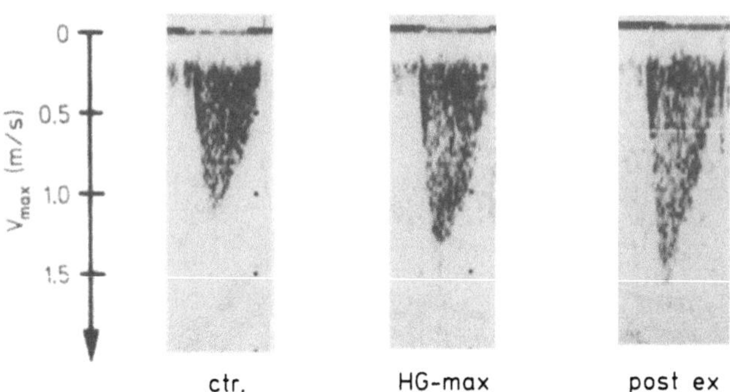

Abb. 6. Apikal gewonnenes aortales Blutflußgeschwindigkeitsprofil in Ruhe, unter und nach isometrischer Belastung bei einem Herzgesunden. Es zeigen sich deutliche Anstiege von V_{max} und FVI unter und besonders unmittelbar nach Belastung

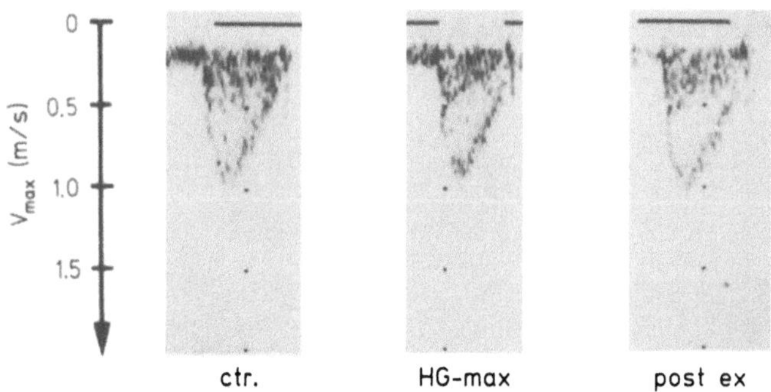

Abb. 7. Von apikal dargestelltes aortales Blutflußgeschwindigkeitsprofil in Ruhe, unter und sofort nach isometrischer Belastung bei einem Patienten mit dilatativer Kardiomyopathie. Entgegen dem Verhalten von V_{max} und FVI beim Gesunden kommt es weder unter noch nach Belastung zu einer signifikanten Veränderung der Parameter

Das Verhalten der beschriebenen Dopplerparameter bei pharmakologischen Interventionen wurde in einigen Studien untersucht. So konnte beispielhaft eine systematische Abnahme der aortalen Blutflußbeschleunigung nach Gabe von Propranolol gegenüber Verapamil ermittelt werden [4]. Diese noch sehr limitierten Resultate weisen auf eine mögliche Bedeutung der Dopplerechokardiographie bei intraindividuellen Vergleichen vor und nach therapeutischen Interventionen hin.

Limitationen und Stellenwert

Die Beurteilung der linksventrikulären Funktion mittels der Dopplerechokardiographie unter Belastung ist zunächst limitiert durch eine Rate von ca. 15% der Patienten, bei denen nur eine unzureichende Erfassung der Geschwindigkeitskurven möglich ist und zudem durch Ungenauigkeiten der Dimensionsmessungen zur Bestimmung der durchströmten Querschnittsfläche, die quadratisch als Fehler in die Berechnung des Schlagvolumens eingehen.

Demgegenüber scheint die Erfassung einer latenten linksventrikulären Dysfunktion bzw. eines eingeschränkten Anstiegs des Herzminutenvolumens möglich zu sein.

Die Erkennung einer koronaren Herzerkrankung ist bei Patienten mit Mehrgefäßerkrankung möglich; wegen der fehlenden Visualisierung des Ischämieareals ist die Dopplerechokardiographie hier aber weniger hilfreich als die zweidimensionale Echokardiographie. Die Methode stellt eine nichtinvasive Möglichkeit dar, intraindividuelle Veränderungen der linksventrikulären Funktion nach Interventionen zu erfassen.

Literatur

1. Armstrong WF, O'Donnell J, Dillon JC, McHenry PL, Morris SN, Feigenbaum H (1986) Complementary value of two-dimensional exercise echocardiography to routine treadmill exercise testing. Ann Intern Med 105:829–35
2. Armstrong WF, O'Donnell J, Ryan T, Feigenbaum H (1987) Effect of prior myocardial infarction and extent and location of coronary disease on accuracy of exercise echocardiography. J Am Coll Cardiol 10:531–538
3. Harrison MR, Smith MD, Friedman BJ, DeMaria AN (1987) Uses and limitations of exercise Doppler echocardiography in the diagnosis of ischemic heart disease. J Am Coll Cardiol 10:809–817
4. Harrison MR, Smith MD, Nissen SE, Grayburn PA, DeMaria AN (1988) Use of exercise Doppler echocardiography to evaluate cardiac drugs: effects of propranolol and verapamil on aortic blood flow velocity and acceleration. J Am Coll Cardiol 11:1002–1009
5. Iliceto S, Sorino M, D'Ambrosio G, Papa A, Favale S, Biasco G, Rizzon P (1985) Detection of coronary artery disease by two-dimensional echocardiography and transesophageal atrial pacing. J. Am Coll Cardiol 5:1188–1197
6. Limacher MC, Quinones MA, Poliner LR, Nelson JG, Winters WL, Waggoner AD (1983) Detection of coronary artery disease with exercise two-dimensional echocardiography. Circulation 6:1211–1218
7. Margonato A, Chierchia S, Cianflone D, Smith G, Crea F, Davies GJ, Maseri A, Foale RA (1987) Limitations of dipyridamole-echocardiography in effort angina pectoris. Am J Cardiol 59:225–230
8. Mitamura H, Ogawa S, Hori S, Yamazaki H, Handa S, Nakamura Y (1981) Two dimensional echocardiographic analysis of wall motion abnormalities during handgrip exercise in patients with coronary artery disease. Am J Cardiol 48:711–719
9. Picano E, Lattanzi F, Masini M, Distante A, L'Abbate A (1986) High dose dipyridamole echocardiographie test in effort angina pectoris. J Am Coll Cardiol 8:848–854
10. Picano E, Lattanzi F, Masini M, Distante A, L'Abbate A (1987) Usefulness of a high-dose dipyridamole-echocardiography test for diagnosis of syndrome X. Am J Cardiol 60:508–512
11. Picano E, Lattanzi F, Masini M, Distante A, L'Abbate A (1988) Usefulness of the dipyridamole-exercise echocardiography test for diagnosis of coronary artery disease. Am J Cardiol 62:67–70

12. Presti CF, Armstrong WF, Feigenbaum H (1988) Comparison of echocardiography at peak exercise and after bicycle exercise in evaluation of patients with known or suspected coronary artery disease. J Am Soc Echo 1:119–126
13. Rassi A Jr, Crawford MH, Richards KL, Miller JF (1988) Differing mechanisms of exercise flow augmentation at the mitral and aortic valves. Circulation 77:543–551
14. Ryan T, Vasey CG, Presti CF, O'Donnell JA, Feigenbaum H, Armstrong WF (1988) Exercise echocardiography: detection of coronary artery disease in patients with normal left ventricular wall motion at rest. J Am Coll Cardiol 11:993–999
15. Sabbah HN, Khaja F. Brymer JF, McFarland TM, Albert DE, Snyder JE, Goldstein S, Stein PD (1986) Noninvasive evaluation of left ventricular performance based on peak aortic blood acceleration measured with a continuous-wave Doppler velocity meter. Circulation 74:323–329
16. Sigwart U, Grbic M, Payot M, Goy JJ, Essinger A, Fischer A (1984) Ischemic events during coronary artery balloon obstruction. In: Roskamm H, Rutishauser W (eds) Silent ischemia. Springer, Berlin Heidelberg New York Tokyo, pp 29–36
17. Visser CA, van der Wieken RL, Kan G, Lie KI, Busemann-Sokele E, Meltzer RS, Durrer D (1983) Comparison of two-dimensional echocardiography with radionuclide angiography during dynamic exercise for the detection of coronary artery disease. Am Heart J 106:528–534
18. Wann LS, Faris JV, Childress RH, Dillon JC, Weyman AE, Feigenbaum H (1979) Exercise cross-sectional echocardiography in ischemic heart disease. Circulation 60:1300–1308
19. Zwehl W, Childs W, Maddahi J, Berman D, Meerbaum S, Corday E (1982) Comparative evaluation of bicycle exercise testing by computer processed two-dimensional echocardiography versus radionuclide ventriculography. Circulation 66(II):339
20. Zwehl W, Gueret P, Meerbaum S, Holt D, Corday E (1981) Quantitative two-dimensional echocardiography during bicycle exercise in normals. Am J Cardiol 47:866–873

Intraoperative Beurteilung der linksventrikulären Funktion mittels transösophagealer Echokardiographie

H. Heinrich [1]

Einleitung

Intraoperative Überwachung der linksventrikulären Funktion heißt

- Erkennung von myokardialen Ischämien,
- Überwachung der linksventrikulären Pumpfunktion, also von Vorlast, Nachlast und Kontraktilität des linken Ventrikels.

Der Stellenwert der transösophagealen Echokardiographie im intraoperativen Monitoring der linksventrikulären Funktion läßt sich am besten anhand eines Vergleiches der bisher vewendeten Techniken mit der Echokardiographie beleuchten. Beginnen wir mit der Untersuchungstechnik.

Schnittebene des linken Ventrikels zur intraoperativen Überwachung

Standardschnittebene des linken Ventrikels zur intraoperativen Überwachung ist ein Querschnitt in der kurzen Achse in Höhe des mittleren Anteils der Papillarmuskeln. Der linke Ventrikel stellt sich dabei kreisrund dar, Wandbewegungsstörungen sind besonders leicht erkennbar (Abb. 1).

Der Schallkopf des Gastroskops befindet sich dabei in der Regel im Magenfundus.

Erkennung von akuten myokardialen Ischämien

Die frühzeitige Erkennung und aggressive Therapie von intraoperativ auftretenden myokardialen Ischämien ist von großer praktischer Bedeutung, da insbesondere persistierende Ischämien mit einer erhöhten postoperativen Infarktrate verbunden sind (Smith et al. 1985).

In einer Studie von Battler wurden Veränderungen der ST-Strecke im EKG und die Abnahme der regionalen Wandbewegung nach totaler Okklusion des Ramus circumflexus im Experiment am wachen Hund miteinander verglichen. Die Ischämie vermindert innerhalb von 15 s die regionale Wandbewegung, wäh-

[1] Universitätsklinik für Anästhesiologie, Klinikum der Universität Ulm, Steinhövelstr. 9, D-7900 Ulm

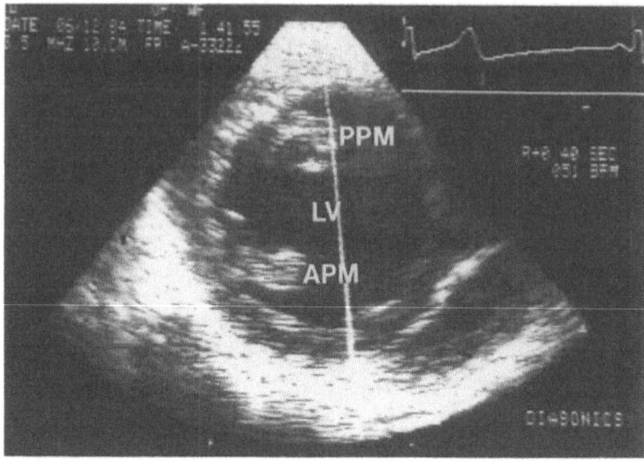

Abb. 1. Schnittebene zur Überwachung der Funktion des linken Ventrikels (*PPM* hinterer Papillarmuskel, *APM* vorderer Papillarmuskel, *LV* linker Ventrikel)

rend Veränderungen im EKG erst mit Verzögerung folgen. Bei partieller Okklusion zeigten sich bei einigen Tieren keine Veränderungen im EKG, während die regionale Wandbeweglichkeit, auch bei nur milder Ischämie, regelmäßig abnahm (Battler et al. 1980). Das Auftreten von neuen regionalen Wandbewegungsstörungen gilt deshalb derzeit als frühestes und sensibelstes Zeichen einer myokardialen Ischämie.

In einer Studie von Smith wurden EKG und transösophageales Echo bei 50 Gefäßpatienten während Operationen analysiert. Es traten 24 neue regionale Wandbewegungsstörungen auf. Davon waren 16 passager und 8 persistierend. Einen postoperativen Infarkt hatten 3 Patienten mit persistierenden Wandbewegungsstörungen, dagegen nur einer von den 16 mit passageren Störungen. Im EKG zeigten sich dagegen nur bei 6 Patienten Veränderungen. Nur einer der 4 postoperativen Infarktpatienten zeigte intraoperativ bereits Veränderungen (Smith et al.1985). Durch die Möglichkeit, regionale Wandbewegungsstörungen sofort zu erkennen, gilt die transösophageale Echokardiographie als derzeit bestes Verfahren zur Erkennung von intraoperativen Ischämien.

Linksventrikuläre Pumpfunktion

Vorlast des linken Ventrikels ist die enddiastolische Wandspannung, welche wesentlich durch das enddiastolische Volumen bestimmt wird. In der Praxis werden Füllungsdrucke bestimmt, da die Volumenmessung für intraoperative Überwachung nicht praktikabel ist. Dies kann jedoch bei veränderter linksventrikulärer Compliance, wie sie bei operativen Patienten nicht selten ist, zu groben Fehleinschätzungen der Vorlast führen. In einer Studie wurden Veränderungen des enddiastolischen Volumens nach aortokoronarer Bypassoperation verglichen. Es bestand keinerlei Beziehung zwischen beiden Größen (Hansen et al. 1986). Zu ähnlichen Ergebnissen kamen auch andere Autoren (Beaupre et al. 1983).

Querschnittsflächenbestimmung des linken Ventrikels mittels transösophagealer Echokardiographie zur Abschätzung des enddiastolischen Volumens ist des-

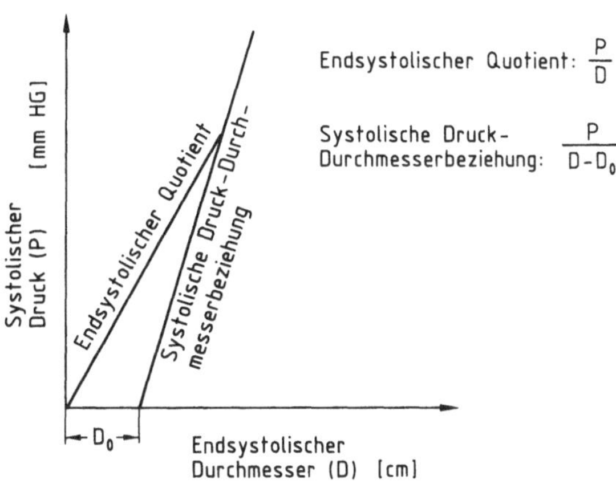

Abb. 2. Systolische Druck-Durchmesser-Beziehung und endsystolischer Quotient. Jede Änderung des systolischen Blutdrucks bei unveränderter Inotropie (unveränderte Regressionsgerade der systolischen Druck-Durchmesser-Beziehung) ändert den Quotienten. Der Quotient ist im Gegensatz zur systolischen Druck-Durchmesser-Beziehung nachlastabhängig

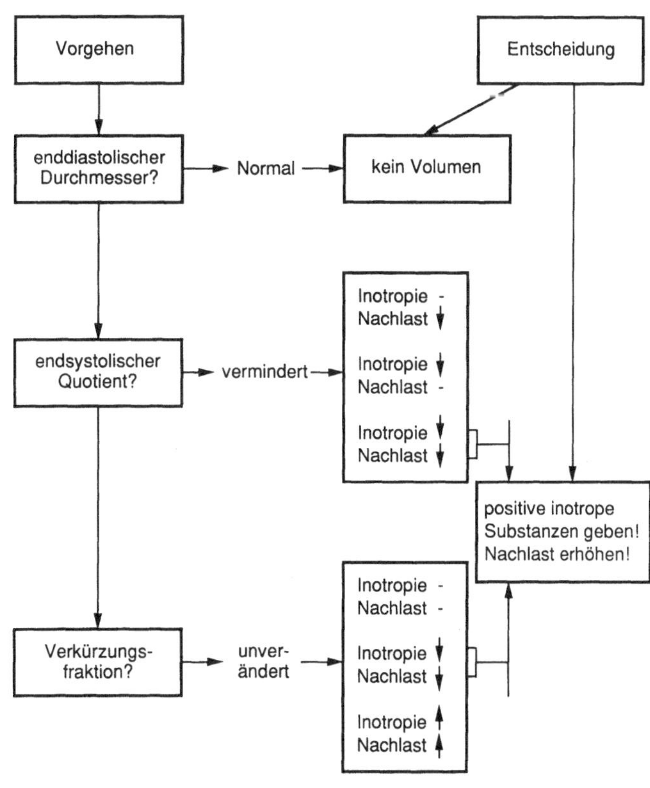

Abb. 3. Algorithmus unter Verwendung des endsystolischen Quotienten und der Durchmesserverkürzungsfraktion zur Analyse der Ursache einer Hypotension

halb zuverlässiger, um eine Hypovolämie zu erkennen. Für die klinische Routine genügt dabei die visuelle Kontrolle; quantitative Messungen sind bei akuten Änderungen nicht nötig.

Die Messung der Kontraktilität ist schwierig, da übliche Kontraktilitätsparameter neben der Kontraktilität auch von den Lastbedingungen abhängen.

Als derzeit einer der besten Inotropieparameter gilt die endsystolische Druck-Volumen-Beziehung, welche selbst eine Näherung der auxotonen Maximakurve darstellt. Die Steilheit der Geraden zwischen endsystolischem Ventrikeldruck und endsystolischem Volumen ist der Inotropieparameter, welcher von Vorlaständerungen wenig beeinflußt wird und Nachlaständerungen mit einbezieht. Diese Beziehung kann vereinfacht als systolische Druck-Durchmesser-Beziehung unter vorübergehender Manipulation des systolischen Blutdrucks auch intraoperativ bestimmt werden und zeigt zum Beispiel die Änderungen der Inotropie durch Inhalationsanästhetika (Heinrich et al. 1986). Für das klinische Monitoring sind jedoch multiple Lastwechselmanöver nicht praktikabel.

Eine mögliche Alternative zur Regressionsgeraden stellt der Quotient aus systolischem Druck und endsystolischem Durchmesser bzw. endsystolischer Querschnittsfläche dar. Dieser sogenannte endsystolische Quotient vernachlässigt jedoch den Achsenabschnitt auf der X-Achse und wird dadurch nachlastabhängig (Abb. 2). Im Gegensatz zur systolischen Druck-Durchmesser-Beziehung vermindert sich der Quotient bei abnehmendem systolischen Blutdruck und steigt an bei Zunahme des Blutdrucks. Obwohl die Lastempfindlichkeit des Quotienten geringer ist als die Lastempfindlichkeit zum Beispiel der Auswurffraktion (Heinrich et al. 1987), bleibt immer eine Unsicherheit, ob Veränderungen des Quotienten durch die Inotropie oder durch Lastwechsel bedingt sind.

Eine praktikable Lösung zur Analyse von akuten hämodynamischen Problemen unter Verwendung des Quotienten ist deshalb ein Algorithmus, wie er in Abb. 3 für den Fall einer akuten Hypotension dargestellt ist.

Algorithmus zur Analyse einer Hypotension mittels des endsystolischen Quotienten und der Durchmesserverkürzungsfraktion

Der erste Schritt ist immer der Ausschluß einer Hypovolämie. Es wird deshalb zuerst das enddiastolische Volumen überprüft. Dieses wird anhand des enddiastolischen Durchmessers als normal beurteilt.

Der nächste Schritt ist die Bestimmung des endsystolischen Quotienten. Dieser ist abgefallen. Wegen der Lastabhängigkeit des Quotienten kann der Abfall durch eine verminderte Kontraktilität oder durch Nachlastabnahme oder durch beides bedingt sein. Es bedarf also einer Kontrollgröße, welche in diesem Algorithmus die Verkürzungsfraktion darstellt. Die Verkürzungsfraktion ist in unserem Beispiel gleich geblieben. Da die Verkürzungsfraktion bei gleicher Vorlast und abnehmendem systolischen Blutdruck zunehmen müßte, ist ein negativ inotroper Effekt in Kombination mit einer Nachlastverminderung anzunehmen.

Therapie der Wahl wäre also eine postiv inotrope Substanz, welche auch α_1-Wirkungen besitzt, also z. B. Dopamin oder Noradrenalin. Ähnliche Algorithmen lassen sich auch für andere Veränderungen der Ventrikelfunktion erstellen.

Die transösophageale Echokardiographie erlaubt damit die Überwachung der linksventrikulären Funktion in einem vereinfachten und modifizierten Druck-Volumen-Diagramm.

Grenzen der transösophagealen Echokardiographie im intraoperativen Monitoring des linken Ventrikels

Die transösophageale Echokardiographie hat eine Reihe von Grenzen, welche einer weiten Verbreitung der Methode zur intraoperativen Überwachung der Funktion des linken Ventrikels entgegensteht.

An erster Stelle ist der Preis zu nennen. Bei Größenordnungen von einer halben Million für den Echokardiographen ist die Routineanwendung, auch an kleineren Kliniken, utopisch.

Wie bei der tansthorakalen Echokardiographie ist auch die transösophageale Anlotung des Querschnitts in der kurzen Achse, welcher am besten zur Überwachung geeignet ist, nicht bei allen Patienten möglich. Wir konnten in ca. 15% der Patienten keinen quantitativ auswertbaren Querschnitt in der midpapillaren Ebene gewinnen.

Schließlich sind die Kontraindikationen der Methode, wie Ösophagusstenosen und Magenoperationen, zu nennen.

Literatur

Battler A, Froelicher VF, Gallagher KP, Kemper WS, Ross J (1980) Dissociation between regional myocardial dysfunction and ECG changes during ischemia in the conscious dog. Circulation 62:735–744

Beaupre PN, Cahalan MK, Kremer P (1983) Does pulmonary artery occlusion pressure adequately reflect left ventricular filling during anesthesia and surgery? Anesthesiology 59:A3

Hansen RM, Viquerat CE, Matthay MA, Wiener-Kronish JP, DeMarco T, Bathia S, Marks JD, Botvinick EH, Chatterjee K (1986) Poor correlation between pulmonary arterial wedge pressure and left ventricular end-diastolic volume after coronary artery bypass graft surgery. Anestesiology 64:764–770

Heinrich H, Fontaine L, Fösel TH, Winter H, Ahnefeld FW (1986) Vergleichende echokardiographische Untersuchungen zur negativen Inotropie von Halothan, Enfluran und Isofluran. Anaesthesist 35:465–472

Heinrich H, Fontaine L, Wilder-Smith O, Winter H, Ahnefeld FW (1987) Usefulness of the endsystolic quotient and of fractional shortening for assessment of contractility changes under different loading conditions. Anesthesiology 67:A109

Smith J, Cahalan MK, Benefiel DJ, Byrd MF, Lurz FW, Shapiro WA, Roizen MF, Bouchard A, Schiller NB (1985) Intraoperative detection of myocardial ischemia in high-risk patients: electrocardiography versus two-dimensional transesophageal echocardiography. Circulation 72:1015–1021

Echokardiographische und dopplerechokardiographische Untersuchungen zur diastolischen linksventrikulären Funktion

J. M. Curtius [1]

Nicht zuletzt wegen methodischer Schwierigkeiten, diastolische linksventrikuläre Funktionseinschränkungen sensitiv und ohne unzumutbaren Aufwand zu erfassen, steht die Bedeutung der diastolischen Funktion im klinischen Alltag hinter derjenigen der systolischen deutlich zurück. Dabei ist jedoch zu bedenken, daß z. B. bei der koronaren Herzerkrankung wie auch bei arterieller Hypertonie die diastolische Funktionseinschränkung der systolischen zeitlich vorausgeht (Fouad et al. 1984; Gardin et al. 1987; Inouye et al. 1984; Snider et al. 1985).

M-Mode

Ende der 70er Jahre wurden 2 verschiedene M-mode-echokardiographische Methodiken vorgestellt, um nichtinvasiv Informationen zur diastolischen linksventrikulären Funktion zu erhalten. Eines dieser Verfahren ist der „Vorhof-Entleerungs-Index" (Strunk et al. 1977; Dreslinski et al. 1981). Hierbei wird ein M-mode-echokardiographisches Bild von Aortenwurzel und linkem Vorhof gewonnen und die Bewegung der hinteren Aortenwand während der Diastole ausgewertet (Abb. 1). Es wird der Quotient gebildet zwischen dem Grad der Dorsalbewegung der Aortenhinterwand, der im ersten Drittel der passiven Füllungsperiode erfolgt, und der gesamten Dorsalbewegung. Dieser Quotient ist z. B. bei arterieller Hypertonie erniedrigt (Dreslinski et al. 1981).

Größere Verbreitung hat die M-mode-echokardiographische Analyse der Septum- und Hinterwandbewegungen des linken Ventrikels während der Diastole gefunden (Abb. 2). Hierbei werden mit einem Cursor die Septum- und Hinterwandkonturen des linken Ventrikels einer M-mode-Aufzeichnung über ein Tablett in einen Rechner eingegeben. Dieser ermittelt den instantanen linksventrikulären Durchmesser während der einzelnen Herzphasen, insbesondere also während der Diastole, aus der Differenz der Endokardechos von Septum und Hinterwand (Decoodt et al. 1976). Während der Systole ergibt sich eine etwa gleichförmige Abnahme des linksventrikulären Durchmessers bis zum endsystolischen Durchmesser. Während der daraufhin folgenden schnellen Füllungsphase kommt es zu einer steilen Zunahme des Durchmessers, dann zu einem flachen Abschnitt während der langsamen Füllungsphase und zu einem erneuten steileren, kurzen Abschnitt während der Vorhofkontraktion (s. Abb. 2). Die erste Ab-

[1] Klinik III für Innere Medizin der Universität zu Köln, Joseph-Stelzmann-Str. 9, D-5000 Köln 41

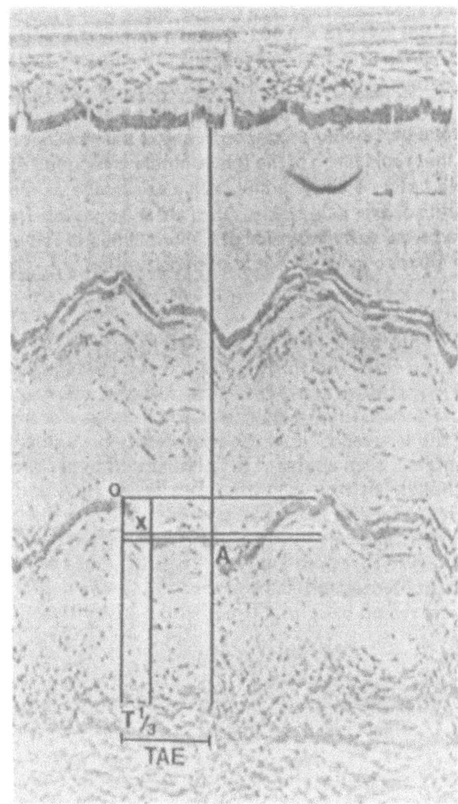

Abb. 1. „Vorhof-Entleerungs-Index" aus dem M-Mode der hinteren Aortenwand. (Aus Dreslinski et al. 1981)

leitung aus dieser Kurve der instanten linksventrikulären Durchmesser gibt als Kurve der Durchmesserveränderung pro Zeit während der schnellen Füllungsphase optisch eindrücklich die Spitzenfüllungsgeschwindigkeit wieder. Die Geschwindigkeit fällt noch während dieser Phase ab und erreicht während der langsamen Füllung ihr Minimum, um dann zum Zeitpunkt der vorhofkontraktionsbedingten Füllung erneut anzusteigen. Verzögerungen des Steilanstiegs der Durchmesserzunahme während der schnellen Füllungsphase mit Kompensation während der Vorhofkontraktion konnten bei Patienten mit linksventrikulärer Hypertrophie gezeigt werden (Hanrath et al. 1980).

Neben der Tatsache, daß derart exakt auswertbare M-mode-echokardiographische Aufzeichnungen bei weitem nicht in allen Fällen zu erreichen sind, sind es vor allem 3 Nachteile dieser M-mode-echokardiographischen Methodik, die ihre allgemeine Akzeptanz eingeschränkt haben. Zum einen handelt es sich naturgemäß um eine extrem regional begrenzte Messung, d.h., alle Angaben beruhen nur auf dem Verhalten des vom M-mode-Strahl durchschallten Gebietes während der Diastole. Das macht z.B. relevante Aussagen bei der koronaren Herzerkrankung nahezu unmöglich. Zu dieser Tatsache kommt zweitens hinzu, daß systolisch und diastolisch vom M-mode-echokardiographischen Strahl nicht einmal exakt dieselbe Stelle durchschallt wird, aufgrund der Relativbewegungen des

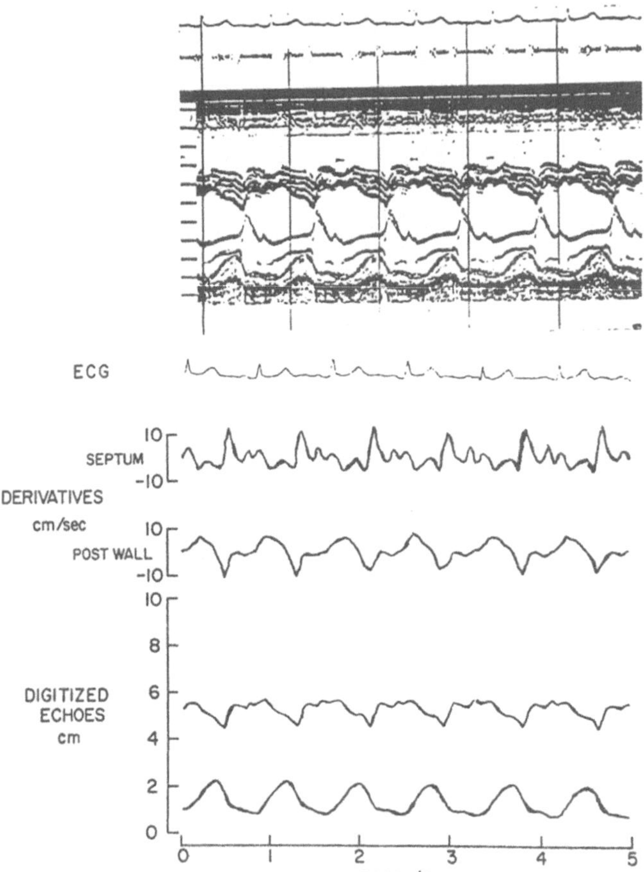

Abb. 2. Analyse der diastolischen Exkursionen von Septum und Hinterwand im M-Mode. (Aus Decoodt et al. 1976)

Herzens im Vergleich zum Thorax während der Systole (Curtius et al. 1983). Systolisch führt das Herz nämlich neben einer Einwärtsbewegung auch eine Apikalbewegung sowie eine leichte Rotation durch. Somit geht ein systematischer, aber nicht von Patient zu Patient gleichermaßen abschätzbarer Fehler in die Methodik ein. Zum dritten konnte festgestellt werden, daß ganz allgemein die Sensivität dieser Methoden für diastolische Funktionseinschränkungen gering ist (Shapiro u. Gibson 1988; Snider et al. 1985) und z. B. unter derjenigen der Bestimmung der a-Welle im Apexkardiogramm liegt (Shapiro u. Gibson 1988).

Doppler

Dopplerechokardiographisch ist es auf grundsätzlich andere Weise möglich, Auskunft zu gewinnen über die diastolische Ventrikelfunktion. Die Flußmessung

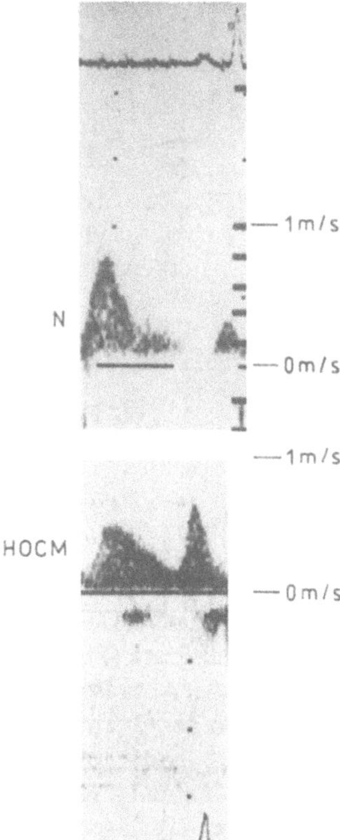

Abb. 3. Flußgeschwindigkeit im linksventrikulären Einflußtrakt bei einem Normalprobanden (*N*) und einem Patienten mit hypertrophischer obstruktiver Kardiomyopathie (*HOCM*)

im Bereich des linksventrikulären Einflußtraktes nämlich ergibt Informationen zum Einflußverhalten. Dabei wird das Sample volume beim gepulsten Doppler in Höhe der Mitralsegelspitzen positioniert.

Beispielhaft ist in Abb. 3 das linksventrikuläre Einstromverhalten während einer Diastole bei einem Normalprobanden und, im unteren Teil der Abbildung, bei einem Patienten mit erheblicher linksventrikulärer Hypertrophie aufgrund einer hypertrophischen obstruktiven Kardiomyopathie wiedergegeben. Sofort ins Auge springt hierbei der größere Anteil, den die Vorhofkontraktion beim dehnungseingeschränkten hypertrophierten Ventrikel darstellt. Außerdem fällt der flachere Anstieg während des ersten Teils der diastolischen Füllung sowie der ebenso flachere Abfall während dieser Phase im Vergleich zum Normalprobanden auf.

Von zahlreichen Arbeitsgruppen wurden verschiedene Meßwerte zur Quantifizierung des dopplerechokardiographisch erfaßten Einflußverhaltens in den linken Ventrikel entwickelt (Abb. 4). Hierzu gehören

a) die Maximalgeschwindigkeit während der schnellen Füllungsphase Vmax E,
b) das Zeitgeschwindigkeitsintegral unter dieser Kurve TVI E,
c) die Anstiegszeit (AT) bzw.
d) die halbe Anstiegszeit (AHT),

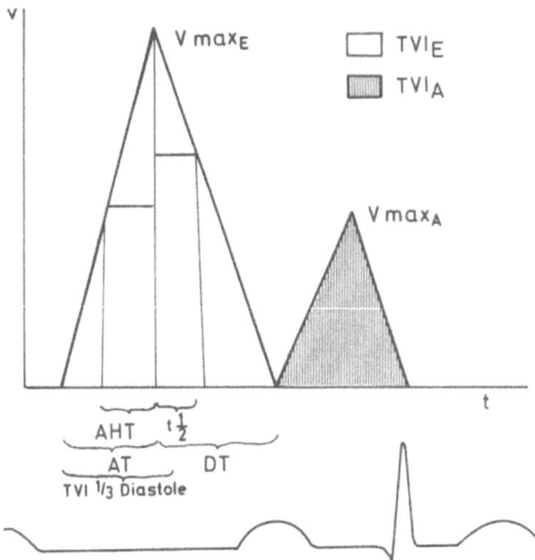

Abb. 4. Dopplermeßwerte des linksventrikulären Einflußverhaltens

e) die Abfallzeit (DT),
f) die Abfallrate (DR), ermittelt als der Quotient der Maximalgeschwindigkeit durch die Abfallszeit,
g) die von der Quantifizierung der Mitralstenose her bekannte „pressure half time" (t ½),
h) die Maximalgeschwindigkeit während der vorhofkontraktionsbedingten linksventrikulären Füllung Vmax A sowie
i) deren Zeitgeschwindigkeitsintegral TVI A und schließlich
j) das Zeitgeschwindigkeitsintegral des ersten Drittels der Diastole.

Bei nahezu allen Krankheitsbildern, die eine Einschränkung der linksventrikulären Dehnbarkeit erwarten lassen, wurden klinische Studien mit dieser Methodik durchgeführt. Beispielhaft seien 3 Krankheitsbilder herausgegriffen. Bei Patienten mit *arterieller Hypertonie* stellten mehrere Autoren übereinstimmend fest, daß die Maximalgeschwindigkeit zum Zeitpunkt der Vorhofkontraktion (Vmax A) im Vergleich zu Normalprobanden erhöht (Snider et al. 1985; Dianzumba et al. 1986; Sartori et al. 1987; Philips et al. 1987), die Dezelerationszeit DT verlängert (Gardin et al. 1987) sowie das Time-velocity-Integral des ersten Drittels der Diastole verringert war (vergleichbar dem Profil bei HOCM in Abb. 3) (Snider et al. 1985). Dies wurde als Zeichen einer Relaxationsstörung gedeutet.

Während die Relaxationsstörung sich auf den ersten Teil der Diastole auswirkt und zu einer kompensatorischen Verstärkung des Vorhofanteils führt, verhält sich dies bei einer Compliancestörung gegensinnig. Eine solche führt zu einer Steigerung der frühdiastolischen Füllungsgeschwindigkeit mit erst später innerhalb der Diastole wirksam werdender Einschränkung mit eher verminderter spätdiastolischer aktiver Füllung. Dies spiegelt sich z. B. im dopplerechokardiographisch erfaßten Einflußverhalten des linken Ventrikels bei Patienten mit *Pericarditis constrictiva* wider (Abb. 5). Die frühdiastolische Maximalgeschwindigkeit ist erhöht, Akzelerations- und Dezelerationszeit sind vermindert, der Vorhofanteil ist verringert. Dies gilt im gleichen Maße z. B. für herztransplantierte Patien-

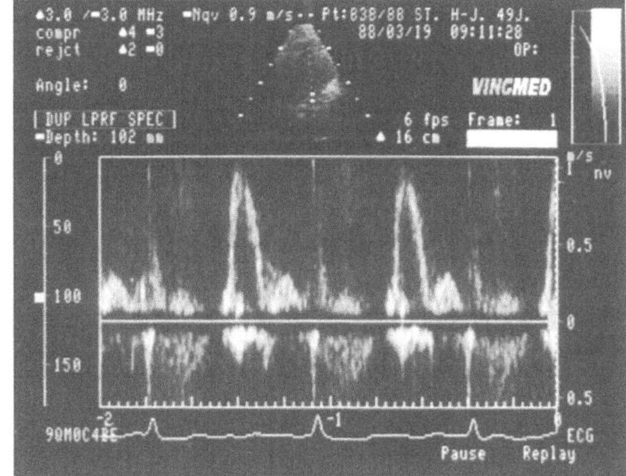

Abb. 5. Flußgeschwindigkeit im linksventrikulären Einflußtrakt bei einem Patienten mit Pericarditis constrictiva

ten im Zustand einer Abstoßung. Hier werden neben einer Verkürzung der isovolumetrischen Relaxationszeit die genannten dopplerechokardiographischen Hinweise für eine Complicancestörung als nichtinvasive Zeichen einer Abstoßungsreaktion gefunden (Valantine et al. 1989; Desruennes et al. 1988).

Für Patienten mit *koronarer Herzerkrankung* wurde neben einer Erhöhung der halben Anstiegszeit (Fujii et al. 1985; Lin et al. 1988) und der halben Dezelerationszeit (Fujii et al. 1985; Lawson et al. 1988; Lin et al. 1988) vor allem in zahlreichen Studien eine Verminderung des Quotienten Vmax E/Vmax A bzw. TVI E/TVI A beschrieben. Dies würde im Prinzip also ein ähnlicher Befund wie bei den Patienten mit aufgrund arterieller Hypertonie hypertrophiertem Ventrikel sein. Bei einer eigenen Untersuchung an 106 Patienten mit koronaren Herzerkrankungen fanden wir im Gegensatz zu diesen Ergebnissen ein sehr uneinheitliches Verhalten. Die genannten Quotienten unterschieden sich im Mittel nicht von denen bei 43 Normalprobanden. Auch eine Studie von Appleton (Appleton et al. 1988) führte zu uneinheitlichen Ergebnissen. In dieser Studie zeigten die Patienten mit einem pulmonalkapillären Mitteldruck <16 mm HG im Vergleich zu Normalprobanden eine verminderte frühdiastolische Füllungsgeschwindigkeit und erhöhte spätdiastolische Geschwindigkeit und somit einen verringerten Quotienten, bei Patienten mit einem PC-Mitteldruck $> = 16$ mm HG dagegen ein gegenteiliges Verhältnis mit einem erhöhten Quotienten. Dies stimmt mit unseren Beobachtungen überein. Andererseits ist die Beziehung zwischen dem enddiastolischen Ventrikeldruck bzw. mittleren Pulmonalarteriendruck einerseits und dem Verhältnis Vmax E/Vmax A andererseits nicht so eng (in einer eigenen Studie an 109 Patienten mit koronarer Herzerkrankung $r = +0{,}24$; $p = 0{,}05$) als daß sich aus dem Dopplerbefund der LVEDP errechnen ließe, wie dies von anderer Seite behauptet wurde (Störk et al. 1988).

Es zeigt sich somit, daß die Ergebnisse dopplerechokardiographischer Untersuchungen bezüglich der diastolischen Ventrikelfunktion häufig nicht ohne weiteres zu deuten sind. Der Grund hierfür liegt in dem Vorhandensein sehr zahlreicher Einflußgrößen. Unter anderem spielt das Alter eine Rolle. So wurde in meh-

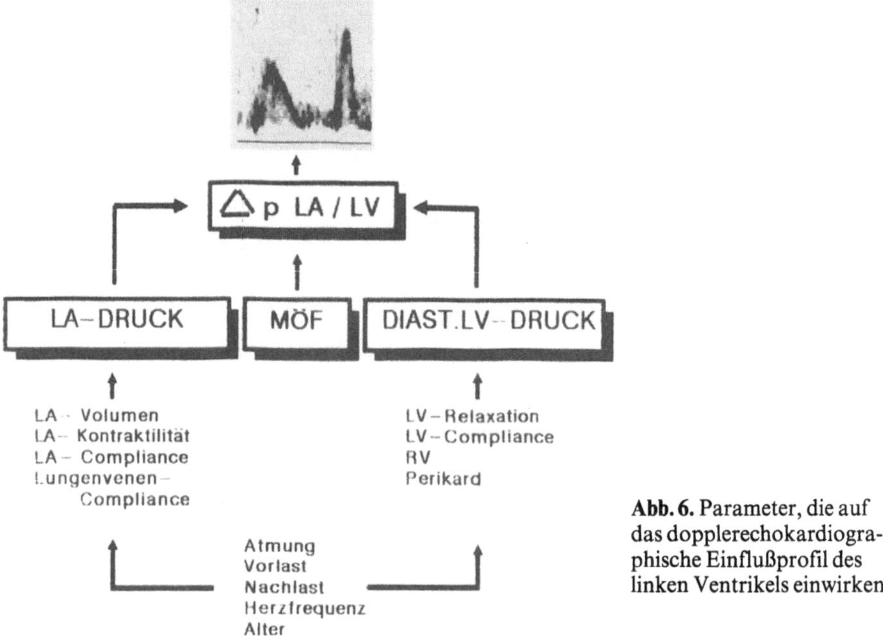

Abb. 6. Parameter, die auf das dopplerechokardiographische Einflußprofil des linken Ventrikels einwirken

reren Studien gefunden, daß sich der genannte, häufig verwandte Quotient Vmax E/Vmax A mit dem Lebensalter ändert: Aufgrund einer geringeren früh- und höheren spätdiastolischen Flußgeschwindigkeit nimmt er im Alter ab (van Dam et al. 1988; Spirito u. Maron 1988; Kuo et al. 1987; Bryg et al. 1987; Gardin et al. 1987; Sartori et al. 1987).

Abbildung 6 gibt schematisch wieder, welchen Einflußgrößen ganz allgemein das dopplerechokardiographische Einflußprofil unterliegt. Letztlich ist es naturgemäß abhängig von der Druckdifferenz zwischen linkem Vorhof und linkem Ventrikel. Diese hängt ab vom jeweiligen instantanen linksatrialen und diastolischen linksventrikulären Druck, außerdem selbstverständlich von der Mitralklappenöffnungsfläche, die im übrigen nicht nur bei Mitralstenosen eine wichtige beeinflussende Größe darstellen kann (Curtius et al. 1988a). Der linksatriale Druck wiederum ist, wie in Abb. 6 wiedergegeben, vom Volumen, den systolischen und diastolischen Eigenschaften des linken Vorhofs sowie der Lungenvenendehnbarkeit abhängig. Der diastolische linksventrikuläre Druck wird beeinflußt von der Relaxation einerseits und Compliance andererseits, vom Volumen und Druck im rechten Ventrikel sowie dem Perikard. Die physiologischen Größen Atmung, Vor- und Nachlast sowie Herzfrequenz und, wie genannt, das Alter wirken sich auf diese Gegebenheiten aus. Diese Fülle von Einflußgrößen führt zu einer geringen Spezifität des dopplerechokardiographischen Befundes.

Zwei Beispiele verdeutlichen dies: Eine plötzliche Vorlastsenkung z. B. durch Veränderung der Körperlage oder Akutverabreichung eines Nitropräparates vermindert die frühdiastolische Flußgeschwindigkeit, ohne die spätdiastolische zu beeinflussen. Dies würde über eine Veränderung des genannten Quotienten eine diastolische Funktionsstörung vortäuschen. Zum anderen könnte man sich vorstellen, durch die Verabreichung eines Kalziumantagonisten überprüfen zu wollen, ob die linsventrikuläre Relaxation z. B. bei einem Patienten mit koronarer Herzerkrankung eine Verbesserung erfährt (siehe rechte Seite im Schema der Abb. 6). Wenn es tatsächlich zu einer Verringerung des spätdiastolischen Flußanteils im Dopplerprofil kommen sollte, könne dies jedoch eine ganz andere Ursache haben: der Kalziumantagonist könnte theoretisch die linksatriale Kontraktilität gesenkt haben, wodurch ebenfalls der vorhofkontraktionsbedingte Anteil im Dopplerflußprofil gesenkt wäre; außerdem hätte dies die Erhöhung des linksatrialen Volumens und damit Drucks zur Folge, dies wiederum der frühdiastolischen Flußgeschwindigkeit bzw. der Spitzenflußrate. Die Deutung des dopplerechokardiographischen Ergebnisses wäre somit nicht einfach.

Über diese physiologischen Einflußgrößen hinaus ist als wichtiger technischer Parameter noch zu nennen, daß das Verhältnis Vmax E/Vmax A um so höher ist, je weiter das Sample volume des gepulsten Dopplers vom linken Vorhof über den Mitralring hinaus ventrikelwärts zu den Spitzen der Mitralsegel verlagert wird (van Dam et al. 1988).

Die Wertigkeit der Untersuchungsmethodik hängt stark von ihrer Reproduzierbarkeit ab; auf diese wirken sich die genannten Faktoren naturgemäß aus. Eine Studie zur Reproduzierbarkeit hat zum einen ergeben, daß die Variabilität in den Meßwerten zwischen 2 Untersuchern größer ist, als wenn lediglich dieselbe Aufzeichnung 2mal ausgewertet wird, zum zweiten, daß die Day-to-day-Variabilität größer ist als die Variabilität zwischen 2 Auswertungen oder Untersuchungen und zum dritten, daß die Variabilität der Parameter, die die vorhofkontraktionsbedingte Füllung betreffen, deutlich größer ist als diejenige während der schnellen Füllungsphase (Spirito et al. 1988). Während alle anderen Abweichungen tolerabel waren, war die Day-to-day-Variabilität des Quotienten Vmax E/Vmax A, also gerade desjenigen Meßwertes, der vor allem in den genannten Studien erwähnt wurde, signifikant.

Ein Methodenvergleich zwischen den dopplerechokardiographischen Parametern und den Meßwerten, die mittels Kineangiographie, also invasiver Diagnostik, zu gewinnen sind, ergab relativ enge Korrelationen für die Spitzenfüllungsrate bzw. die auf das enddiastolische Volumen normierte Spitzenfüllungsrate (Rokey et al. 1985). Diese errechnen sich dopplerechokardiographisch aus der maximalen frühdiastolischen Flußgeschwindigkeit, die durch die aus dem zweidimensionalen Bild ermittelte Mitralöffnungsfläche dividiert wird. Deutlich weniger enge Korrelationen mit der kineangiographisch ermittelten Spitzenfüllungsrate ergaben sich, wenn die Mitralöffnungsfläche nicht berücksichtigt wurde und lediglich die maximale frühdiastolische Flußgeschwindigkeit, die Anstiegszeit oder die Dezelerationszeit korreliert wurden (Korrelationsquotient zwischen 0,56 und 0,64) (Rokey et al. 1985).

Um über die Einbeziehung der Mitralöffnungsfläche Volumenflüsse errechnen zu können und darüber hinaus nicht nur eine Spitzenflußrate, sondern Angaben zu allen einzelnen Abschnitten der Diastole zu erhalten und Füllungsvolumina während der 3 diastolischen Phasen errechnen zu können, entwickelten wir ein relativ einfaches, rechnergestütztes Verfahren (Schwammenthal et al. 1987) (Abb. 7). Hierbei wurden die maximale Mitralklappenöffnungsfläche im zweidimensionalen Bild, die Flächenveränderung während der Diastole über das M-

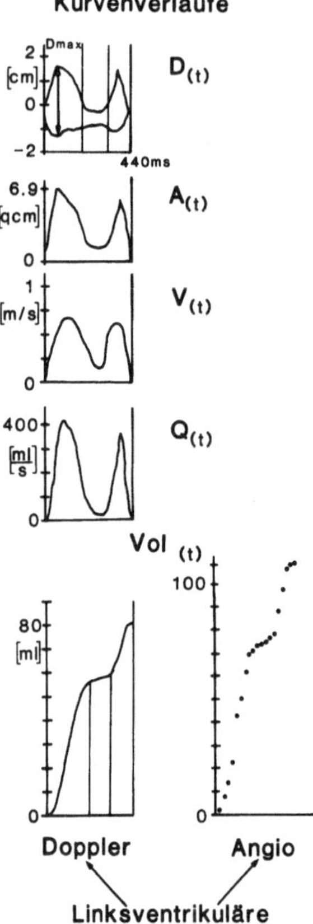

Abb. 7. Rechnergestützte Auswertung des linksventrikulären Füllungsablaufs. $D_{(t)}$ Mitralsegel im M-Mode, $A_{(t)}$ Mitralklappenöffnungsfläche über die Diastole, $V_{(t)}$ Geschwindigkeitszeitprofil, $Q_{(t)}$ Mitralvolumenfluß, $Vol_{(t)}$ Füllungsvolumen

Mode sowie die diastolische Flußgeschwindigkeit im linksventrikulären Einflußtrakt mit dem gepulsten Doppler gemessen. Die Abb. 7 gibt in ihrem unteren Teil wieder, daß das Integral der Volumenflüsse einen Füllungsablauf des linken Ventrikels zeigt, an dem die 3 Phasen gut zu separieren sind und der dem angiographisch ermittelten entspricht.

Es bleibt abzuwarten, ob weitere dopplerechokardiographisch erfaßte Flußgeschwindigkeitserhöhungen im linken Ventrikel während der Diastole Informationen vermitteln können, die über die geschilderten, im Einflußtrakt gewonnenen hinausgehen. So ist z. B. in geringer zeitlicher Verzögerung zur vorhofkontraktionsbedingten Flußbeschleunigung im linksventrikulären Einflußtrakt eine solche im linksventrikulären Ausflußtrakt septumnah in Höhe der Mitralsegelspitzen, zur Aortenklappe hin gerichtet, zu erfassen. Sie findet ihr Maximum zum Zeitpunkt des Mitralklappenschlusses und fällt während der isovolumetrischen Kontraktionszeit bis auf Null ab (s. III in Abb. 8). Diese scheint nach ersten Untersuchungen sensitiver als die Parameter des Einflußtraktes (Curtius et al. 1988b).

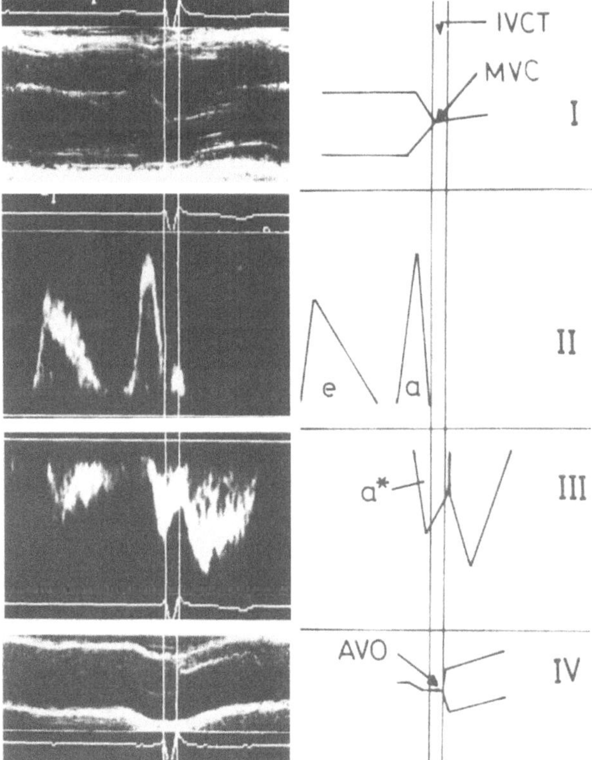

Abb. 8. Flußgeschwindigkeit im linksventrikulären Einflußtrakt (*II*) und Ausflußtrakt (*III*) sowie synchroner M-Mode von Mitralklappenschluß (*MVC*) und Aortenklappenöffnung (*AVO*). *IVCT* Isovolumetrische Kontraktionszeit

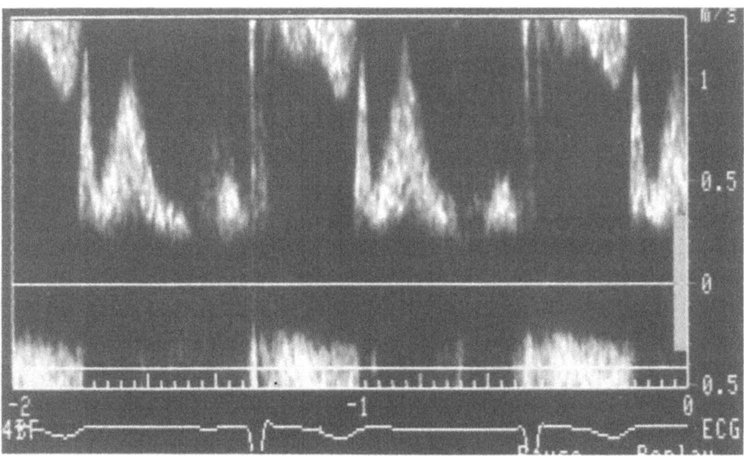

Abb. 9. Doppleraufzeichnung in der spitzennahen Hälfte des linken Ventrikels bei einem Patienten mit Wandhypertrophie

Darüber hinaus ist bei einigen Patienten während der isovolumetrischen Relaxationszeit, also noch vor der frühdiastolischen Flußbeschleunigung E, eine solche in der spitzennahen Hälfte des linken Ventrikels zu finden (Abb. 9)

Zusammenfassend läßt sich feststellen, daß die dopplerechokardiographischen Parameter zur diastolischen linksventrikulären Funktion eine hohe Sensitivität, aber eine geringe Spezifität aufweisen. Dies hat insofern nachteilige Auswirkungen, als gefundene Meßergebnisse schwierig zu interpretieren sind und ihre Reproduzierbarkeit wegen der Fülle der Einflußgrößen nicht optimal ist. Andererseits ist zu hoffen, daß zukünftig die hohe Sensitivität genutzt werden kann, indem es gelingt, dem Nachteil der geringen Spezifität über eventuelle weitere dopplerechokardiographische Meßgrößen oder die Kombination mit anderen nichtinvasiven Meßwerten zu reduzieren.

Literatur

Appleton ChP, Halte LK, Popp RL (1988) Relation of transmitral flow velocity patterns to left ventricular diastolic function: new insights from a combined hemodynamic and Doppler Echocardiographic study. Am J Cardiol 12:426–440

Bryg RJ, Williams GA, Labovitz AJ (1987) Effect of aging on left ventricular diastolic filling in normal subjects. Am J Cardiol 59:971–974

Curtius JM, Decker HH, Köhler E, Loogen F (1983) Auswirkungen der systolisch-diastolischen Verlagerung der Herzbasis auf die M-Mode-Echokardiographie. Z Kardiol 72:569–576

Curtius JM, Vahle F, Sünning A, Schwammenthal E, Opgenorth-Welslau R (1988a) Diastolischer linksventrikulärer Volumenfluß bei Patienten mit arterieller Hypertonie vor und nach akuter antihypertensiver Medikation. Z Kardiol 77:789–796

Curtius JM, Opgenorth R, Franzen D, Hilger HH (1988b) A new Doppler-echocardiographic parameter of left ventricular diastolic function. Eur Heart J 9(Suppl A):21

Decoodt PR, Mathey DG, Swan HJC (1976) Automated analysis of the left-ventricular diameter time curve from echocardiographic recordings. Comput Biomed Res 9:549–558

Desruennes M, Corcos T, Cabrol A, Gandjbakhch I, Pavie A, Leger Ph,Eugene M, Bors V, Cabrol CH (1988) Doppler Echocardiography for the diagnosis of acute cardiac allograft rejection. J Am Coll Cardiol 12:63–70

Dianzumba SB, Dipette DJ, Corman Ch, Weber E, Joyner CR (1986) Left ventricular filling characteristics in mild untreated hypertension. Hypertension 8(Suppl I):156–160

Dreslinski GR, Fröhlich ED, Dunn FG, Messerli FH, Suarez DH,Reisin B (1981) Echocardiographic diastolic ventricular abnormality in hypertensive heart disease: atrial emptying index. Am J Cardiol 47:1087

Fouad FM, Slominski JM, Tarazi RC (1984) Left ventricular diastolic function in hypertension: relation to left ventricular mass and systolic function. J Am Coll Cardiol 3:1500–1506

Fujii J, Yazaki Y, Sawada H, Aizawa T, Watanabe H, Kato K (1985) Noninvasive assessment of left and right ventricular filling in myocardial infarction with a two-dimensional Doppler echocardiographic method. J Am Coll Cardiol 5:1155–1160

Gardin JM, Drayer JIM, Weber M, Rohan MK, Knoll M, Shu VWC, Garcia R, Brewer D, Henry WL (1987) Doppler echocardiographic assessment of left ventricular systolic and diastolic function in mild hypertension. Hypertension 9(Suppl II):90–96

Hanrath P, Mathey DG, Siegert R, Bleifeld W (1980) Left ventricular relaxation and filling pattern in different forms of left ventricular hypertrophy: an echocardiographic study. Am J Cardiol 45:15

Inouye I, Massie B, Loge D, Topic N, Silverstein D, Simpson P, Tubau J (1984) Abnormal left ventricular filling: an early finding in mild to moderate systemic hypertension. Am J Cardiol 53:120–126

Kuo LC, Quinones MA, Rokey R, Sartori M, Abinader EG, Zoghbi WA (1987) Quantification of atrial contribution to left ventricular filling by pulsed Doppler echocardiography and the effect of age in normal and diseased hearts. Am J Cardiol 59:1174–1178

Lawson WE, Seifert F, Anagnostopoulos C, Hills DH, Swinford RD, Cohn PF (1988) Effect of coronary artery bypass grafting on left ventricular diastolic function. Am J Cardiol 61:283–287

Lin ShL, Tak T, Kawanishi DT, McKay ChR, Rahimtoola ShH, Chandraratna PAN (1988) Comparison of Doppler echocardiographic and hemodynamic indexes of left ventricular diastolic properties in coronary artery disease. Am J Cardiol 62:882–886

Phillips RA, Coplan NL, Krakoff LR, Yeager K, Ross RS, Gorlin R, Goldmann ME (1987) Doppler echocardiographic analysis of left ventricular filling in treated hypertensive patients. J Am Coll Cardiol 9:317–322

Rokey R, Kuo LC, Zighbi WA, Limacher MC, Quinones MA (1985) Determination of parameters of left ventricular diastolic filling with pulsed Doppler echocardiography: comparison with cineangiography. Circulation 71:543–550

Sartori MP, Quinones MA, Kuo LC (1987) Relation of Doppler-derived left ventricular filling parameters to age and radius thickness ratio in normal and pathologic states. Am J Cardiol 59:1179–1182

Schwammenthal E, Curtius JM, Sünning A, Vahle F (1987) Quantitative Bestimmung des linksventrikulären Füllungsablaufes mittels Doppler-Echokardiographie. Z Kardiol 76:1–21

Shapiro LM, Gibson DG (1988) Patterns of diastolic dysfunction in left ventricular hypertrophy. Br Heart J 59:438–445

Snider AR, Gidding SS, Rocchini AP, Rosenthal A, Dick II M, Crowley DC, Peters J (1985) Doppler evaluation of left ventricular diastolic filling in children with systemic hypertension. Am J Cardiol 56:921–926

Spirito P, Maron BJ (1988) Influence of aging on Doppler echocardiographic indices of left ventricular diastolic function. Br Heart J 59:672–679

Spirito P, Maron BJ, Verter I, Merrill JS (1988) Reproducibility of Doppler echocardographic measurements of left ventricular diastolic function. Eur Heart J 9:879–886

Störk T, Piske G, Ewert C, Müller R, Hochrein H (1988) Nichtinvasive Dopplersonographische Messung des linksventrikulären enddiastolischen Druckes (LVEDP). Z Kardiol 77:767–773

Valantine HA, Appleton ChP, Hatle LK, Hunt ShA, Billingham ME, Shumway NE, Stinson EB, Popp RL (1989) A hemodynamic and Doppler echocardiographic study of ventricular function in long-term cardiac allograft recipients. Circulation 79:66–75

van Dam I, Fast J, de Boo T, Hopman J, van Oort A, Heringa A, Alsters J, van der Werf T, Daniels O (1988) Normal diastolic filling patterns of the left ventricle. Eur Heart J 9:165–171

Linksventrikuläre Funktionsanalyse: Kritische Wertung der Stellung der Echokardiographie

R. ERBEL [1], R. BRENNECKE, G. GOERGE, S. MOHR-KAHALY, N. WITTLICH, R. ZOTZ und J. MEYER

M-mode-Echokardiographie

Mit Hilfe der M-mode-Echokardiographie läßt sich das Myokard des linken Ventrikels mit Endo- und Epikard abgrenzen. Die zeitliche Auflösung der M-mode-Echokardiographie übertrifft dabei alle anderen zur Verfügung stehenden Methoden. Aus den diastolischen und systolischen Werten wird die Verkürzungsfraktion und die Wanddickenänderung bestimmt. Liegt keine Wandbewegungsstörung vor, kann die globale Ventrikelfunktion über die Durchmesserbestimmung (Abb. 1) sicher abgeschätzt werden [13]. Der enddiastolische Durchmesser wurde dabei zu Beginn von QRS, der endsystolische Durchmesser zum Zeitpunkt der Inzisur der Septumbewegung bestimmt [13]. Nur für wenige Patienten konnte eine fehlerhafte Klassifizierung festgestellt werden. Für den rechten Ventrikel trifft dies nicht zu. Durch die schalenförmige Konfiguration (Abb. 2a) ist eine Durchmesserbestimmung zur Abschätzung der Größe allein nicht ausreichend. Im Vergleich zu einer Volumenbestimmung [12] wurden zahlreiche Patienten nicht korrekt klassifiziert [13]. Zur Abschätzung der globalen Funktion des rechten Ventrikels ist also eine Volumenbestimmung (Abb. 2b) nicht zu umgehen [17]. Die entwickelte Subtraktionsmethode war bei In-vitro-Modelluntersuchungen und an isolierten Herzen anderen Methoden in der Volumenbestimmung überlegen [17].

Aus der M-mode-Registrierung kann neben der linksventrikulären Funktion auch die linksventrikuläre Muskelmasse sicher abgeschätzt werden [4, 23]. Wesentlich ist bei der Analyse die genaue Einhaltung der Auswertungsrichtlinien (Abb 3). Nach Untersuchungen von Devereux et al. [4] ist die Genauigkeit der Muskelmassenbestimmung mit der Begrenzung des Myokards und Endokards nach der PENN-Konvention besser als bei einer Begrenzung, die auf den Empfehlungen der American Society of Echocardiography beruht. Die Muskelmassenbestimmung des linken Ventrikels sollte zur Routinediagnostik bei anamne-

[1] II. Medizinische Klinik und Poliklinik, Johannes Gutenberg-Universität Mainz, Langenbeckstr. 1, D-6500 Mainz

Abb. 2a, b. Subtraktionsmethode zur Volumenbestimmung des rechten Ventrikels. **a** Schematische Darstellung; **b** Darstellung der Querschnittsfläche und Bestimmung der einzelnen Achsen, basierend auf der Scheibchensummationsmethode, einmal für den linken Ventrikel mit rechtem Ventrikel unter Einschluß des interventrikulären Septums und einmal für die Bestimmung des Volumens des linken Ventrikels mit interventrikulärem Septum. *ai* kurze, *bip*/*biT* lange Achse der Ellipse für das Teilvolumen (*P*) und das Gesamtvolumen (*T*). (Nach [17])

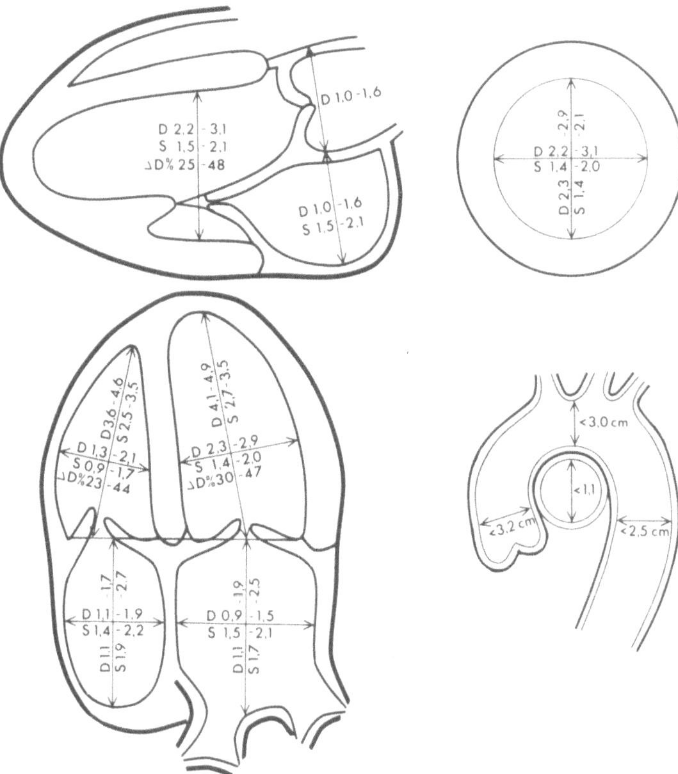

Abb. 1. Normalwerte (in cm/m²) für die zweidimensionale Echokardiographie bei Anschallung des Herzens von links parasternal, apikal und suprasternal. Angegeben sind die systolischen und diastolischen Werte sowie die Verkürzungsfraktion. (Nach [13])

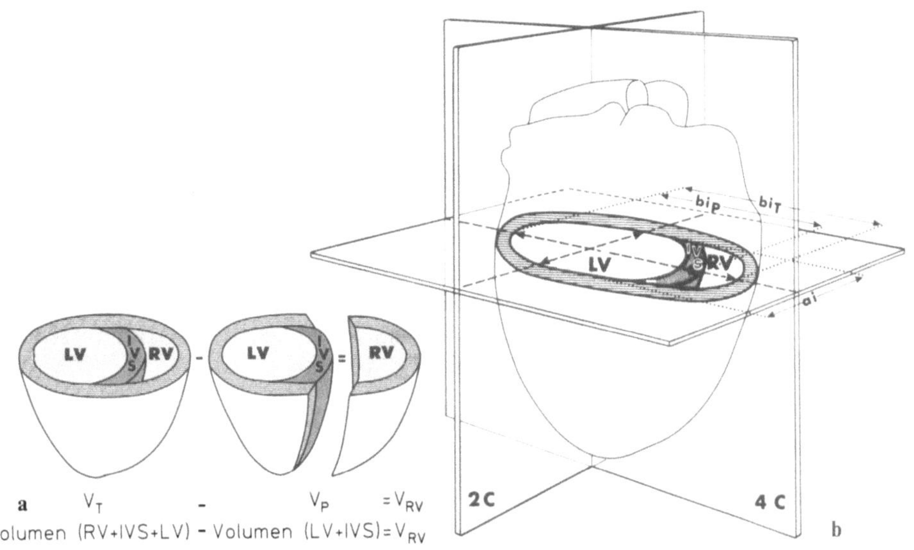

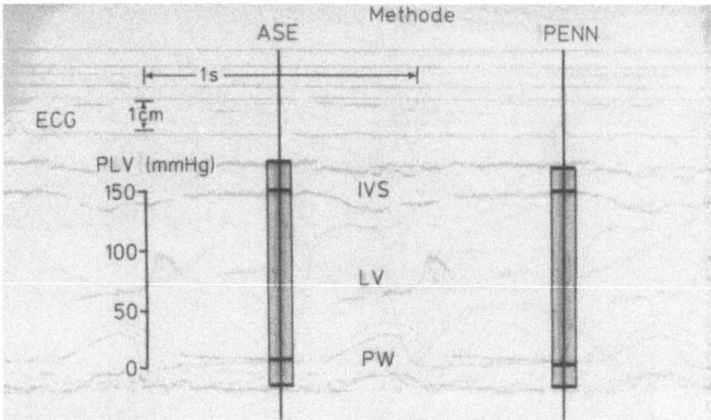

Abb. 3. M-mode-echokardiographische Registrierung mit Darstellung der Auswertung für die Muskelmassenbestimmung des linken Ventrikels nach der PENN-Konvention und der Standardmethode der American Society of Echocardiography (ASE) (*IVS* interventrikuläres Septum, *LV* linker Ventrikel, *PW* Hinterwand, *PLV* Druck im linken Ventrikel. (Nach [16])

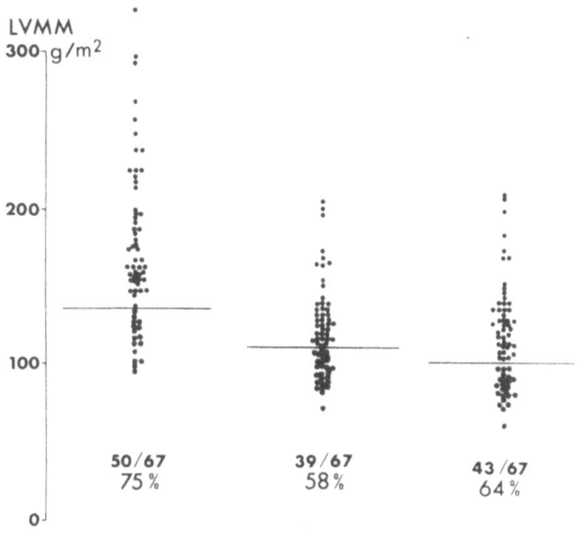

Abb. 4. Nachweis einer linksventrikulären Muskelmassenerhöhung bei einem konsekutiven nephrogenen Patientenkollektiv mit arterieller Hypertonie, basierend auf der Auswertung anhand von 3 Methoden. (Nach [16])

stisch bekannter arterieller Hypertonie gehören, da die Echokardiographie eine höhere Sensitivität als das EKG zur Aufdeckung einer linksventrikulären Hypertrophie besitzt. In einem neprologischen Krankengut wurde unter 67 Patienten in ca. 70% der Fälle eine Erhöhung der Muskelmasse des linken Ventrikels im Vergleich zu einem Normalkollektiv festgestellt (Abb. 4) [16].

Zweidimensionale Echokardiographie

Zweidimensionale echokardiographische Bilder entsprechen im RAO-Äquivalenzschnitt angiographischen Bildern der RAO-Projektion [5, 9]. Außer-

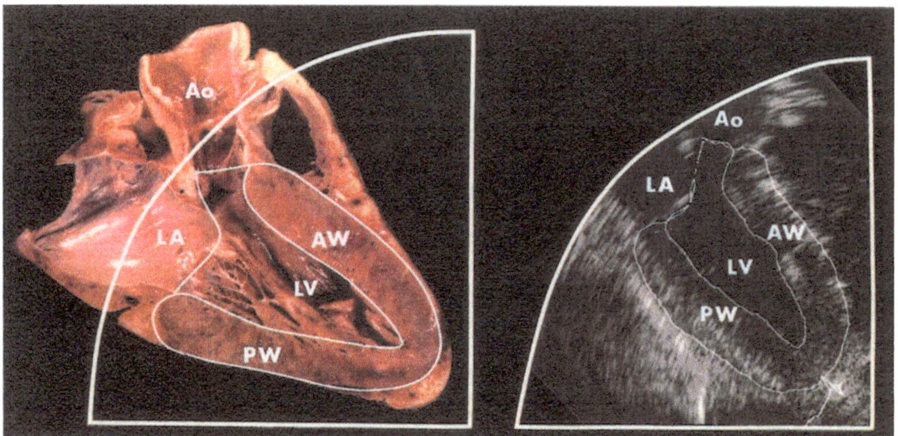

Abb. 5. Anatomisches und zweidimensionales echokardiographisches Schnittbild für die Längsschnittdarstellung des linken Ventrikels

dem ähneln die zweidimensionalen echokardiographischen Schnittbilder anatomischen Schnittbildern (Abb. 5). Es lag daher nahe, Volumenbestimmungen entsprechend der Angiographie durchzuführen.

Zunächst wurden in In-vitro-Untersuchungen an asymmetrischen Herzmodellen die bekannte Flächen-Längen-Methode und die Ellipsoidmethode mit einer eigenentwickelten neuen Scheibchensummationsmethode verglichen [8]. Abbildung 6 zeigt schematisch – einem zweidimensionalen echokardiographischen Schnittbild überlagert – das methodische Vorgehen und den Algorithmus. Hierbei ist zu berücksichtigen, daß bei der Auswertung ein Scheibchen eine TV-Linie repräsentiert. Bei monoplaner Bestimmung wird eine kreisrunde, bei biplaner eine ellipsoide Querschnittsfläche angenommen [8]. Bei biplaner Bestimmung und unterschiedlicher Größe der Längsachsen wird die kürzere auf die längere Ebene gestreckt.

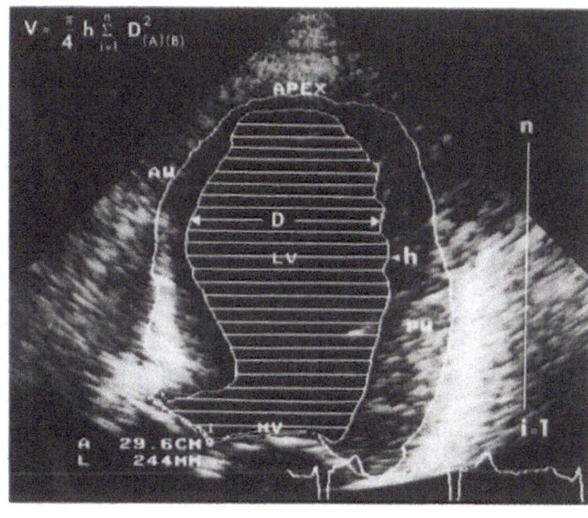

Abb. 6. Zweidimensionaler apikaler Schnitt des linken Ventrikels mit überlagerter schematischer Zeichnung für die Erklärung der Scheibchensummationsmethode mit Angabe des Algorithmus für die biplane Volumenbestimmung (*D* Durchmesser, *n* Scheibchendicke, Durchmesser *A* RAO-Schnitt, *B* Vierkammerschnitt, *V* Volumen). (Nach [18])

Tabelle 1. Modifizierte Simpson-Regel angegeben, aber Trapez-Regel verwandt

– Am. Heart J.	100: 821– 828,	1980
– Circulation	62: 1308–1318,	1980
– Arch. Med. Coeur	76: 329– 336,	1981
– Circulation	63: 1398–1407,	1981
– Z. f. Kardiol.	70: 357– 363,	1981
– Am. Heart J.	104: 136– 144,	1982
– Circulation	65: 962– 969,	1981
– Z. f. Kardiol.	74: 271– 280,	1985

Zur Volumenbestimmung wird alternativ die modifizierte Simpson-Methode in der Literatur angegeben, die mathematische Unzulänglichkeiten enthält. Tabelle 1 gibt eine Übersicht über die Arbeiten, in denen – angeblich – die modifizierte Simpson-Methode verwandt wurde: In diesen Arbeiten wird mehrheitlich von einer modifizierten Simpson-Methode gesprochen, obwohl die angegebenen Algorithmen keine Verwandtschaft zur Simpson-Regel erkennen lassen. Daher sollte wegen der notwendigen wissenschaftlichen Klarheit nicht von modifizierter Simpson-Methode gesprochen werden. Auch die Scheibchensummationsmethode hat die Simpson-Regel nicht berücksichtigt, denn die Zahl der Scheibchen ist so hoch (bis zu 256), daß dies nicht notwendig ist.

Neben der zweidimensionalen echokardiographischen Volumenbestimmung wurde die Volumenbestimmung auch für die Röntgenmethode vorgenommen. Es konnte gezeigt werden, daß im Vergleich zum Ausgangsvolumen die zweidimensionale Echokardiographie unterschätzt und die Röntgenmethode überschätzt. Die mittlere Differenz zwischen beiden Methoden betrug 12 ml (Abb. 7).

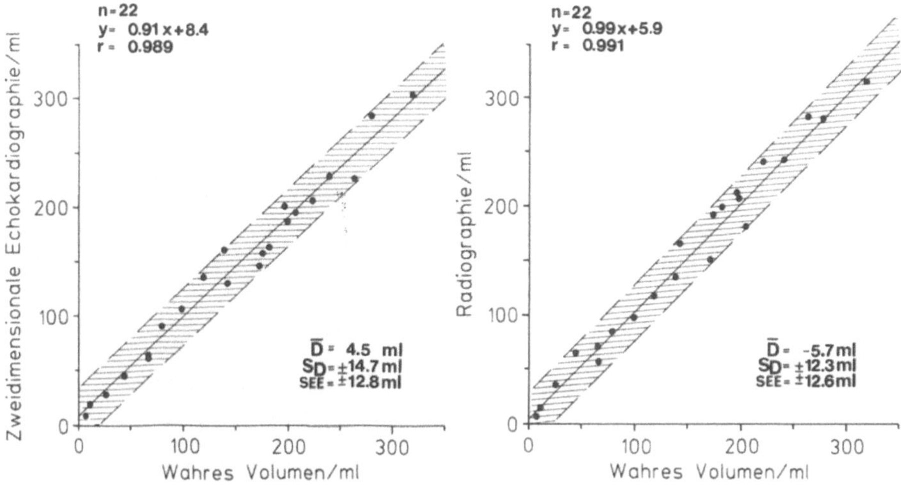

Abb. 7. Beziehung zwischen wahrem Lumen und zweidimensionalem, echokardiographisch und radiographisch bestimmtem Volumen des linken Ventrikels. Verwandt wurden asymmetrische Herzmodelle. (Nach [8])

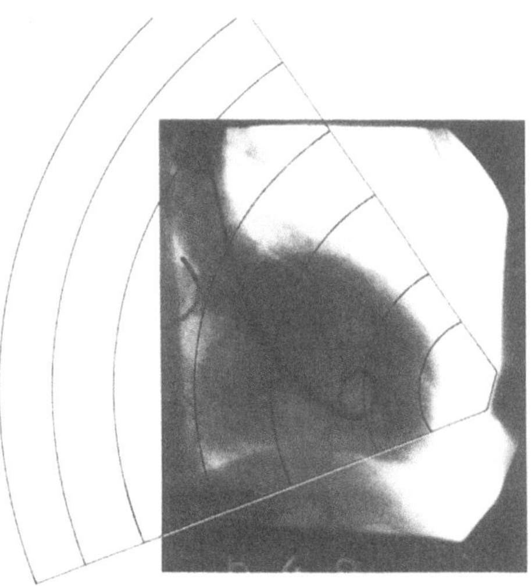

Abb. 8. Kineventrikulogramm mit simultaner zweidimensionaler Echokardiographie. Darstellung der kranial verschobenen Position des Schallkopfes im Vergleich zur anatomischen Spitze des linken Ventrikels. Eine Verlagerung unter Röntgenkontrolle auf die Spitze des linken Ventrikels hin war nicht möglich, da der Abstand zum Herzen anstieg und lufthaltige Lunge interponiert wurde. Ursache der Volumenunterschätzung und der tangentialen Schnittbildung

Grundsätzlich sollte berücksichtigt werden, daß die Zweiebenenmethode besser ist als die Einebenenmethode und die Scheibchensummationsmethode der Flächen-Längen-Methode und der Ellipsoidmethode an Genauigkeit überlegen ist [8].

Zahlreiche Studien an Patienten unter Verwendung der Einebenen- und Zweiebenenmethode, unter Verwendung der simultanen und nichtsimultanen Bestimmung, haben im Vergleich zur Kineventrikulographie gezeigt, daß hohe Korrelationen erzielt werden können [5, 6, 9]. Die Analyse der Regressionen ergab jedoch, daß eine systematische Abweichung von der Linie der Identität auftritt. Dies bedeutet, daß das Volumen des linken Ventrikels mittels zweidimensionaler Echokardiographie unterschätzt wird. Wesentlich ist jedoch, daß die Analyse der linksventrikulären Funktion vor und nach Interventionen – Vorhofstimulation , positiv inotroper Stimulation, Extrasystolen – ergab, daß die Korrelation und die Regression konstant geblieben sind [19]. Dies bedeutet, daß zwar das Volumen absolut unterschätzt wird, daß aber das Ausmaß und die Richtung der Änderung der linksventrikulären Funktion nach Interventionen zuverlässig erkannt werden. Diese Befunde sind eine wesentliche Voraussetzung für die Verwendung der zweidimensionalen Echokardiographie für Verlaufsuntersuchungen.

Die Ursache der systematischen Unterschätzung des Volumens des linken Ventrikels wurde durch simultane Anschallung des linken Ventrikels während der Kineventriculographie aufgedeckt (Abb. 8). Der Schallkopf befindet sich bei 90% der Patienten oberhalb der eigentlichen anatomischen Herzspitze. Die bei diesen Patienten erhaltenen Schnittbilder müssen, da sie geschlossene Konturen enthalten, tangentiale Schnittbilder des linken Ventrikels mit Vorverkürzung der Längsachse und Verkürzung der Querachse darstellen (Abb. 9). Der Versuch, unter Röntgenkontrolle den Schallkopf tiefer anzusetzen, mißlingt, da der Abstand zum Herzen wesentlich größer wird und die Lungeninterposition eine Anschallung des Herzens erschwert oder gar nicht mehr erlaubt [9]. Die Analyse der Lage des Schallkopfs in Systole und Diastole verdeutlicht, daß praktisch nur eine

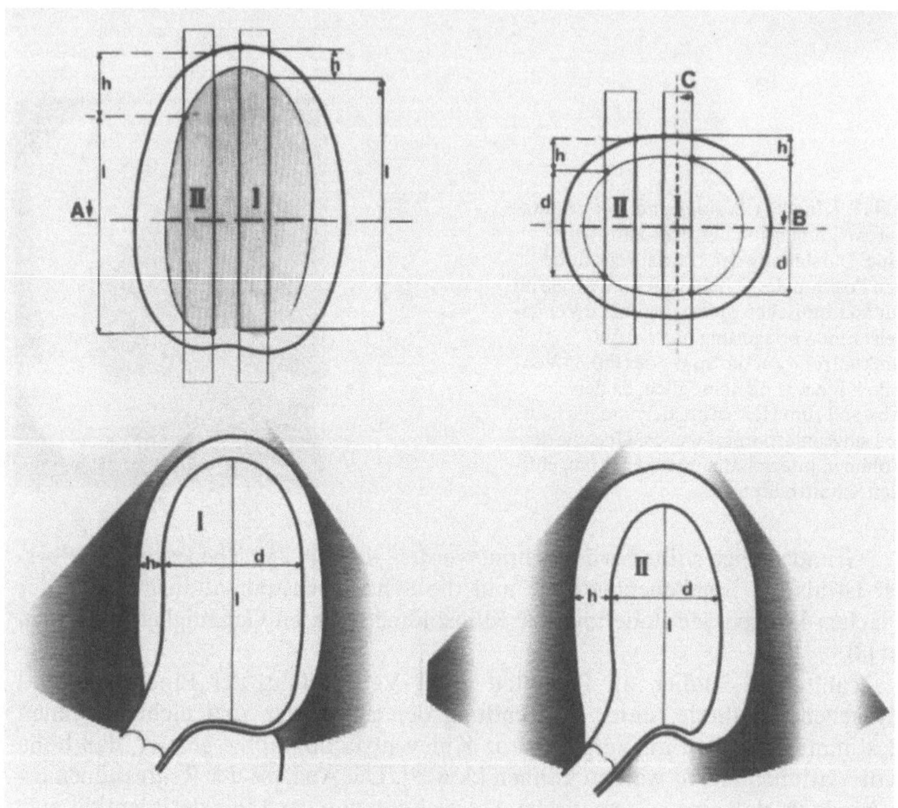

Abb. 9. Schematische Darstellung eines Schnittes des linken Ventrikels in der größten Längsachse (*I*) und in einer tangentialen Schnittrichtung (*II*) mit Nachweis der Vorverkürzung der Längsachse und Verkürzung der Querachse. (Nach [9])

geringe Verschiebung der Spitze in Relation zum Schallkopf auftritt (<4°) (Abb. 10). Dies gilt auch für die Herzbewegungsanalyse in der LAO-Projektion (Abb. 11). Neben der Lage des Schallkopfs bilden Scheibchendickenartefakte eine weitere Limitierung der zweidimensionalen Echokardiographie [7, 20]. Sie erklären, warum vor allen Dingen im Bereich der Herzspitze Artefakte nachweisbar sind und eine unscharfe Endokardbegrenzung vorliegt, da seitliche Myokardstrukturen im Schallsektor, der abhängig von der Schallkopfentfernung eine Breite von etwa 1 cm aufweist, erfaßt werden. Die Unterschätzung des Volumens des linken Ventrikels wird zusätzlich durch ein schlechtes laterales Auflösungsvermögen verstärkt.

Eine steile Seitlagerung des Patienten unter Zuhilfenahme ausgeschnittener Matratzen ist notwendig, um das Herz in einer möglichst großen Längsachse anschallen zu können. Es scheint, daß nur durch eine Anschallung von der linken Seite des Patienten aus gute apikale RAO- und Vierkammerschnitte zu erhalten sind. Eine konstante Anschallung ist oft nur mit 2 Händen, vor allen Dingen bei Monitorisierung, möglich. Je nach Patiententyp ist zum Teil eine tiefe Inspiration notwendig.

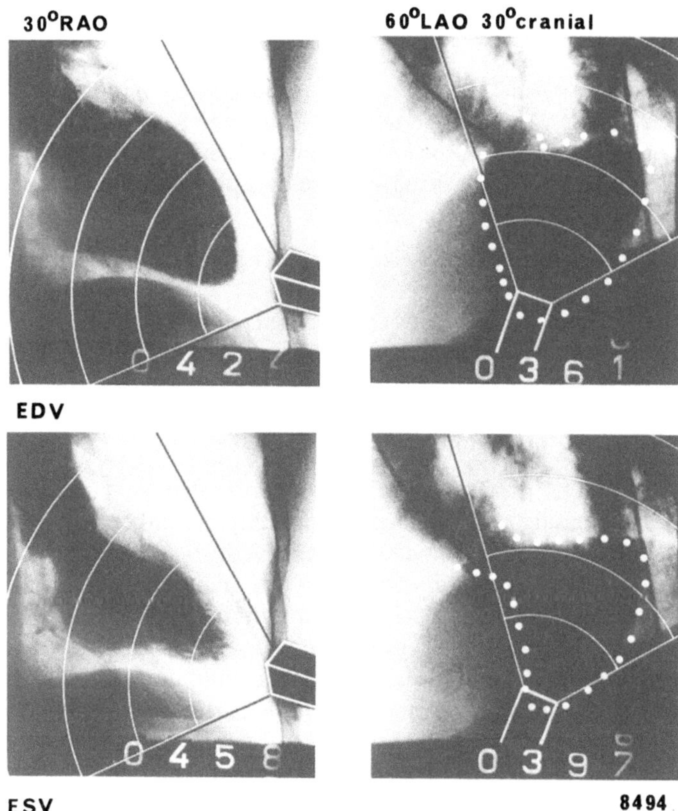

Abb. 10. Systolisches und diastolisches kineventrikulographisches Bild mit Einzeichnung des Schallsektors. Bei Position des Schallkopfes über der Herzspitze ist erkennbar, daß im Vergleich zum Schallsektor die Herzspitze nur eine minimale Bewegung ausführt. (Nach [9])

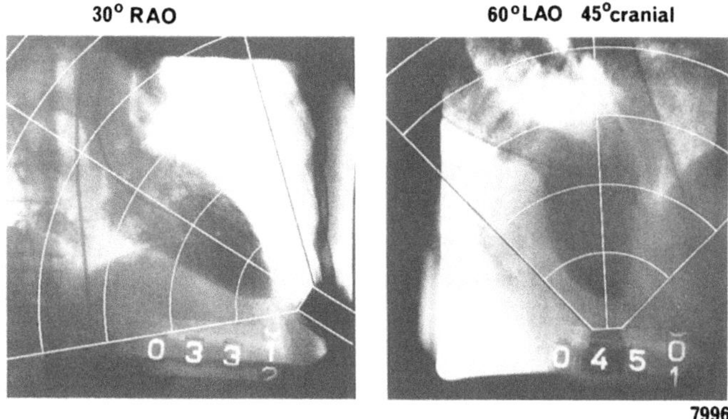

Abb. 11. Darstellung des Kineventrikulogramms im RAO- und LAO-Schnitt, Nachweis der seltenen exakten Lokalisation über der anatomischen Herzspitze des linken Ventrikels. (Nach [9])

Normalwerte für die Funktionsanalyse des Herzens

Bei der zweidimensionalen Echokardiographie handelt es sich um ein Schnittbildverfahren, bei der Angiographie um eine Konturmethode. Die zweidimensionale Echokardiographie ist eine nichtinvasive, die Kineventrikulographie eine invasive Methode. Die Kineventrikulographie kann nicht als Goldstandard angesehen werden, da

1. zu anderen Standardverfahren [21] größere Abweichungen festgestellt wurden,
2. in vitro das Volumen überschätzt [8] wird und
3. der Vergleich einer zentralen Auswertung mit lokalen Auswertungen im Rahmen der CASS-Studie starke Abweichungen ergab [26]. Für die Ejektionsfraktion ist in Abb. 12 die Variation zwischen der zentralen und lokalen Auswertung dargestellt.

Aufgrund dieser Kenntnisse wurden eigene Normalwerte für die Durchmesserbestimmung und Volumenbestimmung des linken und rechten Ventrikels aufgestellt. Bei 110 Patienten mit unterschiedlichen Herzerkrankungen wurde retrospektiv [10] und bei 71 Patienten mit Verdacht auf koronare Herzerkrankung prospektiv [12] die Sensitivität und Spezifität der zweidimensionalen Echokardiographie zur Aufdeckung einer gestörten Ventrikelfunktion analysiert (Tabelle 2).

Die hohe Sensitivität und Spezifität zeigt, daß mit Hilfe der zweidimensionalen Echokardiographie eine Funktionsstörung des Ventrikels zuverlässig aufgedeckt werden kann. Berücksichtigt werden muß aber eine unterschiedliche Herzfrequenz, da mit steigender Herzfrequenz das enddiastolische und endsystolische Volumen linear abnehmen. Aufgrund einer von uns durchgeführten Studie, bei der mittels Vorhofstimulation die Herzfrequenz geändert wurde, können jetzt die zu erwartenden Änderungen, bezogen auf eine Änderung der Herzfrequenz von 10 Schlägen/min, abgeschätzt werden (Tabelle 3) [11].

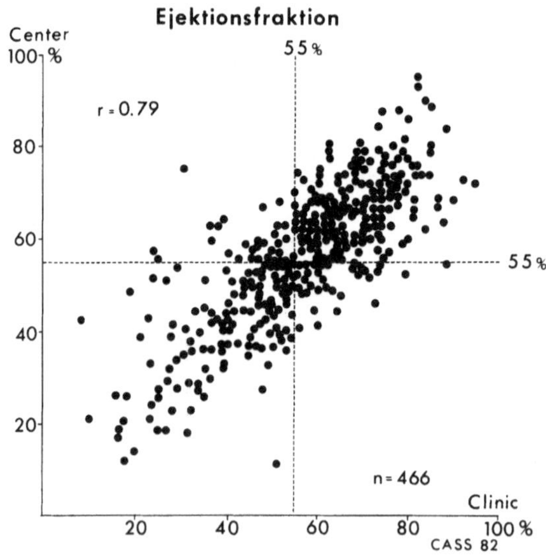

Abb. 12. Auswertung des Kineventrikulogramms und Bestimmung der Ejektionsfraktion in einem Center und in den durchführenden Kliniken nach der CASS-Studie [27]. Nachweis einer hohen Variation in der Bestimmungsgenauigkeit der Ejektionsfraktion. Zum besseren Verständnis wurden die Grenzwerte (55%) für die Ejektionsfraktion eingezeichnet

Tabelle 2. Sensitivität und Spezifität sowie voraussagbare Genauigkeit in einer retrospektiven Analyse (A) bei 110 Patienten [10] und einer prospektiven Analyse (B) bei 71 Patienten [12] für die Erkennung einer Vergrößerung des enddiastolischen Volumens (EDV), endsystolischen Volumens (ESV) und einer Erniedrigung der Ejektionsfraktion (EF) sowie der Verkürzungsfraktion (FS). (EPSS-Abstand des E-Punktes der Mitralis vom Septum)

2dE		Sens. [%]		Spez. [%]		Pred. Acc. [%]	
		A	B	A	B	A	B
EDV		80	84	88	98	86	94
ESV		94	86	85	97	84	83
EF		81	93	100	100	100	100
M-mode	FS		46		93		63
	EPSS		73		84		53

Tabelle 3. Darstellung der Absolutänderungen und der prozentualen Änderungen bei Patienten mit normaler Ventrikelfunktion und Ventrikelfunktionsstörung für eine Erhöhung der Herzfrequenz um 10 Schläge pro Minute. (Nach Erbel et al. [11])

	Kontrollgruppe		Koronare Herzerkrankung	
	Absolut	Relativ [%]	Absolut	Relativ [%]
EDV	−4 ml	−3,8	−6 ml	−2,4
ESV	−2 ml	−2,2	−1 ml	−1,5
SV	−2 ml	−5,2	−5 ml	−7,5
EF	−1%	−1,9	−2%	−4,9

In ausgedehnten Analysen wurde die Schlag-zu-Schlag-, die Tag-zu-Tag-, die Intra- und Interobservervariation analysiert [14]. Die hierbei festgestellten Schwankungen und die Berücksichtigung der in der Literatur mitgeteilten Ergebnisse [3] erlauben, Grenzwerte festzulegen, die berücksichtigt werden müssen, um bei einem individuellen Patienten eine Änderung innerhalb der Schwankungsbreite der Methode von einer gerichteten Verlaufsänderung zu unterscheiden (Tabelle 4). Hierbei ist es wichtig, auf eine strenge Standardisierung zu achten, wie sie in Tabelle 5 aufgeführt ist.

Methodische Fortschritte

Entscheidend für eine gute Funktionsanalyse des linken Ventrikels, aber auch für eine gute Wandbewegungsanalyse, ist eine gute Endokarderkennung. Für die Endokarderkennung ist in der letzten Zeit mittels einer verbesserten Gerätetechnik, Kontrastechokardiographie, Farbsuperposition und digitaler Bildverarbeitung eine Verbesserung der Endokarderkennung erzielt worden.

1. Die Gerätetechnik hat einen entscheidenden Fortschritt erzielt, so daß mehr Patienten einer kontinuierlichen Analyse zugeführt werden können als bis-

Tabelle 4. Variationsgrenzwerte für Verlaufsuntersuchungen (Vertrauensbereich ±95%)

	Individueller Patient		Gruppenvergleich	
	LV_N	LV_D	n=10	n=50
DD/mm	5	11	1,6	0,7
DS/mm	7	10	2,2	1,0
% D	6	–	1,8	0,8
$LV_{Masse/kg}$	51	–	16	7,2

Tabelle 5. Möglichkeiten der Standardisierung

Methodik	– Geräte
	– Eindringtiefe
	– Aufzeichnung
Atemlage	– Exspiration
Schallfenster	
Körperlage	
HF, RR	
Medikation	

her. Die Schallköpfe haben bis zu 128 Kristalle. Die Kristalle selbst sind breiter geworden, wodurch eine größere Auflagefläche erzielt wird und damit eine größere Energie abgegeben werden kann. Vergleichende Untersuchungen in unserer Klinik haben gezeigt, daß die Bestimmung der Ejektionsfraktion des linken Ventrikels heute wesentlich besser gelingt, als dies 1983 möglich gewesen ist. Für den Vergleich wurden 1983 publizierte Ergebnisse herangezogen [9]. Die verbesserte Bestimmung der Ejektionsfraktion ist auf eine verbesserte Bestimmung der Endsystole durch die bessere Endokarderkennung zurückzuführen (Abb. 13). Die systematische Unterschätzung wurde nahezu aufgehoben [18].

2. Die Kontrastechokardiographie wird in der Bestimmung der Echokardiographie Bedeutung gewinnen, wenn lungengängiges Kontrastmittel für die periphere Injektion in naher Zukunft zur Verfügung stehen wird. Unsere Untersuchungen im Herzkatheter mittels direkter Injektion von 1–2 ml Gelifundol haben gezeigt, daß durch eine bessere Endokardbegrenzung das endsystolische Volumen des Herzens mit höherer Genauigkeit als ohne Kontrastmittel bestimmt werden kann [22, 25]. Die mittels Kontrastechokardiographie analysierte Ejektionsfraktion entsprach angiographischen Ergebnissen. Wesentlich ist die Tatsache, daß nicht nur während der Kontrastphase im linken Ventrikel, sondern insbesondere in der Myokardperfusionsphase des Echokontrastmittels mit der besseren Darstellung des Myokards die Abgrenzung der Endsystole verbessert wird, die wiederum die bessere Bestimmung der Ejektionsfraktion ermöglicht [25].

3. Die Farbsuperposition benutzt ein von Brennecke et al. patentiertes Verfahren, das auf der Kontrastechokardiographie beruht [2]. Durch eine unterschiedliche Belegung der Eingänge eines Farbmonitors mit echokardiographischen Bildern ohne und mit Kontrast wird das Kontrastmittel farbig kodiert, die

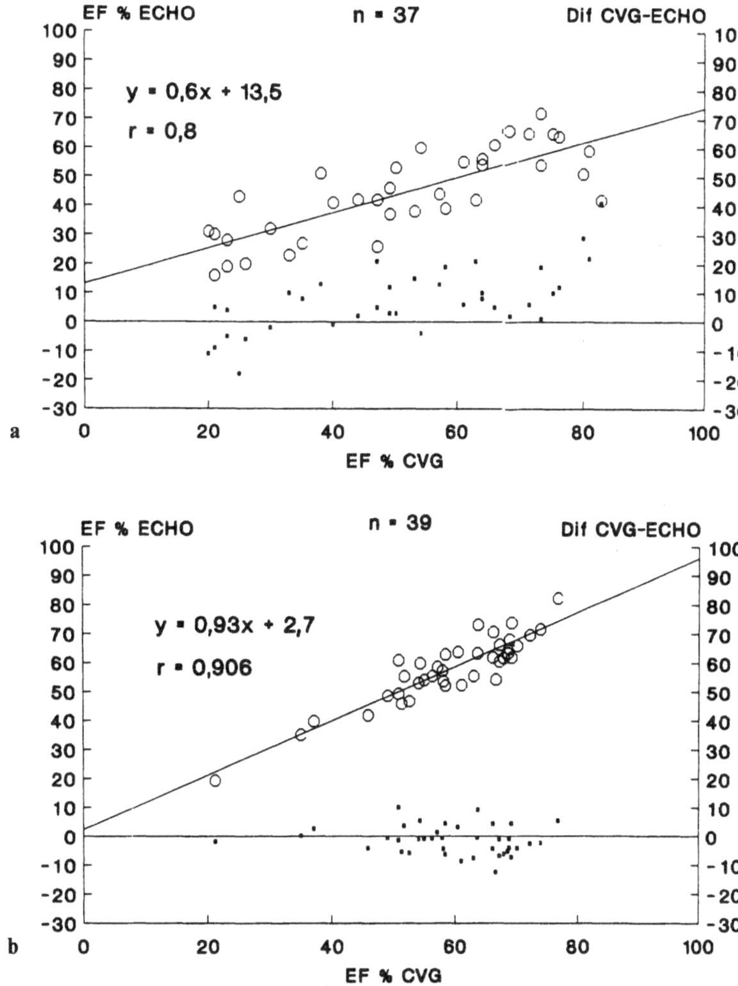

Abb. 13a, b. Nachweis der Verbesserung der Ejektionsfraktionsbestimmung im zweidimensionalen Echokardiogramm im Vergleich zum Kineventrikulogramm von 1983 (**a**) zu 1989 (**b**). Während der Korrelationskoeffizient nicht ansteigt, nimmt die systematische Abweichung ab und die Standardabweichung fällt. (Nach [18])

übrigen Strukturen werden schwarz/weiß dargestellt. Damit ist eine bessere Abgrenzung des Kavums, also des Endokards, erreicht. Beim Vergleich der Volumenbestimmung und der Analyse der Ejektionsfraktion fiel auch hier auf, daß bei verbesserter Reproduzierbarkeit die Ejektionsfraktion ohne systematische Unterschätzung bestimmt werden konnte.

4. Die Bilddigitalisierung erlaubt eine statistische Aufarbeitung der gespeicherten echokardiographischen Bilder. Die Analyse des Signal-Rausch-Verhältnisses in echokardiographischen Bildern vor und nach Kontrastinjektion erlaubt eine bessere Abgrenzung des Kavums des linken Ventrikels [27]. Abbildung 14 zeigt ein entsprechendes Beispiel. Es wird klar ersichtlich, daß die Kon-

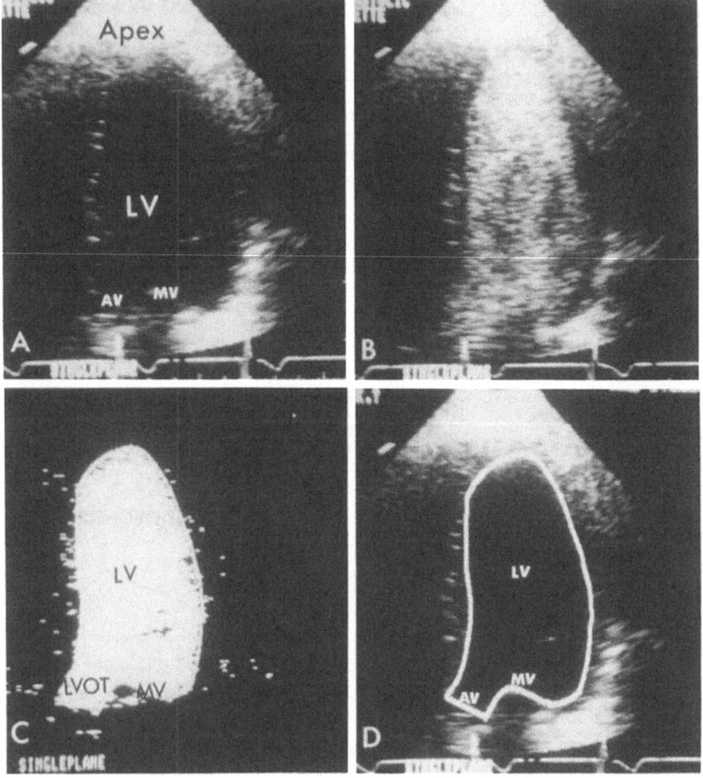

Abb. 14. Darstellung eines zweidimensionalen Echokardiographiebildes ohne (*A*) und mit Kontrast (*B*) sowie nach digitaler Bildverarbeitung (*C*) und Analyse des Signal-Rausch-Verhältnisses mit verbesserter Darstellung des Kavums und Überlagerung des nativen Echobilds (*D*). (Nach [18, 27])

turierung wesentlich erleichtert worden ist. Eine vergleichende Analyse der Ventrikelfunktion im Echokardiogramm und Kineventrikulogramm für die Phase vor und nach Kontrastinjektion ist in Abb. 15 dargestellt.

5. Auch die Farbdopplerechokardiographie kann zur besseren Endokardbegrenzung verwandt werden, vor allem, wenn 2 getrennte Prozessoren zur Bildverarbeitung zur Verfügung stehen (Abb. 16). Starke Artefakte werden sicher vermieden, abnormes Flußverhalten wird sicher erkannt.

6. Ist eine Analyse transthorakal nicht möglich, steht als hochauflösendes Verfahren die transösophageale Untersuchung zur Verfügung. Allerdings kann die Herzspitze oft nicht erreicht werden (Abb. 17). Biplane Sonden eröffnen möglicherweise neue Perspektiven [18]. Normalwerte für die transesophageale Anlotung sind im Druck [4a, 28].

Für die regionale Wandbewegungsanalyse ist die dargelegte enddiastolische und endsystolische Konturierung des linken Ventrikels notwendig. Allerdings ist bis heute sowohl für die Kineventrikulographie als auch die zweidimensionale Echokardiographie eine standardisierte Wandbewegungsanalyse nicht entwickelt

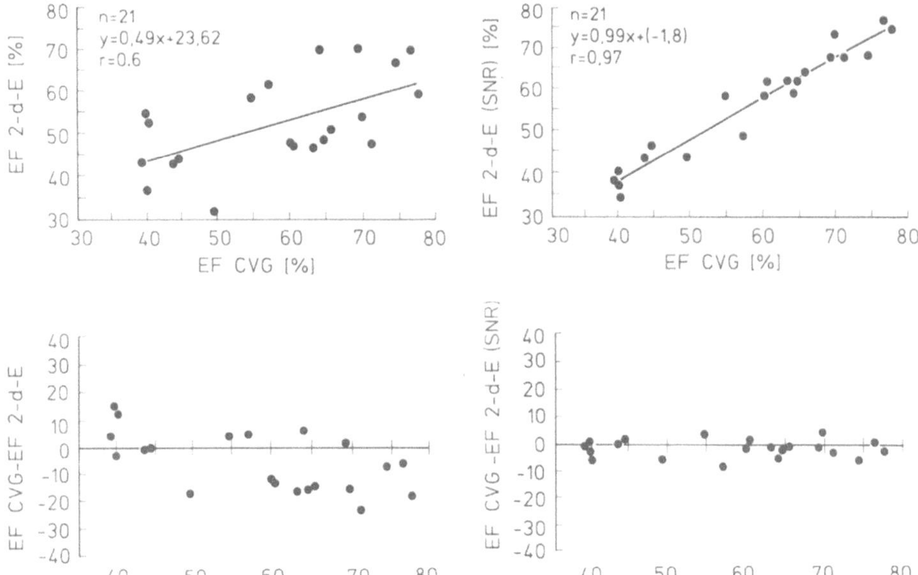

Abb. 15. Korrelation zwischen angiographisch und zweidimensional echokardiographisch bestimmter Ejektionsfraktion des linken Ventrikels aus dem Nativbild und unter Verwendung des Signal-Rausch-Verhältnisses, das durch Echokontrast verbessert wurde (Abb. 14). Erkennbar ist, daß die Korrelation verbessert und vor allen Dingen systematische Abweichungen zur Angiographie ausgeglichen wurden (Nach [18, 27])

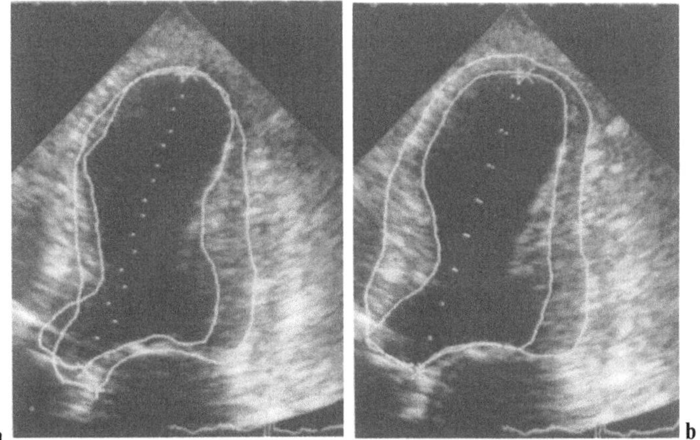

Abb. 16. a Endsystolische und enddiastolische Kontur des linken Ventrikels in einem endsystolischen Bild bei einem Patienten mit Anterolateralinfarkt und **b** Einzeichnung der myokardialen Kontur des linken Ventrikels bei demselben Patienten mit Anterolateralinfarkt. (Nach [18])

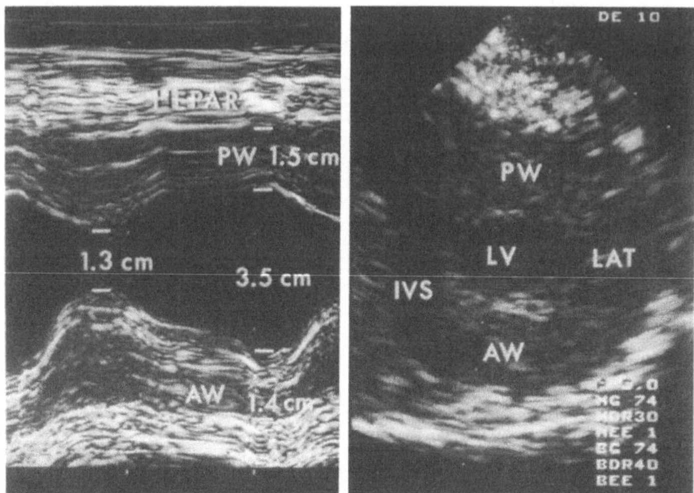

Abb. 17. Zweidimensionales Echokardiogramm und M-mode-Echokardiogramm des linken Ventrikels bei transösophagealer Echokardiographie mit Nachweis einer exzellenten Darstellung des Endokards und Myokards. (Nach [18])

worden. Jede Methode hat ihre Vor- und Nachteile. Schwierigkeiten bestehen vor allen Dingen in der Geometrieabhängigkeit. In der endsystolischen Phase gelingt eine Abgrenzung des Myokards. Damit kann die Wanddickenänderung, die unabhängig von der Geometrie und den Algorithmen ist, analysiert werden. Experimentell ist bekannt, daß die Wanddickenänderung zuverlässiger als die Wandbewegungsanalyse Infarzierungen aufdecken kann. Abbildung 16 verdeutlicht an einem Beispiel eines Patienten mit anterolateralem Infarkt die Möglichkeit der Wandbewegungs- (Abb. 16a) und der Wanddickenänderung (Abb. 16b).

Zusammenfassung

Die zweidimensionale Echokardiographie ermöglicht auf dem Boden erstellter Normalwerte die zuverlässige Erkennung von Funktionsstörungen des linken Ventrikels. Methodische Limitationen bestehen insbesondere in der räumlichen Orientierung des Schallstrahls. Fortschritte sind nicht erzielt worden. Es bleibt die Forderung nach einer strengen Standardisierung, insbesondere für Verlaufsuntersuchungen.

Für das Problem der genauen Endokarderkennung sind Fortschritte im Bereich der Gerätetechnik durch Einführung der größeren Schallköpfe mit besserer Endokarderkennung erzielt worden. Die Einführung lungengängiger Kontrastmittel eröffnet die Möglichkeit, bereits entwickelte computergestützte Verarbeitungen der echokardiographischen Bilder für eine bessere Abgrenzung des Kavums des linken Ventrikels einzusetzen und damit die Reproduzierbarkeit zu verbessern.

Literatur

1. Brennecke R, Erbel R, Mohr-Kahaly S, Meyer J (1989) Stand der echokardiographischen Bildgebung. Z Kardiol 78 (Suppl I):47
2. Clas W, Brennecke R, Zotz R, Erbel R, Jung D, Meyer J (1987) Color superposition. A new modality for contrast echocardiography. Int J Cardiac Imaging 2:111–116
3. Connetta D, Geiser EA, Oliver L, Miller AB, Conti CR (1985) Reproducibility of left ventricular area and volume measurements using a computer endocardial edge-detection algorithm in normal subjects. Am J Cardiol 56:947–952
4. Devereux RB et al. (1986) Echocardiographic assessment of left ventricular hypertrophy: comparison to necropsy findings. Am J Cardiol 57:459

4a. Drexler M, Erbel R, Müller U, Wittlich N, Mohr-Kahaly S, Meyer S (1990) Measurement of intracardiac dimensions and structures in normal young adult subjects by transesophageal echocardiography. Am J Cardiol (in press)

5. Erbel R, Schweizer P, Meyer J, Granner H, Krebs W, Effert S (1980) Left ventricular volume and ejection fraction determination by cross-sectional echocardiography in patients with coronary artery disease: a prospective study. Clin Cardiol 3:377
6. Erbel R, Schweizer P, Lambert H, Henn G, Meyer J, Krebs W, Effert S (1983) Echoventriculography – a simultaneous analysis of two-dimensional echocardiography and cineventriculography. Circulation 67:205–215
7. Erbel R, Schweizer P, Meyer J, Effert S (1982) Apikale zweidimensionale Echokardiographie. Normalwerte für die monoplane und biplane Bestimmung der Volumina und der Ejektionsfraktion des linken Ventrikels. Dtsch Med Wochenschr 107:1872–1877
8. Erbel R, Krebs W, Henn G, Schweizer P, Richter HA, Meyer J, Effert S (1982) Comparison of single plane und biplane volume determination by two-dimensional echocardiography. Eur Heart J 3:469–480
9. Erbel R, Schweizer P, Lambertz H, Henn G, Meyer J, Krebs W, Effert S (1983) Echoventriculography – a simultaneous analysis of two-dimensional echocardiography and cineventriculography. Circulation 67:205–215
10. Erbel R, Schweizer P, Krebs W, Meyer J, Effert S (1984) Sensitivity and specificity of two-dimensional echocardiography in detection of impaired left ventricular function. Eur Heart J 5:477–489
11. Erbel R, Schweizer P, Krebs W, Langen HJ, Meyer J, Effert S (1984) Effects of heart rate changes on left ventricular volume and ejection fraction: a two-dimensional echocardiographic study. Am J Cardiol 53:590–597
12. Erbel R, Schweizer P, Meyer J, Krebs W, Yalkinoglu Ö, Effert S (1985) Sensitivity of cross-sectional echocardiography in detection of impaired global and regional left ventricular function. Prospective study. Int J Cardiol 7:375–389
13. Erbel R, Henkel B, Schreiner G, Ostländer C, Rupprecht HJ, Clas W, Brennecke R, Meyer J (1985) Normalwerte für die zweidimensionale Echokardiographie bei Erwachsenen. In: Erbel R, Meyer J, Brennecke R (Hrsg) Fortschritte der Echokardiographie. Springer, Berlin Heidelberg New York Tokyo, S 88–97
14. Erbel R, Zotz R, Henkel B, Schreiner G, Steuernagel C, Zahn R, Kopp H, Clas W, Brennekke R, Schweizer P, Meyer J (1987) Reliability and accuracy of echocardiography for follow-up studies after intervention. In: Roelandt J (ed) Digital techniques in echocardiography. Nijhoff, Den Haag, pp 133–145
15. Erbel R, Henkel B, Ostländer C, Clas W, Brennecke R, Meyer J (1985) Normalwerte für die zweidimensionale Echokardiographie. Dtsch Med Wochenschr 110:123–128
16. Erbel R, Zschiedrich H, Drexler M, Henrichs KJ, Wittlich N, Braun C, Meyer J (1988) Wertigkeit der Echokardiographie bei der Beurteilung der Linksherzhypertrophe. Münch Med Wochenschr 130:(Spezial)26–37
17. Erbel R, Richter HA, Krebs W, Schweizer P, Maßberg I, Zotz R, Meyer J, Effert S (1986) Right ventricular volume determination in isolated human hearts. J Clin Ultrasound 14:89–97
18. Erbel R, Brennecke R, Goerge G, Mohr-Kahaly S, Wittlich N, Zotz R, Meyer J (1989) Möglichkeiten und Grenzen der zweidimensionalen Echokardiographie in der quantitativen Bildanalyse. Z Kardiol 78(Suppl 7):131–142

19. Erbel R (1983) Funktionsdiagnostik des linken Ventrikels mittels zweidimensionaler Echokardiographie. Steinkopff, Darmstadt
20. Fischer LD, Judkins MP, Lespererance J, Cameron A, Swaye P, Ryon Th, Maynard C, Bourassa M, Kennedy JW, Gosselin A, Kemp H, Faxon D, Wexler L, Davis KB (1982) Reproducibility of coronary arteriographic reading in the coronary artery surgery study (CASS). Cath Cardiovasc Diagn 8:565–575
21. Hugenholtz PG, Wegner HR, Sandler H (1968) The in vivo determination of left ventricular volume. Circulation 37:489–508
22. Mohr-Kahaly S, Erbel R, Zotz R, Duwe L, Schreiner G, Meyer J (1987) Linksventrikuläre Kontrastechokardiographie mittels Gelifundol. Z Kardiol 76:699–705
23. Reichek N, Helak J, Plappert T, St. John Sutton M, Weber KT (1983) Anatomic validation of left ventricular mass estimates from clinical two-dimensional echocardiography. Initial results. Circulation 67:348
24. Schiller NB, Acquatella H, Ports TA, Drew D, Goerke J, Ringert H, Silverman NH, Braunlage B, Botvinick EH, Boswell R, Carlson E, Parmley NW (1989) Left ventricular volume from paired biplane two-dimensional echocardiograms. Circulation 60:547–555
25. Schreiner G, Mohr-Kahaly S, Erbel R, Meyer J (1985) Echoventriculographie mittels Gelifundol anstelle der Cineventriculographie. In: Erbel R, Meyer J, Brennecke R (Hrsg) Fortschritte der Echokardiographie. Springer, Berlin Heidelberg New York Tokyo, S 152–157
26. Wexler L, Lesperance J, Ryan ThU, Bourassa MG, Fischer LD, Maynard C, Kemp HG, Cameron A, Gosselin AJ, Judkins MP (1982) Interobserver variability in interpreting contrast left ventriculotrams (CASS). Cath Cardiovasc Diagn 8:341–355
27. Wittlich N, Schön F, Steinmetz E, Brennecke R, Meyer J (1989) Enhancement of accuracy and reproducibility of ectocardiographic left ventricular function determination by image processing. Circulation 80:II–171
28. Wittlich N, Erbel R, Siemer J, Mohr-Kahaly S, Drexler M, Meyer J (1990) Transesophageal Color Doppler evaluation of normal heart values. Am J Card Imag (in press)

Koronare Herzerkrankung

Diagnostischer Beitrag der Echokardiographie zur Erkennung der koronaren Herzkrankheit: Texturanalyse

K. RUFFMANN [1], U. RUCKWIED, H. ESSWEIN, D. SCHLAPS, H. C. MEHMEL und H. DICKHAUS

Mit Hilfe der Texturanalyse soll versucht werden, die Struktur des Ultraschallbildes zur Diagnostik von Herzkrankheiten heranzuziehen. Es entspricht einer allgemeinen Erfahrung, daß verschiedene Strukturen des untersuchten Organs die Ultraschallwellen verschieden stark reflektieren und daß daher die Helligkeit des Ultraschallbildes in verschiedenen Eindringtiefen variiert. Im Bereich des Herzens ist das Perikard die hellste Struktur; deswegen stellt der Vergleich von Grauwertintensitäten des Herzens in Beziehung zum Perikard auch die älteste Form der Texturanalyse dar [2]. Obwohl der Gedanke richtig war, wurden die entsprechenden Versuche noch ohne standardisierte Geräteeinstellung durchgeführt. Interindividuelle Vergleiche waren daher schwierig.

Ein weiterer Ansatz zur Texturanalyse begann mit dem Versuch, die drei Veränderungen der Ultraschallenergie: Backscatter, Dämpfung und Reflexion mit der Histologie des untersuchten Gewebes in Beziehung zu setzen [7]. Dieser – im folgenden „deterministisch" genannte – Ansatz führte zu mathematisch überaus komplexen Lösungen. Es ist daher nicht verwunderlich, daß eine zuverlässige Klassifizierung von Gewebe eigentlich nur an Hand von Texturmodellen gelang. Ein in der Tiefe liegendes Organ wie das Herz, vom Schallkopf durch individuell verschieden ausgedehnte Gewebeschichten unterschiedlicher Textur getrennt, erwies sich für diese Art Texturanalyse als zu schwierig. Trotzdem verdanken wir den mannigfaltigen Lösungsansätzen deterministischer Art ganz wesentliche Einsichten in die Veränderung des Ultraschallimpulses bei der Durchquerung „sonifizierten" Gewebes.

Der bescheidenere Ansatz zur Texturanalyse, von dem im folgenden die Rede sein soll, ist stochastischer Art. Er beschränkt sich darauf, das zurückkommende Signal zu analysieren, ohne der Frage nach dem Verbleib der ausgesandten Energie weiter nachzugehen. Hierzu wird das Herz im Vierkammerblick bei Anlotung von der Herzspitze [6] oder in der langen und kurzen Achse parasternal [5] dargestellt. Eine später zur Texturanalyse herangezogene „region-of-interest" (ROI) wird markiert (Abb. 1). Bei streng standardisierter Einstellung von Gesamtverstärkung und variabler Tiefenverstärkung eines konventionellen Ultraschallgeräts wird zum einen der mittlere Grauwert eines untersuchten Gewebes, zum anderen die statistische Grauwertverteilung zur Texturanalyse herangezogen. Das so erstellte Grauwerthistogramm liefert Parameter „erster Ordnung" zur Texturanalyse.

[1] Klinikum der Stadt Karlsruhe, II. Medizinische Klinik, Moltkestr. 14, D-7500 Karlsruhe

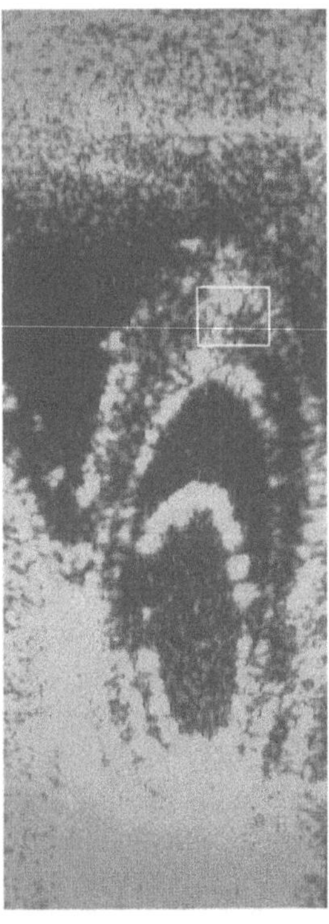

Abb. 1. Echokardiographisches Rohdatenbild des linken Ventrikels in der kurzen Achse bei parasternaler Anlotung. Beachte die Darstellung in Polarkoordinaten. Das eingezeichnete *Rechteck* entspricht der ROI

Als weitere Möglichkeit kann auch die räumliche Beziehung der Grauwerte der verschiedenen Bildpunkte in die Texturanalyse einbezogen werden. Bei einer 8-bit-Grauwertauflösung unseres Ultraschallsystems und Bildanalyserechners (Sigma 1 Alpha, Kontron Instruments sowie Mipron I, Kontron Bildanalyse) stehen pro Bildpunkt 256 Grauschattierungen zur Verfügung. Werden der Helligkeitswert eines jeden Bildpunkts auf der Abszisse einer xy-Graphik dargestellt sowie der Helligkeitswert des in 90° benachbarten Bildpunktes auf der Ordinate, so ergeben sich Helligkeitskombinationen, deren Häufigkeiten farbig kodiert dargestellt werden können (dreidimensionale Cooccurrence-Matrix, s. Abb. 2). Selbstverständlich können auch die Differenzen der Helligkeitswerte von Bildpunkten und die Häufigkeit des Auftretens identischer Differenzen dargestellt werden (Greylevel-Difference-Histogramm). Es kann ebenfalls die Beziehung von Bildpunkten beliebiger Richtung und Distanz zueinander untersucht werden. Das Ergebnis ist immer eine Häufigkeitsverteilung räumlicher Grauwertverteilungen innerhalb einer ROI. Um stabile Parameter zu erlangen, sollte diese Region 2000 Bildpunkte nicht unterschreiten [8].

Die Cooccurrence-Matrix ist die Entscheidungsebene in der Texturanalyse des Herzens. Die individuelle myokardiale Textur ergibt sich aus der Streuung der Matrixeinträge um die Winkelhalbierende, sozusagen die „Identitätslinie". Zur Quantifizierung und Standardisierung dieser komplexen Beziehung sind Parameter der Cooccurrence-Matrix bzw. des Greylevel-Difference-Histogramms eingeführt worden [3, 4] (Abb. 3). Alle sind Parameter der Wahrscheinlichkeit

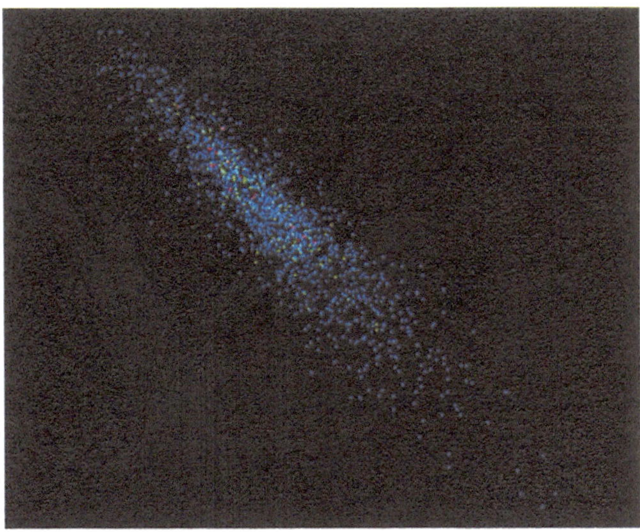

Abb. 2. Cooccurrence-Matrix zu Abb. 1

des Auftretens einer bestimmten Kombination von Helligkeitswerten ($p(i,j)$), differieren aber darin, daß einzelne zusätzlich die Absolutwerte der Helligkeit (i, j) in ihrer Formel enthalten (Contrast, correlation, inverse difference moment, variance, cluster prominence, cluster shade).

Die Texturanalyse kann anhand von Videobildern durchgeführt werden. Diese Methode hat den Nachteil, daß die anfangs zur Verfügung stehenden 256 Grauwerte durch Bildverarbeitungsrechner und Archivierung auf maximal 64 Grauwerte reduziert werden. Dieses Raster ist für eine Texturanalyse zu grob. Videobilder müssen also umgehend digitalisiert und die Bilddaten in dieser Form zur späteren Analyse abgespeichert werden. Von unserer Arbeitsgruppe wurden 10 Patienten mit überstandenem Anteroseptalinfarkt und 10 Normalpersonen untersucht [6]. Über einen Herzzyklus wurden sämtliche Videobilder zur späteren

Texturparameter			
Cooccurrence		Graustufen-Differenz	
Kontrast	$\sum_{i,j} (i-j)^2 \cdot p(i,j)$	Kontrast	$\sum_{i=1} i^2 \cdot p(\Delta i)$
Angular second moment	$\sum_{i,j} p(i,j)^2$	Angular second moment	$\sum_{i=1}^{N} p(\Delta i)^2$
Entropie	$-\sum_{i,j} p(i,j) \log p(i,j)$	Entropie	$-\sum_{i=1}^{N} p(\Delta i) \cdot \log p(\Delta i)$
Korrelation	$\frac{[\sum i \cdot j \cdot p(i,j) - m_x \cdot m_y]}{\sqrt{s_x^2 \, s_y^2}}$	Durchschnitt	$(1/N) \sum_{i=1}^{N} i \cdot p(\Delta i)$

Abb. 3. Parameter der räumlichen Grauwertverteilung

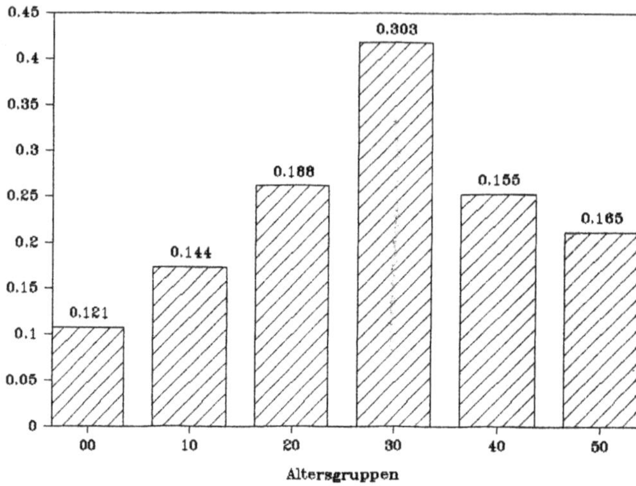

Abb. 4. Altersabhängige Veränderung des Parameters. „Maximaler Matrixeintrag" bei männlichen Probanden zwischen 0 und 60 Jahren. Anlotung in der langen Achse parasternal

Analyse in digitaler Form abgespeichert. Es fanden sich signifikante Unterschiede zwischen den Gruppen, vor allem zum Zeitpunkt der Endsystole. Es ergab sich ebenfalls eine herzzyklusabhängige Änderung einiger Parameter bei Normalpersonen – nicht aber im Myokardinfarktnarbengewebe. Da die (ebenfalls herzzyklusabhängige) Bewegung der ROI im Videobild mit dem Ausmaß der Parameteränderung bei Normalpersonen positiv korreliert war, andererseits die ROI des akinetischen Myokardinfarktnarbengewebes keine Bewegung aufweist, sind die erzielten Ergebnisse zweifelhaft: Handelt es sich wirklich um eine systolisch-diastolische Texturänderung, oder erfahren wir nur auf sehr komplizierte Weise, daß das Herz sich bewegt?

Selbst bei diesem Vorgehen handelt es sich aber um die Auswertung von Bildern aus dem Bildverarbeitungsrechner. Infolgedessen ist wohl die gravierendste Fehlerquelle dieser Methode, daß es sich um die Weiterverarbeitung von Bildern in kartesischen Koordinaten handelt, die zunächst als Polarkoordinaten im Rohbild aufgenommen wurden. Mit zunehmender Eindringtiefe muß dies zu einer zunehmenden Verzerrung sämtlicher Texturmerkmale führen (s. genauer [1]). Die Verwendung von Rohdatenbildern setzt die Ankoppelung des Bildanalyserechners an den Schallkopf unter Umgehung des 2D-Videobildes voraus. Dies war in der vorliegenden Arbeit nur durch die Zusammenarbeit mit den Firmen Kontron Instruments und Kontron Bildanalyse möglich, denen an dieser Stelle herzlich gedankt sei. Es entstanden auf diese Weise auf der Grundlage einer 48 × 36 Bildpunkte zählenden Matrix Texturbilder von hoher räumlicher Auflösung. Anhand eines Normalkollektivs von 120 Personen beiderlei Geschlechts im Alter zwischen 0 und 60 Jahren wurden zunächst alters- und geschlechtsabhängige Normalwerte für die 14 wichtigsten Parameter räumlicher Grauwertverteilung gewonnen [5]. Innerhalb dieser Studie waren an Normalpersonen alters- und geschlechtsspezifische Änderungen der untersuchten Parameter nachweisbar (Abb. 4). Der Vergleich mit Texturmerkmalen von Patienten mit koronarer

Herzkrankheit auf der Basis dieser Normalwerte hat bisher noch nicht stattgefunden.

Was leistet die myokardiale Texturanalyse in der Diagnostik der Koronaren Herzkrankheit? Eine klinische Anwendung zeichnet sich zur Zeit noch nicht ab. Für die Zukunft scheint eine Entwicklung von Texturmerkmalen verschiedener Herzkrankheiten möglich. Insofern es sich dabei um statistische Parameter der räumlichen Grauwertverteilung handelt, wird die Aussage einen bestimmten Patienten betreffend daher notwendigerweise die prozentuale Wahrscheinlichkeit der Zugehörigkeit/Nichtzugehörigkeit zu einer „Texturgruppe" beinhalten. Das Erreichen einer größtmöglichen diagnostischen Sicherheit setzt die Entwicklung möglichst umfangreicher Patiententexturdateien – vorzugsweise in Zusammenarbeit mehrerer kardiologischer Zentren – voraus.

Literatur

1. Aylward PE, Knosp BN, McPherson DD, Eltoft DA, Yurkonis CE, Bean JA, Skorton DJ, Collins SM (1985) Two-dimensional echocardiographic image texture analysis: reduction of regional variability using polar coordinates. Ultrason Imaging 7:60–73
2. Bhandari AK, Nanda NC (1983) Myocardial texture characterization by two-dimensional echocardiography. Am J Cardiol 51:817–825
3. Haralick RM, Shanmugam K, Dinstein I (1973) Textural features for image classificaton. IEEE transactions on systems. Man And Cybernetics, vol SMC-3, No 6, 610–621
4. Haralick RM (1979) Statistical and structural approaches to texture. Proceedings IEEE 67:786–804
5. Ruckwied U (1988) Myokardiale Texturanalyse mit Hilfe der Echokardiographie bei Normalpersonen beiderlei Geschlechts und verschiedenen Lebensalters. Diplomarbeit, Universität Heidelberg/Fachhochschule Heilbronn, Fachbereich med. Informatik
6. Ruffmann K, Esswein H, Schlaps H, Dickhaus H (1987) Evaluation of two sets of second order statistical parameters for myocardial texture analysis by ultrasound. Circulation 76, Suppl IV
7. Shung KK (1985) Ultrasonic characterization of biological tissues. J Biomech Eng 107:309–14
8. Schlaps D, Zuna I, Walz M, Volk J, Räth U, Lorenz A, Kaick G v, Lorenz WJ (1987) Ultrasonic tissue characterization by texture analysis: elimination of tissue independent factors. In: Proc SPIE, vol 768, Newport Beach, CA
9. Wells PNT (1981) Present Status Of Tissue Identification. In: Rijsterborgh H (ed) Echocardiology. Nijhoff, den Haag, pp 455–60

Myokardperfusion

V. Klauss, [1] W. Zwehl, H. Mudra, M. Haufe, C. E. Angermann
und K. Theisen

Einleitung

Bisher gibt es keine klinisch anwendbare Methode, um die Myokardperfusion direkt darzustellen bzw. um Änderungen der regionalen Herzmuskeldurchblutung, z. B. während Interventionen wie PTCA, sofort zu erfassen. Mittels Koronarangiographie kann zwar der Blutfluß in den Herzkranzarterien sowie den größeren intramuralen Gefäßen sichtbar gemacht und bedingt quantifiziert werden, eine Aussage über die Gewebeperfusion ist mit dieser Methode jedoch nicht möglich [3, 11].

Durch die Entwicklung der myokardialen Kontrastechokardiographie steht eine neue Technik zur Verfügung, mit der durch die intrakoronare Injektion von Ultraschall reflektierenden, kapillargängigen Mikrobläschen und gleichzeitige transthorakale Beschallung des Herzens Informationen über die myokardiale Perfusionsverteilung gewonnen werden können [6].

Tierexperimentelle Untersuchungen

Zahlreiche tierexperiementelle Untersuchungen zeigen, daß durch die Okklusion von Koronararterien erzeugte myokardiale Perfusionsausfälle im Ultraschallbild zu Kontrastdefekten führen und daß diese echokardiographisch dargestellten Perfusionsdefekte mit den entsprechenden pathologisch-anatomischen Perfusionsdefekten gut übereinstimmen [1, 9, 13–15, 19].

Mittels digitaler Bildverarbeitung der echokardiographischen Registrierungen ist es möglich, die Myokarddurchblutung durch regionale Grauwertmessung als Funktion der Kontrastintensitätsänderung gegenüber der Zeit darzustellen (regionale Kontrasthalbwertszeit, T ½). Untersuchungen hinsichtlich der Perfusionsänderung belegen, daß durch stufenweise Stenosierung von Koronararterien bewirkte Flußänderungen ihren Ausdruck in verlängerten Kontrasthalbwertszeiten finden und beide Parameter gut korrelieren [1, 16].

Bisher kamen zahlreiche Echokontrastmittel zur Anwendung, wobei Trägerlösungen, Herstellungsverfahren sowie Mikrobläschengröße sehr variieren (Tabelle 1). Untersuchungen bezüglich Toxizität, hämodynamischer Auswirkungen sowie Flußeigenschaften zeigten, daß Mikrobläschen in der Größe von Erythro-

---

[1] Medizinische Klinik Innenstadt der Universität München, Kardiologische Abteilung, Ziemssenstr. 1, D-8000 München 2

Tabelle 1. Klinisch angewandte Echokontrastmittel

	Herstellung	Mikrobläschen-Größe (µm)
Röntgenkontrastmittel	Handagitation	18±7
	Sonikation	6±4
SHU 454 (Schering)	Fertigsubstanz + H_2O	100% <8
Gelifundol/Zusätze (Berwing et al.)	Handagitation	100% <4
Albumin	Sonikation	5±3
Albunex	Fertigsubstanz	4±1

zyten keine signifikanten Nebenwirkungen erzeugen und daß das Fließverhalten dieser kleinen Bläschen (Größe <10 µm) dem der roten Blutkörperchen entspricht [2, 4, 5, 7, 10, 12].

Trotz zahlreicher tierexperimenteller Studien liegen bisher noch wenig Daten zur klinischen Anwendung der Kontrastechokardiographie vor. Ziel unserer Untersuchungen war, mit dieser Methode in vivo die Myokardperfusion darzustellen und mögliche Änderungen der regionalen Durchblutung nach Interventionen wie perkutaner Koronarangioplastie zu erfassen.

Methode

Echokontrastmittel

Die verwendeten Mikrobläschen wurden nach dem Verfahren der Sonikation hergstellt. Prinzip dieser Methode ist die hochfrequente Beschallung einer geeigneten Trägerflüssigkeit mit Hilfe eines Labsonic-2000-Homogenisators. Durch

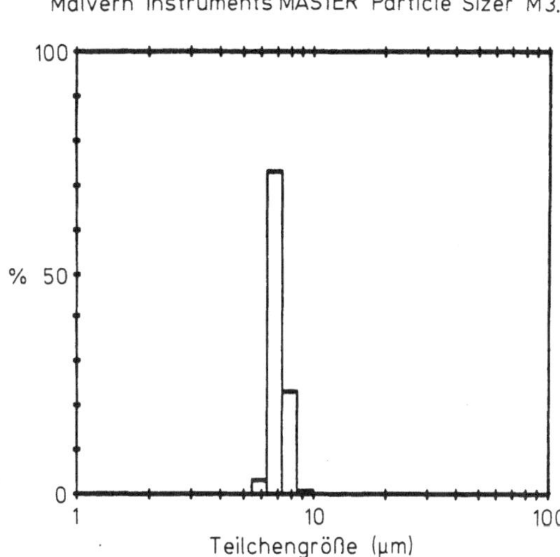

Abb. 1. Größenverteilung der Mikrobläschen (Sonikation von Ultravist), bestimmt mit einem Laser-Particle-Sizer. 99,8% der Mikrobläschen sind <10 µm groß

Standardisierung und Optimierung dieses Verfahrens lassen sich in der von uns verwendeten Trägerflüssigkeit Ultravist 370 (Fa. Schering) Mikrobläschen in der Größe von 6 ± 4 μm erzeugen, wobei 99,8% kleiner als 10 μm sind (Abb. 1). Die Größenbestimmung erfolgte mit unterschiedlichen Verfahren (Lichtmikroskop, Computer-Videomikroskop, Laser-particle-Sizer), die jeweiligen Ergebnisse stimmen gut überein [5, 22].

Intrakoronare Applikation

Die intrakoronare Injektion des Ultraschallkontrastmittels erfolgte im Anschluß an eine diagnostische Herzkatheteruntersuchung, eine schriftliche Einverständniserklärung des Patienten lag vor. Das Kontrastmittel wurde für jede Applikation neu präpariert. Injiziert wurden jeweils 2 ml selektiv in die rechte oder linke Koronararterie. Gleichzeitig erfolgte auf Videoband die Aufzeichnung des 2D-Echobildes in der linksventrikulären kurzen Achse. Dokumentiert wurden außerdem EKG, Aortendruck, Pulmonalarteriendruck sowie subjektive Beschwerden der Patienten.

Patienten

Ausgewertet wurden bei insgesamt 27 Patienten (Alter 43–68 Jahre) die Daten von 32 verschiedenen intrakoronaren Injektionen, von denen 25 in die linke und 7 in die rechte Herzkranzarterie erfolgten. Bei 9 Patienten wurden eine PTCA jeweils einer Koronararterie durchgeführt. Echokontrastmittelinjektionen erfolgten hier vor und nach Angioplastie.

Auswertung

Die Videobilder wurden mittels digitaler Bildverarbeitung (Kontron 2000) ausgewertet [19]. Dazu wurden die analogen Videosignale als digitale Bilder in einer 256 × 256 Pixel-Matrix gespeichert. Durch Videodensitometrie (256 Graustufen)

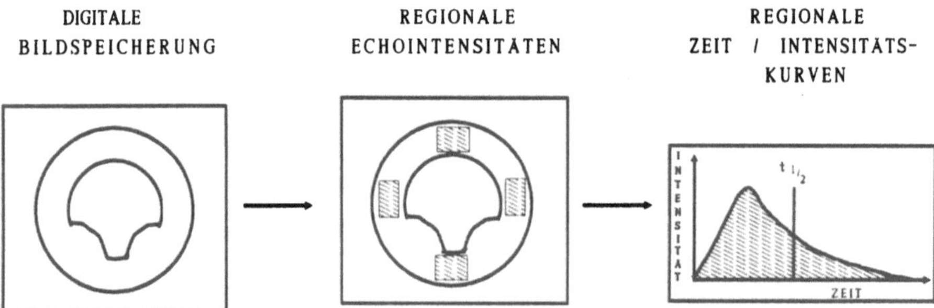

Abb. 2. Arbeitsschritte zur videodensitometrischen Bestimmung regionaler Echointensitäten als Funktion der Zeit (Zeit-Intensitäts-Kurven) mittels digitaler Bildverarbeitung

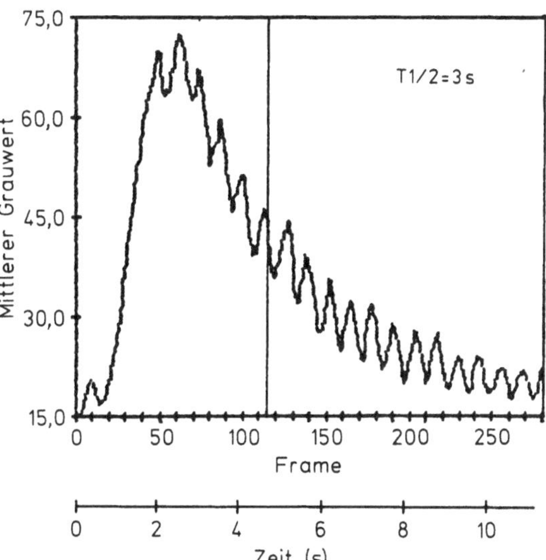

Abb. 3. Originalregistrierung einer regionalen Zeit-Intensitäts-Kurve bei angiographisch unauffälliger Koronararterie. Kenndaten der digitalen Bildverarbeitung: 25 Bilder/s, 256 × 256 pix Bildmatrix, 32 MByte Videobildspeicher, 256 Grauwertstufen. Die Oszillationen der Auswaschkurve sind durch wechselnde myokardiale Grauwerte von Diastole nach Systole bedingt

wurden dann in unterschiedlichen Myokardarealen (ROI) kontrastmittelbedingte Zu- und Abnahmen regionaler Echosignalintensitäten erfaßt und als Funktion der Zeit dargestellt (Abb. 2). Die Auswertung dieser Zeit-Intensitätskurven ermöglichte in einem dritten Arbeitsschritt die Berechnung der Kontrasthalbwertszeiten sowie der maximal erreichten Kontrastintensitäten, angegeben in mittleren Grauwerten (Abb. 3). Diese densitometrischen Parameter regionaler Myokardperfusion wurden dann mit den angiographisch ermittelten Stenosegraden der jeweils diese Region versorgenden Koronararterien verglichen. Bei den Patienten mit zusätzlich durchgeführter Dilatation eines Koronargefäßes wurde verglichen, ob sich nach erfolgreicher Intervention ein Unterschied in den gemessenen Parametern ergab.

Ergebnisse

Nebenwirkungen

Während der intrakoronaren Injektion der Mikrobläschen zeigten sich weder signifikante Änderungen der Herzfrequenz noch Änderungen der EKG-Morphologie und gemessenen Drücke. Subjektiv wurden die Injektionen von allen Patienten beschwerdefrei toleriert.

Vergleich der Echokontrast-Halbwertszeit (T½) mit der Koronarmorphologie

Bei insgesamt 15 Koronargefäßen ergab sich angiographisch ein Stenosegrad unter 50%. Die mittlere Kontrasthalbwertszeit betrug hierbei 8,5 ± 2,6 s. Bei 10 Koronararterien mit Stenosen von ca. 75% ergab sich eine durchschnittliche T½ von 14,5 ± 3,5 s. 7 Herzkranzgefäße zeigten mehr als 90%ige Stenosierungen.

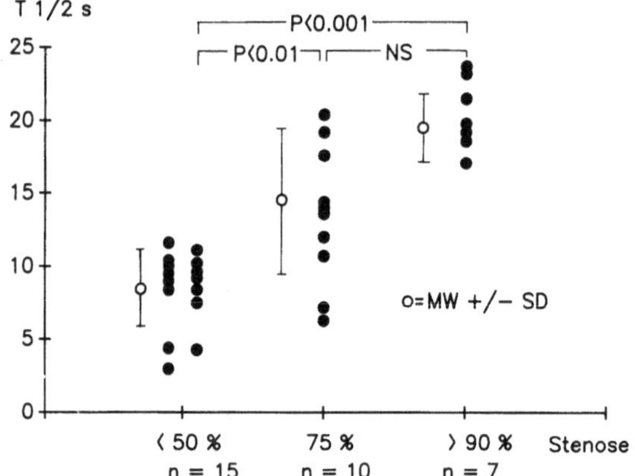

Abb. 4. Echointensitäts-Halbwertszeiten (T ½) in Abhängigkeit vom Koronarstenosegrad

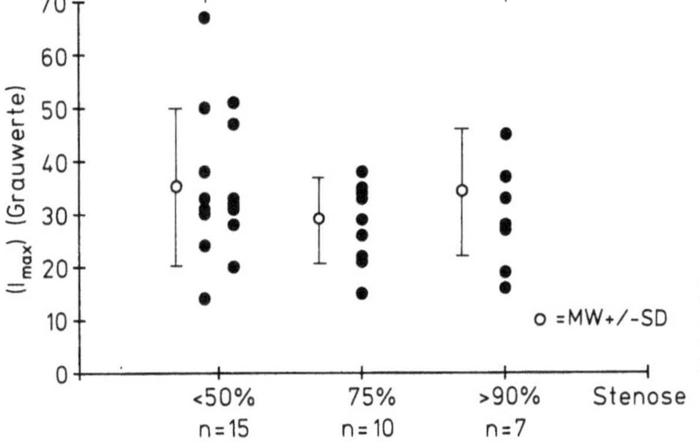

Abb. 5. Maximale Echointensitäten (I_{max}) in Abhängigkeit vom Koronarstenosegrad

Hier lag die Halbwertszeit bei 19,5 ± 2,3 s. Statistisch waren hinsichtlich der T ½ die Unterschiede sowohl zwischen 50- und 75%igen als auch zwischen 50- und 90%igen Stenosen signifikant, zwischen 75- und 90%igen Einengungen ergab sich jedoch kein signifikanter Unterschied (Abb. 4)

Aus den einzelnen Zeit-Intensitäts-Kurven wurden zusätzlich die maximal erreichten Grauwertstufen berechnet. Um vergleichbare Werte zu erhalten, wurden die jeweiligen Hintergrundintensitäten (Grauwerte des Nativechos) abgezogen. Es ergaben sich jedoch zwischen den einzelnen Stenosegraden keine Unterschiede (Abb. 5).

Myokardperfusion vor und nach Koronarangioplastie

Bei 9 Patienten wurden kontrastechokardiographische Daten vor und nach PTCA gewonnen. Bei allen Patienten konnte die Koronarangioplastie erfolgreich (Reduktion der Stenose um > 50%) durchgeführt werden. Bei einem der 9 Pa-

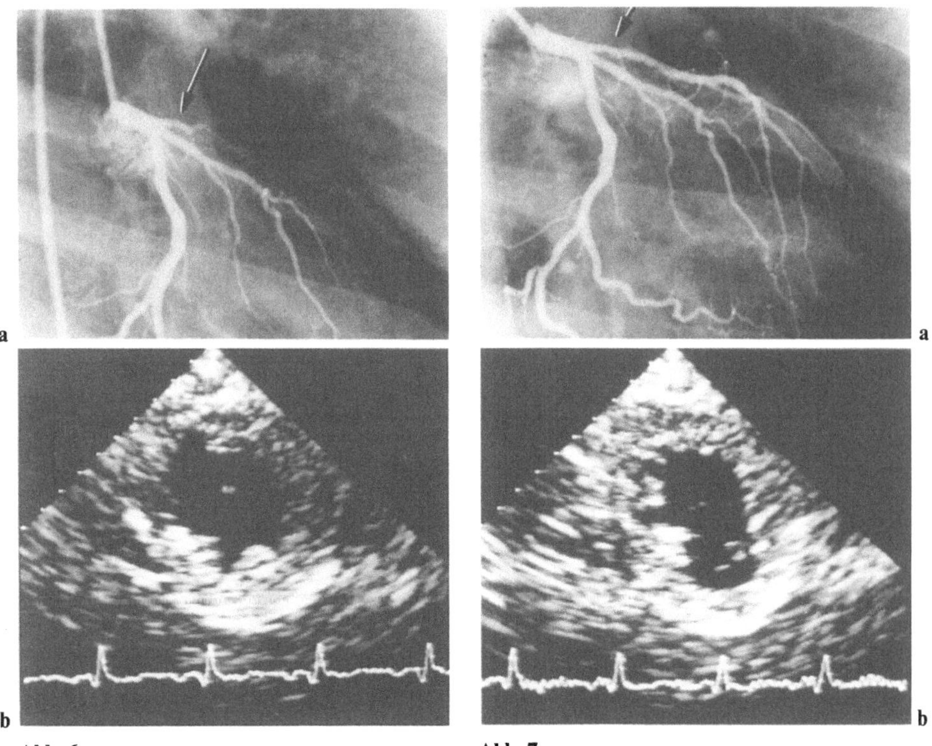

Abb. 6 Abb. 7

Abb. 6. a Angiographische Darstellung der linken Koronararterie in RAO-Projektion mit Verschluß der LAD. **b** 2D-Echokardiogramm des linken Ventrikels in der kurzen Achse, nach Injektion von 2 ml Kontrastmittel in die linke Koronararterie. Echokontrastdefekt im anterolateralen Myokardbereich

Abb. 7. a Koronarangiographie nach erfolgreicher Wiedereröffnung der LAD. **b** die Kontrastechodarstellung zeigt jetzt auch Kontrastfärbung des anterolateralen Myokards als Ausdruck für die wiederhergestellte antegrade Perfusion

tienten wurde die verschlossene LAD wiedereröffnet. Mit der Kontrastechokardiographie ließ sich der Einfluß der Intervention auf die Myokarddurchblutung, die koronarangiographisch nicht beurteilbar ist, darstellen. Abbildung 6a zeigt das Koronarangiogramm eines 45jährigen Patienten mit einem eine Woche alten Verschluß der proximalen LAD und guter Kollateralversorgung der peripheren LAD über die rechte Koronararterie. Abbildung 6b zeigt das Echokardiogramm des linken Ventrikels in der kurzen Achse in Höhe der Papillarmuskeln nach Echokontrastmittelinjektion. Es ist zu erkennen, daß sich nur das Perfusionsgebiet des Ramus Circumflexus anfärbt. Abbildung 7 zeigt die entsprechenden Aufnahmen nach Wiedereröffnung der LAD. Im Kontrastechobild kommt es jetzt zusätzlich zu einer Anfärbung im anterolateralen Myokadbereich als Ausdruck für eine erfolgreiche antegrade Reperfusion in diesem Muskelareal.

Vergleicht man die regionalen Kontrasthalbwertszeiten vor und nach erfolgreicher Koronarangioplastie bei den anderen 8 Patienten, bei denen hochgradige

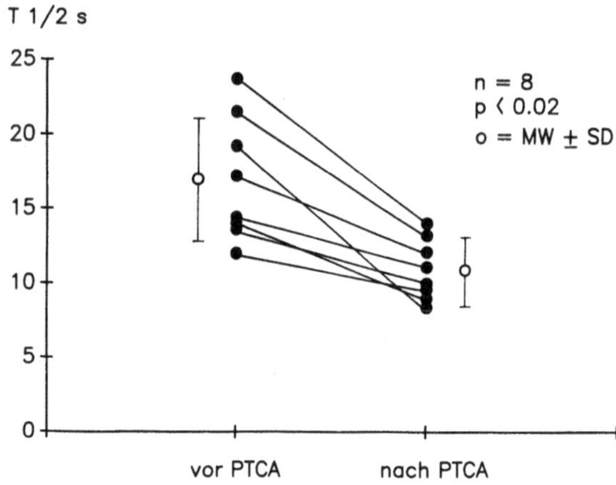

Abb. 8. Änderung der Echointensitätshalbwertszeiten (T ½) nach erfolgreicher PTCA

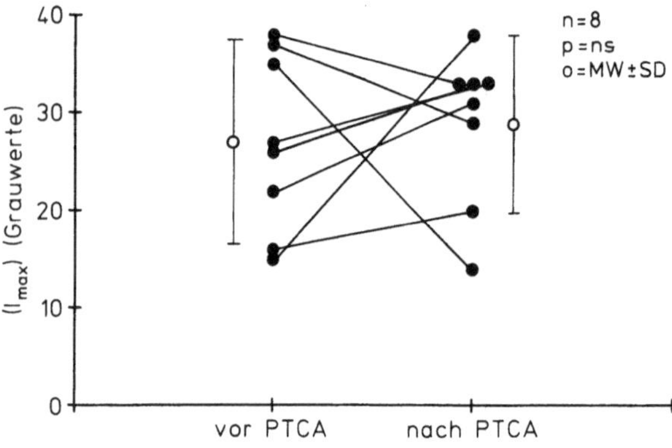

Abb. 9. Darstellung der maximalen Echointensitäten (I_{max}) ohne gerichtete Änderung vor und nach PTCA

Stenosen dilatiert wurden, so liegt die mittlere T ½ nach Intervention deutlich niedriger (Abb. 8). Hinsichtlich der gemessenen maximalen Intensitäten ergab sich auch hier kein signifikanter Unterschied (Abb. 9).

Diskussion

Seit den ersten Anwendungen der myokardialen Kontrastechokardiographie [1] ist bekannt, daß sich diese Methode als neues Verfahren zur Darstellung von regionalen Perfusionsdefekten eignet [1, 9, 13–15]. Es konnten gute Übereinstimmungen sowohl mit Wandbewegungsstörungen als auch mit entsprechenden pathologisch-anatomischen Gewebeschnitten gefunden werden.

Die Ergebnisse bezüglich einer quantitativen Bestimmung der Myokarddurchblutung mittels Kontrastauswaschkurven zeigen, daß Kontrasthalbwertszeiten und das Integral dieser Kurven eine Beurteilung des myokardialen Blutflusses zulassen [16]. Die in den bisher vorliegenden Arbeiten beschriebenen Halbwertszeiten unterscheiden sich jedoch deutlich (1–25 s). Diese großen Differenzen lassen sich am ehesten durch die verwendeten Kontrastmittel und besonders die unterschiedlichen Größen der injizierten Mikrobläschen erklären.

Die Sonikation, d. h. Beschallung einer Trägerflüssigkeit zur Erzeugung von Kavitationsbläschen und – als Nebenprodukt – von persistierenden Mikrobläschen, wurde 1984 durch Feinstein et al. entwickelt [5]. Die von uns untersuchten Variablen der Technik (z. B. Beschallungsenergie, -dauer und verwendete Trägerflüssigkeit) führten zu einer verbesserten Standardisierung der Herstellungsmethode 22], die somit bei klinischen Untersuchungen ohne Nebenwirkungen eingesetzt werden konnte [20]. Entsprechend den vorliegenden tierexperimentellen Ergebnissen wurde in unseren klinischen Untersuchungen nichtperfundiertes Myokard als Echokontrastdefekt abgebildet. Bestimmungen der Kontrasthalbwertszeit mittels videodensitometrischer Verfahren zeigten bei normalen Koronararterien $T\frac{1}{2}$ von $8{,}5 \pm 2{,}6$ s in den entsprechend durchbluteten Myokardregionen. Eine signifikante Verlängerung von $T\frac{1}{2}$ auf $14{,}5 \pm 3{,}5$ s zeigte sich bei 75%igen Stenosen. Bei hochgradigen (>90%) Stenosen war $T\frac{1}{2}$ weiter auf $19{,}5 \pm 2{,}3$ s verlängert. Als Ausdruck für eine verbesserte Ruhedurchblutung der entsprechenden Muskelregionen kann die Reduktion der Kontrasthalbwertszeiten nach Koronarangioplastie angesehen werden (von $16{,}9 \pm 4{,}4$ auf $10{,}9 \pm 2{,}0$ s).

Beim Vergleich der maximalen Intensitäten fällt auf, daß zwischen diesen Werten und den jeweiligen Stenosegraden keine Korrelation besteht. Auch in tierexperimentellen Untersuchungen [8, 17] konnte gezeigt werden, daß weder zwischen Koronarfluß noch zwischen regionaler Myokarddurchblutung und maximalen Grauwerten gute Übereinstimmungen zu finden sind. Als mögliche Erklärung werden interindividuell verschiedene myokardiale Echosignalintensität, Injektionstechnik und unterschiedlichen Konzentrationen und Größen der Mikrobläschen, bedingt durch die Art der Herstellung, angesehen.

Limitationen und Ausblick

Ebenso wie die konventionelle Echokardiographie ist auch die Kontrastechokardiographie in ihrer Anwendung eingeschränkt durch die unterschiedliche Schallbarkeit der Patienten. Das gilt v. a. für die Darstellung der linksventrikulären kurzen Achse, die sich besonders eignet für die videodensitometrische Erfassung von Grauwertänderungen.

Bezüglich der verwendeten Echokontrastmittel kann nach den vorliegenden Arbeiten davon ausgegangen werden, daß selbst mehrfache intrakoronare Injektionen keine signifikanten hämodynamischen Änderungen bewirken und daß aufgrund der geringen Größe der Mikrobläschen keine Kapillarverschlüsse auftreten [2, 4, 5, 7, 10, 12]. Weiterführende Entwicklungen der Echokontrastmittel sind notwendig zur Verbesserung der Herstellungsverfahren für stabile und genormte Mikrobläschen (Größe und Konzentration), um die quantitative Aussagekraft zur Beurteilung der regionalen Myokardperfusion zu erhöhen. Schließlich muß weiter untersucht werden, inwieweit der Einfluß der Mikrobläschen als starker Schallreflektor auf die Schallqualität quantitative Bestimmungen verändert [18].

Obwohl viele Fragen noch nicht endgültig gelöst sind, scheint sich die Kontrastechokardiographie als eine ergänzende Methode in der kardiologischen Diagnostik zu entwickeln. Mögliche Anwendungsgebiete sind hierbei die sofortige Beurteilung des Erfolgs von nichtoperativen Interventionen wie Koronarangioplastie einerseits, und, wie kürzlich beschrieben, auch von operativen Verfahren wie der Bypasschirurgie andererseits [21].

Literatur

1. Armstrong WF, Mueller TM, Kinney EL, Tickner EG, Dillon JC, Feigenbaum H (1982) Assessment of myocardial perfusion abnormalities with contrast-enhanced two-dimensional echocardiography. Circulation 66:166–173
2. Cheirif J, Yamamoto H, Zoghbi WA, Quinones MA (1986) In vivo video-mycroscopic characterization of the rheology of sonicated echo contrast media. Circulation 74:II–474(A)
3. Feinstein SB (1986) Myocardial perfusion imaging: contrast echocardiography today and tomorrow. J Am Coll Cardiol 8:251–253
4. Feinstein SB, Shah PM, Bing RJ, Meerbaum S, Corday E, Chang B, Santillan G, Fujibayashi Y (1984) Microbubble Dynamcis visualized in the intact capillary circulation. J Am Coll Cardiol 4:595–600
5. Feinstein SB, Ten Cate FJ, Zwehl W, Ong K, Maurer G, Tei C, Shah PM, Meerbaum S, Corday E (1984) Two-dimensional contrast echocardiography. I. In vitro development and quantitative analysis of echo contrast agents. J Am Coll Cardiol 3:14–20
6. Feinstein SB, Lang RM, Dick C, Neumann A, Al-Sadir J, Chua KG, Carroll J,Feldman T, Borow KM (1988) Contrast echocardiography during coronary arteriography in humans: perfusion and anatomic studies. J Am Coll Cardiol 1:59–65
7. Feinstein SB, Ong K, Staniloff HM, Fujibayashi Y, Zwehl W, Meerbaum S, Shah PM (1986) Myocardial contrast echocardiography: examination of intracoronary injections, microbubble diameter and video-intensity decay. Am J Phys Image: 1:12–18
8. Kaul S, Kelly P, Oliner JD, Glasheen WP, Keller MW, Watson DD (1989) Assessment of regional myocardial blood flow with myocardial contrast two-dimensional echocardiography. J Am Coll Cardiol 13:468–482
9. Kemper AJ, O'Boyle JE,Cohen CA, Taylor A, Parisi AF (1984) Hydrogen peroxide contrast echocardiography: quantification in vivo of myocardial risk area during coronary occlusion and of the necrotic area remaining after myocardial reperfusion. Circulation 70:309–317
10. Kort A, Kronzon I (1982) Microbubble formation: in vitro and in vivo observation. J Clin Ultrasound 10:117–120
11. Marcus ML, White CW (1986) Coronary flow reserve in patients with normal coronary angiograms. J Am Coll Cardiol 6:1245–1246
12. Moore CA, Smucker ML, Kaul S (1986) Myocardial contrast echocardiography in humans: I. Safety – a comparison with routine coronary arteriography. J Am Coll Cardiol 8:1066–1072
13. Sakamaki T, Tei C, Meerbaum S, Shimoura K, Kondo S, Fishbein MC, Y-Rit J, Shah PM, Corday E (1984) Verification of myocardial contrast two-dimensional echocardiographic assessment of perfusion defects in ischemic myocardium. J Am Coll Cardiol 3:34–38
14. Schartl M, Fritsch T, Friedmann W, Lange L (1984) Quantifizierung myokardialer Perfusionsdefekte mittels zweidimensionaler Kontrastechokardiographie. Z Kardiol 73:560–567
15. Schartl M, Fritsch T, Miszalok V (1986) Quantification of myocardial perfusion by contrast echocardiography. Can J Cardiol Suppl A:25A–31A
16. Ten Cate FJ, Drury JK, Meerbaum S, Noordsy J, Feinstein S, Shah PS, Corday E (1984) Myocardial contrast two-dimensional echocardiography: experimental stenosis at different coronary flow levels. J Am Coll Cardiol 3:1219–1226

17. Vandenberg BF, Kieso R, Fox-Eastham K, Chilian W, Kerber RE (1989) Quantitation of myocardial perfusion by contrast echocardiography: analysis of contrast gray level appearance variables and intracyclic variability. J Am Coll Cardiol 13:200–206
18. Zwehl W, Areeda J, Schwartz G, Feinstein S, Ong K, Meerbaum S (1984) Physical factors influencing quantitation of two-dimensional contrast amplitudes. J Am Coll Cardiol 4:157–164
19. Zwehl W, Klauss V, Angermann CE, Theisen K (1987) Kontrastechokardiographie zur Bestimmung der Myokardperfusion. In: Strauer BE, Ehrly AM, Leschke M (Hrsg) Fortschritte in der kardiovasikulären Rheologie. Münchner Wissenschaftl Pub München, S 152–157
20. Zwehl W, Klauss V, Haufe M, Theisen K (1988) Myocardial perfusion imaging by contrast echocardiography? Br J Radiol 61:769(A)
21. Zwehl W, Kreuzer E, Klauss V, Theisen K (1989) Intraoperative Kontrast-Echokardiographie zur direkten Beurteilung der Bypassfunktion. Z Kardiol 78,I:54(A)
22. Zwehl W, Sauer W, Klauss V, Angermann CE, Theisen K (1989) Problem der Myokard-Kontrastechokardiographie: Mikrobläschen. In: Grube E (Hrsg): Farb-Doppler- und Kontrast-Echokardiographie. Thieme, Stuttgart New York, 345–353

Darstellung der Koronararterien mittels Ultraschall

E. Grube[1], U. Gerckens, N. Cattelaens, N. Drinkovic und J. Likungu

Bereits in der Vergangenheit gibt es vereinzelte Mitteilungen über die Darstellbarkeit proximaler Segmente der Herzkranzgefäße mittels Ultraschall im transthorakalen Strahlengang. Infolge der begrenzten Darstellbarkeit und der schlechten Reproduzierbarkeit setzte sich dieses Verfahren routinemäßig jedoch nicht durch. Erst die intraoperative Echokardiographie ergab neue Möglichkeiten, den Verlauf und die Morphologie von Kranzarterien darzustellen.

Intraoperative Echokardiographie

Die intraoperative epikardiale Echokardiographie wurde von uns an insgesamt 98 Patienten mit koronarer Herzkrankheit angewandt (Abb. 1). Dabei hatten 83 Patienten Stenosen im Bereich des LAD, 34 Patienten im Bereich der rechten Kranzarterie (RCA) und 21 Patienten am Ramus circumflexus (RCX). Die Untersuchungen wurden am geöffneten kochsalzgefüllten Perikard in Kardioplegie und am schlagenden Herzen vor und nach Anlegen eines koronaren Bypass durchgeführt.

Ziel der Untersuchungen war die intraoperative Darstellung und Vermessung der Geometrie und Morphologie nativer Koronararterien sowie die Bestimmung des Verkalkungsgrades prä- und intraoperativ und damit die Möglichkeit zur Wahl der Anastomosenlokalisation. Die aortokoronaren Venenbypasses und die Mammariabypasses zur LAD wurden dargestellt und die proximalen und distalen Anastomosen auf Funktionsfähigkeit überprüft. Darüber hinaus sollte die Echokardiographie bei intraoperativen Interventionen wie Endarterektomie und intraoperativer Dilatation angewandt werden. Die Untersuchungen wurden mittels hochfrequentem Ultraschall (10 MHz) mit Vorlaufstrecke durchgeführt. Damit konnte die Morphologie mit hoher Auflösung (bis unter 0,2 mm) erfaßt werden. Zur Blutflußbestimmung in den Kranzgefäßen und in den Bypasses eignete sich das Duplexsystem, wobei neben der konventionellen Echokardiographie eine dopplersonographische Darstellung mit gepulster Schallemission möglich ist. Abbildung 2 zeigt ein normales und unverkalktes Gefäß, wobei sehr deutlich die Verengung im Ramus interventricularis anterior dargestellt wurde. Abbildung 3 zeigt eine verkalkte Koronararterie.

In Abb. 4 erkennt man das verschlossene Koronargefäß sowie das nach Ballondilatation geöffnete Lumen. In dieser Abbildung ist noch der Ballon im entlüfteten Zustand in situ dargestellt.

---

[1] Krankenhaus Siegburg GmbH, Medizinische Klinik/Kardiologie, Ringstr. 49, D-5200 Siegburg

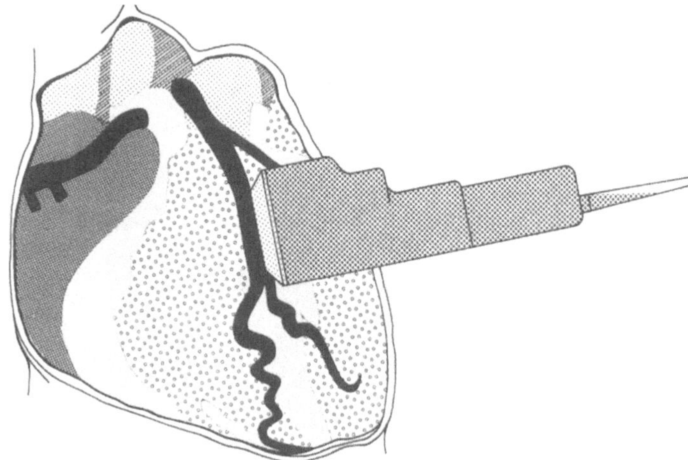

Abb. 1. Schemazeichnung zur intraoperativen Anwendung des Duplexsystems an den epikardialen Koronararterien. Der Duplexschallkopf wird am geöffneten Herzen unmittelbar auf die Vorderwandarterie und die proximalen Anteile des Ramus circumflexus und der rechten Koronararterie gesetzt. Eine simultane Berechnung des Blutflußvolumens und der Flußgeschwindigkeit sowie der Morphologie ist mit Hilfe des integrierten B-Bild-Dopplersystems möglich

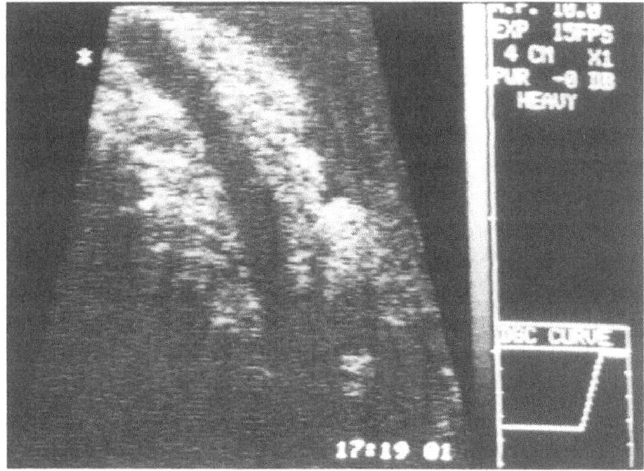

Abb. 2. Darstellung einer normalen Koronararterie (LAD) im Duplexsonogramm. Man erkennt das freie Gefäßlumen mit einem Durchmesser von 2,5 mm

Ergebnisse

Bei allen Patienten gelang die Darstellung der Gefäßverläufe und der Gefäßstenosen, wobei die Hauptstamm-, die LAD- sowie die proximalen RCX- und RCA-Stenosen auch am schlagenden Herzen darstellbar waren. Dabei zeigte sich global eine gute Übereinstimmung mit der präoperativen Lokalisation. Der

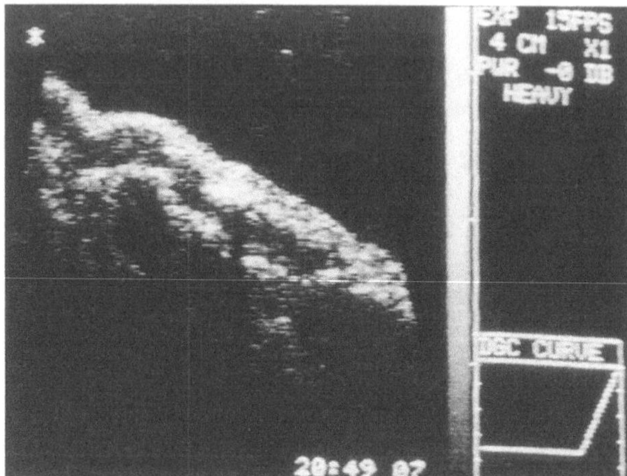

Abb. 3. Darstellung einer verkalkten, nicht hochgradigen LAD-Stenose mit gewundenem Gefäßverlauf. Die Kalkeinlagerungen in der Koronararterie sind gut erkennbar

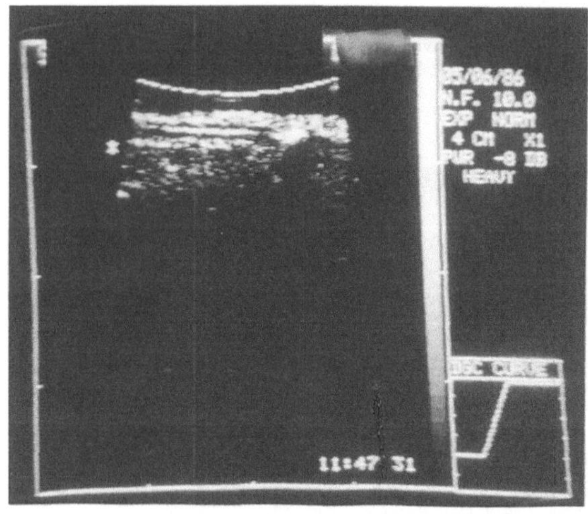

Abb. 4. Wiedereröffnete Koronararterie; man erkennt den intraluminalen Ballon im kollabierten Zustand

Durchmesser des LAD konnte vermessen werden, wobei sich an den großen Gefäßen ein Durchmesser von 3,5–4,2 mm am LAD, von 2,8–3,2 mm am RCX sowie von 3,9–5,1 mm am RCA ergaben. Die distalen Verläufe sowie die Seitenäste waren bis zu einem Durchmesser bis 0,2 mm erkennbar. Die Beurteilung der systolisch-diastolischen Lumenveränderung als Ausdruck der „Elastizität" zeigte an den gesunden Gefäßen eine Lumenverkleinerung bis 70%, bei sklerosierten Gefäßen von 0 bis 20% und bei verkalkten Gefäßen von 0 bis 4%. Insgesamt konnten 134 aortokoronare Bypassanastomosen untersucht werden, wobei ein primärer Erfolg bei 112 Anastomosen mit guter Funktion nachweisbar war. Bei 22 Anastomosen erfolgte eine Revision, wobei eine Nahtinsuffizienz bei 5 proximalen Anastomosen sowie eine Nahtinsuffizienz und eine schlechte Lokalisation bei 17 distalen Anastomosen die Ursache waren. Die Endarterektomie der RCA

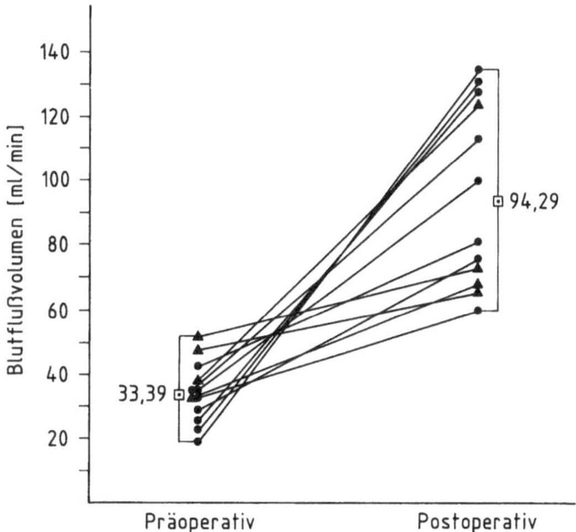

Abb. 5. Steigerung des Blutflußvolumen im Ramus interventricularis anterior vor und nach Anlegen des aortokoronaren Bypass. Die Steigerung von 33,39 ml/min auf 94,29 ml/min ist statistisch signifikant. (●–●, Venenbypass; ▲–▲, A. mammaria-Bypass; ⊡, Mittelwert)

gelang bei 5 Patienten, ein peripherer Gefäßkollaps war bei 3 Patienten erkennbar, bei denen konsekutiv ein aortokoronarer Bypass erfolgte. Bei 6 Patienten war das Ergebnis der peripheren intrakoronaren Ballondilatation nachweisbar. Bei 9 Patienten konnte distal einer Stenose eine angiographisch nicht festgestellte nachgeschaltete Lumeneinengung dokumentiert werden. Bei 5 Patienten mit einem Gefäßverschluß konnte distal ein offenes Gefäß gefunden werden, welches angiographisch nicht dargestellt wurde.

Neben der Beurteilung morphologischer Veränderungen ist zur Dokumentation einer normalen Funktion die Quantifizierung des proximalen und distalen Blutflusses wünschenswert. Für diese Untersuchung wurde das Duplexsystem mit einem 10-MHz-Schallkopf und integrierter gepulster Dopplersonde verwendet. Der Schallkopf wurde direkt auf den Ramus interventricularis anterior aufgesetzt, die prä- und postoperativen Flußvolumina und Flußgeschwindigkeiten wurden berechnet. Es zeigte sich bei den Blutflußvolumina ein signifikanter Anstieg von 33,39 ml/min auf 94,29 ml/min (Abb. 5) sowie eine Blutflußgeschwindigkeit im Ramus interventricularis anterior von 20,42 cm/s auf 32,62 cm/s. Die Mammariabypasses verhielten sich dabei gleichartig wie aortokoronare Venenbypasses (Abb. 6).

Somit ist mittels der kombinierten echokardiographischen und dopplersonographischen Anwendung eine gute Beurteilung der Morphologie und Funktion von Herzkranzgefäßen sowie aortokoronaren Venenbypasses und Mammariabypasses möglich. Dabei können Ausdehnung der Verkalkungen und Lokalisation von Anastomosen festgestellt werden. Die Möglichkeit zur quantitativen Bestimmung der Blutflußvolumina und Blutflußgeschwindigkeiten gelingt über die integrierte Duplexsonographie am Bypass und an den distalen Gefäßabschnitten, wobei im wesentlichen nur der Ramus interventricularis anterior untersucht werden kann.

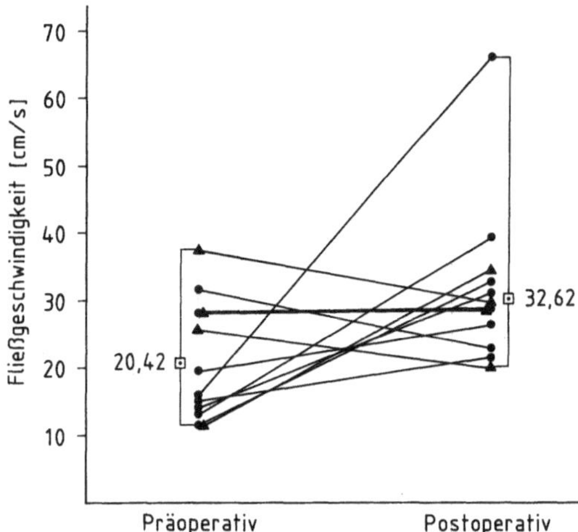

Abb. 6. Fließgeschwindigkeit im Ramus interventricularis anterior; die Steigerung von 20,42 cm/s auf 32,62 cm/s ist statistisch signifikant. (●–●, Venenbypass; ▲–▲, A. mammaria-Bypass; ⊡, Mittelwert)

Transösophageale Echokardiographie

Ergänzend zur intraoperativen epikardialen Echokardiographie sind in letzter Zeit durch die transösophageale Echokardiographie Untersuchungsebenen möglich, die die proximalen Abschnitte aller 3 Koronargefäße mittels hochfrequentem Ultraschall darstellen können. Die Abb. 7 und 8 geben Beispiele zur Darstellung des Ramus interventricularis anterior (LAD) und des Ramus circumflexus (RCX) sowie der entsprechenden farblichen Flußdarstellung. Am Ramus circumflexus war darüber hinaus die Diagnose einer Circumflexastenose mit turbulenter Flußdarstellung möglich. Insgesamt untersuchten wir 37 Patienten mit nachgewiesener koronarer Herzkrankheit mittels transösophagealer Echokardiographie mit einem hochfrequenten integrierten CW- und PW-Schallkopf (5–7,5 MHz). Die Darstellbarkeit der Koronararterien von 62 Patienten ist im einzelnen in Tabelle 1 wiedergegeben. Bei 80% konnte der Hauptstamm der linken Koronararterie dargestellt werden, der Ramus interventricularis anterior in 72%, der Ramus circumflexus in 85% und die rechte Koronararterie in 15% der Fälle. Die Dokumentation von intrakoronaren Flüssen konnte bei 65% im Hauptstamm, bei 55% im Ramus interventricularis anterior, bei 60% im Ramus circumflexus und bei 7% in der rechten Koronararterie durchgeführt werden. Der Vergleich proximaler Stenoseerkennungen im Angiogramm und transösophagealen Echokardiogramm ergab insgesamt bei 20 Patienten eine Übereinstimmung. 8 Patienten hatten eine angiographisch erkennbare Stenose, die im transösophagealen Echo nicht nachgewiesen werden konnte. Eine Stenose war im Angiogramm nicht nachweisbar, jedoch transösophageal erkennbar. Die in den Koronararterien mittels transösophagealer Echokardiographie ermittelten Flußgeschwindigkeiten ergaben in den normalen proximalen Segmenten Geschwindigkeiten von 0,6 $\pm$ 0,15 m/s, in stenosierten Segmenten von 1,4 $\pm$ 0,3 m/s sowie bei Aortenstenosen mit einem Druckgradienten von über 50 mm Hg hohe Flußgeschwindigkeiten von 2,3 $\pm$ 0,4 m/s (Abb. 9).

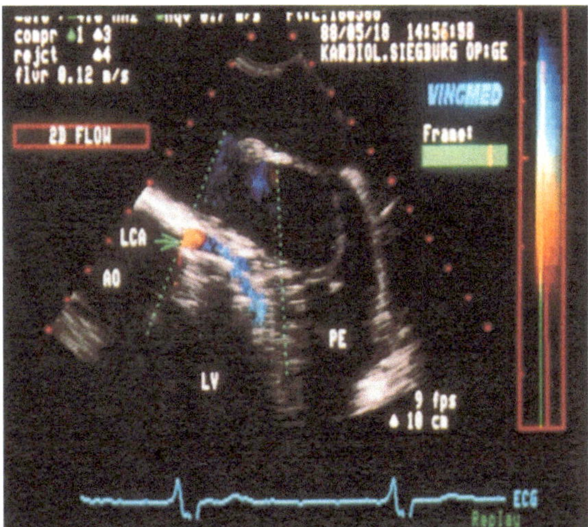

Abb. 7. Darstellung des Hauptstammes der linken Koronararterie (*LCA*) sowie des Ramus interventricularis anterior im transösophagealen Echokardiogramm. Man erkennt in blauer Farbe den vom Schallkopf weg gerichteten Fluß sowie die am Ostium entstehende Turbulenz

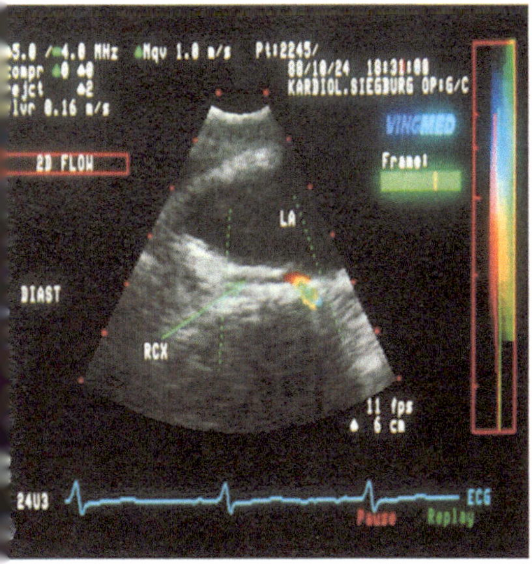

a

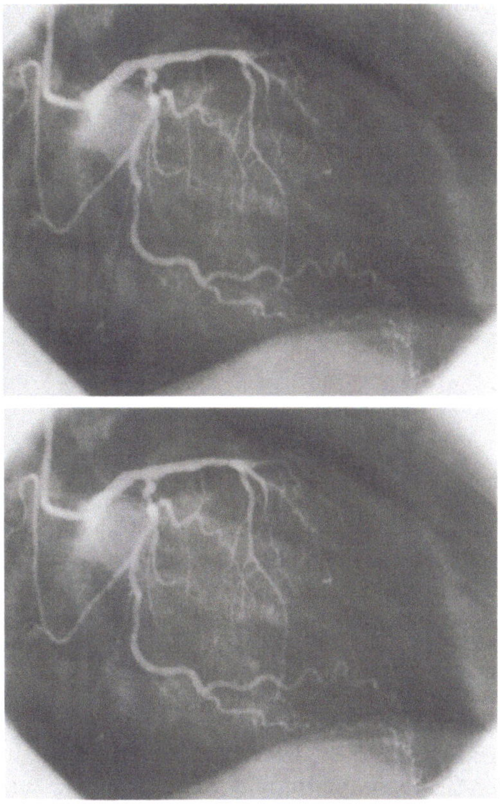

b

Abb. 8. a Darstellung einer RCX-Stenose mit turbulentem Fluß im transösophagealen Echokardiogramm. **b** Entsprechendes angiographisches Bild mit Nachweis einer proximalen RCX-Stenose

Tabelle 1. Darstellbarkeit der Koronararterien und der Flußmessungen bei 62 Patienten. (*LCA* Hauptstamm der linken Koronararte-rie, *LAD* Ramus interventricularis anterior, *RCX* Ramus circumflexus, *RCA* rechte Koronararterien)

	2 D-Bild (%)	Fluß (%)
LCA	80	65
LAD	72	55
RCX	85	60
RCA	15	7

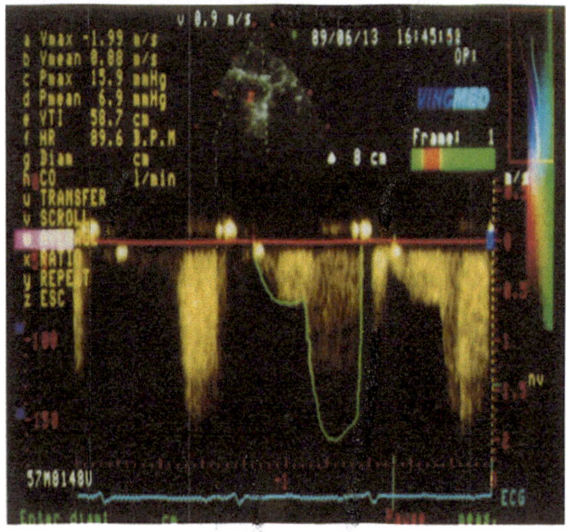

Abb. 9. Darstellung und Berechnung des diastolischen Koronarflusses bei einem Patienten mit Aortenstenose. Man erkennt den doppelgipfeligen, hier grün umrandeten erhöhten diastolischen Koronardurchstrom mit einer Geschwindigkeit von 2,0 m/s

Die Probleme der Flußmessungen im transösophagealen Echokardiogramm zeigen sich in der stetigen Veränderung der Schnittebenen durch die Herzaktionen und die Atemlage. Daneben ist die Anlotungsebene quer zur Flußrichtung im Ramus circumflexus ungünstig für die genaue Flußdokumentation. Darüber hinaus zeigt die Größe des Meßvolumens ungünstige Proportionen zum kleinen Koronargefäß. An den proximalen Segmenten konnten insgesamt 14mal Verkalkungen festgestellt werden. Die Stenosedarstellung im LAD und im RCX gelang bei 10 von 37 Patienten, wobei bei 4 von 37 Patienten auch ein turbulenter Fluß erkennbar war. Die erhöhten Flußgeschwindigkeiten bei Aortenstenose und in stenosierten Segmenten wurden bei 7 von 37 Patienten festgestellt. Wenngleich in Einzelfällen die transösophageale Echokardiographie zur Darstellung proximaler Gefäßabschnitte und Stenosen sowie zur intravitalen Flußmessung geeignet ist, kann derzeit noch keine routinemäßige Anwendung empfohlen werden, da anatomische und technische Limitationen eine verläßliche Diagnostik nicht gestatten.

Koronare Herzerkrankung: Kritische Wertung der Stellung der Echokardiographie

P. Hanrath [1] und N. Gerich

Der Beitrag beschreibt die Wertigkeit der Echokardiographie in Form der zweidimensionalen farbkodierten, transthorakalen und transösophagealen Ultraschallanwendung bei koronarer Herzerkrankung.

Klinisch werden 2 verschiedene Verlaufsformen der koronaren Herzerkrankung unterschieden, nämlich der akute Herzinfarkt und die chronisch stabile Angina-pectoris-Symptomatik. Hinsichtlich der Frage nach dem Stellenwert der obengenannten nichtinvasiven Verfahren bei der hier in Rede stehenden Erkrankung wenden wir uns zunächst dem akuten Herzinfarkt zu.

Differentialdiagnostisch muß beim akuten Thoraxschmerz neben dem Infarkt die akute Aortendissektion, eine Lungenembolie bzw. eine Perikarditis in Erwägung gezogen werden. Wenn auch in aller Regel der akute Myokardinfarkt durch seine anamnestischen Angaben der EKG-Veränderungen weitgehend charakterisiert ist, so finden wir nicht selten bei der Perikarditis, der akuten Lungenembolie und sogar bei der akuten Aortendissektion infarktähnliche EKG-Kriterien, obwohl grundverschiedene Erkrankungen vorliegen, die zum Teil ein unterschiedliches therapeutisches Handeln erfordern, ja eine Kontraindikation für bestimmte Therapieformen darstellen.

Elektrokardiographisch kann sich auch einmal eine akute Lungenembolie hinter dem Bild eines akuten Hinterwandinfarkts verbergen. Bei hämodynamisch relevanter Lungenembolie läßt sich mit Hilfe der Echokardiographie die Verdachtsdiagnose erhärten. Als Zeichen der Rechtsherzbelastung wird eine Dilatation der rechtsseitigen Herzhöhlen nachgewiesen, oder es gelingt sogar unmittelbar die Darstellung thrombotischen Materials im Bereich des rechten Herzens (Abb. 1).

Bei der Diagnostik des akuten Myokardinfarktes muß berücksichtigt werden, daß aufgrund von Umständen wie schmerzbedingte Unruhe des Patienten, Orthopnoe, mangelhafte Kooperation nach Opiatgabe und schlechte Beschallbarkeit im höheren Lebensalter die Erfolgsquote auswertbarer Registrierungen im Vergleich zum alltäglichen Routineechokardiogramm deutlich niedriger liegt.

Die durch einen akuten thrombotischen Verschluß bedingte Wandbewegungsstörung beim Infarkt ist regelhaft erkennbar [4, 11, 14]. Aus einer echokardiographischen Analyse ist allerdings logischerweise nicht zu differenzieren, ob es sich um eine akut erworbene Veränderung oder um einen Folgezustand nach früherem Infarkt handelt.

---

[1] Medizinische Klinik I, Klinikum der RWTH Aachen, Pauwelsstraße, D-5100 Aachen

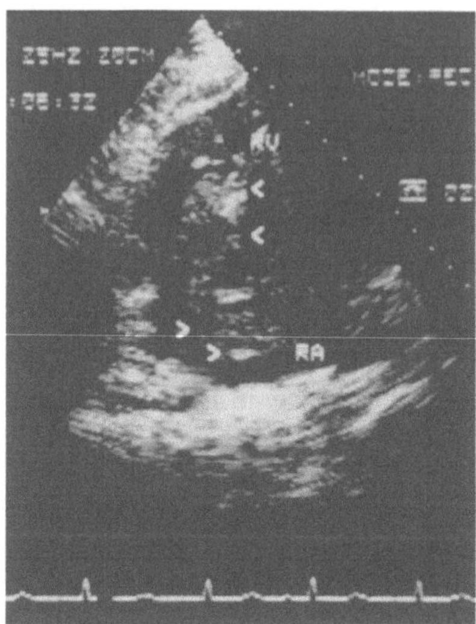

Abb. 1. Darstellung eines flottierenden Thrombus (*Pfeile*) im rechten Vorhof und rechten Ventrikel aus apikaler Anlotposition (*RA* rechter Vorhof, *RV* rechter Ventrikel)

Was die Möglichkeit der Diagnostik einer segmentalen Wandbewegungsstörung anbetrifft, so bieten sich meist keine Probleme in der Diagnostik einer Akinesie bzw. Dyskinesie [7]. Schwieriger ist die Erkennung der umschriebenen Hypokinesie vor allem in den inferobasalen Wandabschnitten der linken Kammer.

Hier mag vielleicht durch die neue Generation der Scanner mit aufgrund ihrer höheren Anzahl an Kristallen besser auflösenden Schallköpfen, durch die Möglichkeit der Cine-loop-Analyse und durch die indirekte bessere Sichtbarmachung der Endokardstrukturen mittels lungengängiger Kontrastmitel in naher Zukunft eine verbesserte Diagnostik gelingen.

Ein wichtiger Punkt, der sich hieran anschließt und zum Teil bereits vorab beantwortet wurde, ist die Frage, inwieweit die Echokardiographie geeignet ist, eine pharmakologische Beeinflussung der Infarktgröße, z. B. unter Lysetherapie, quantitativ zu erfassen und inwieweit sich die Vitalität des Restmyokards in Maß und Zahl messen läßt.

Grundsätzlich wird durch die beim akuten Infarkt festgestellte Wandbewegungsstörung die wahre Infarktgröße überschätzt [21, 23], da es sich um ein Mixtum von Nekrose und sog. „stunned myocardium" handelt. Dies bedeutet, daß wir erst durch serielle echokardiographische Kontrollen die wahre Nekrosezone als Akinesie erfassen können. Hierbei kommt allerdings ein entscheidender Schwachpunkt der Echokardiographie, nämlich der eines untersucherabhängigen Verfahrens, zum Tragen, der sich besonders bei repetitiven Untersuchungen negativ bemerkbar machen kann.

Eine besondere Bedeutung kommt der Echokardiographie als nichtinvasivem, bettseitig einsetzbarem diagnostischen Verfahren in der Erfassung von lebensbedrohlichen mechanischen Komplikationen nach akutem Infarktgeschehen zu [6, 12].

Bei der akuten Papillarmuskelruptur mit konsekutiver schwerer Mitralklappeninsuffizienz ist die Echokardiographie das diagnostische Verfahren der Wahl.

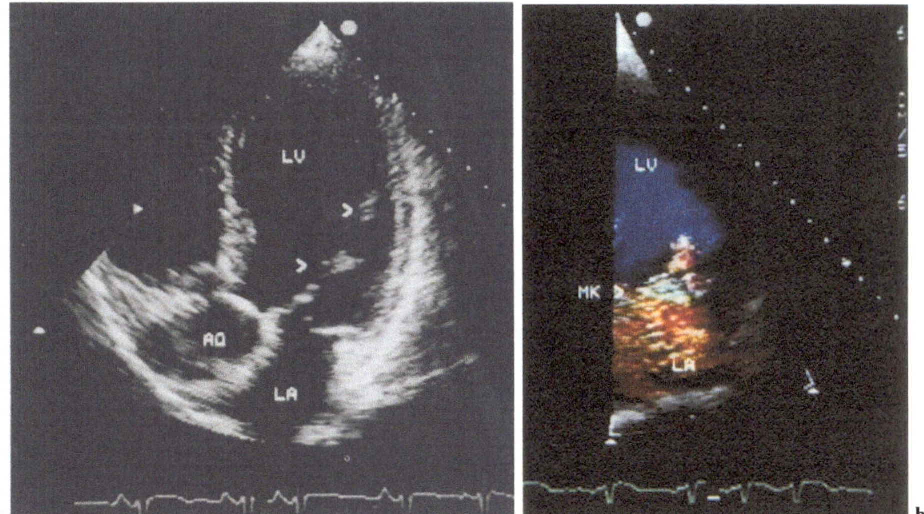

Abb. 2. a Ischämisch bedingte Papillarmuskeldysfunktion nach Hinterwandinfarkt mit Ausbildung eines Prolaps des hinteren Mitralsegels bei Anschallung von apikal. In **b** ist der turbulente Fluß bei konsekutiver Mitralklappeninsuffizienz im linken Vorhof Farbdoppler-echokardiographisch dargestellt (*LA* linker Vorhof, *LV* linker Ventrikel, *AO* Aorta ascendens, *MK* Mitralklappe)

Auch die Erkennung leicht- bis mäßiggradiger Mitralinsuffizienzen bei ischämisch bedingter Papillarmuskeldysfunktion nach Hinterwandinfarkt ist mittels Farbdopplerechokardiographie ohne Zweifel möglich (Abb. 2).

Mit der farbkodierten Doppleranalyse ist heute der direkte Nachweis einer Shuntverbindung zwischen linkem und rechtem Ventrikel nach Septumruptur im Anschluß an einen Myokardinfarkt leicht zu erbringen. Hier ist auch über die im Dopplerverfahren bestimmte Druckdifferenz zwischen beiden Ventrikeln eine Abschätzung des rechtsventrikulären Spitzendruckes möglich (Abb. 3) [17].

Die rechtsventrikuläre Beteiligung im Rahmen eines akuten Hinterwandinfarktes ist ein schweres Krankheitsbild und verlangt spezielles therapeutisches Handeln. Die transösophageale Echokardiographie scheint aufgrund des besseren diagnostischen Fensters eine vielversprechende Methode in der Erfassung rechtsventrikulärer Infarkte zu sein [16].

Thrombusformationen im Rahmen des akuten Infarktes, die vor der Lyseära das klinische Geschehen noch stärker prägten, sind, abgesehen von kleineren Thrombusgebilden in den Ventrikelspitzen, mit hoher Sicherheit echokardiographisch erkennbar (Abb. 4) [1].

Wenden wir uns jetzt der Wertigkeit der Echokardiogaphie in der chronischen Verlaufsphase der koronaren Herzerkrankung zu. Die quantitative Funktionsanalyse ist hier grundsätzlich mit den gleichen Problemen behaftet, wie dies bereits für das Infarktgeschehen ausgeführt wurde, wobei sicherlich die Anzahl der auswertbaren Echokardiogramme höher liegt. Aufgrund der Schwierigkeit der standardisierten Darstellung des linken Ventrikels in festgelegten Ebenen bei repetitiven Untersuchungen der großen Variabilität in Abhängigkeit vom Unter-

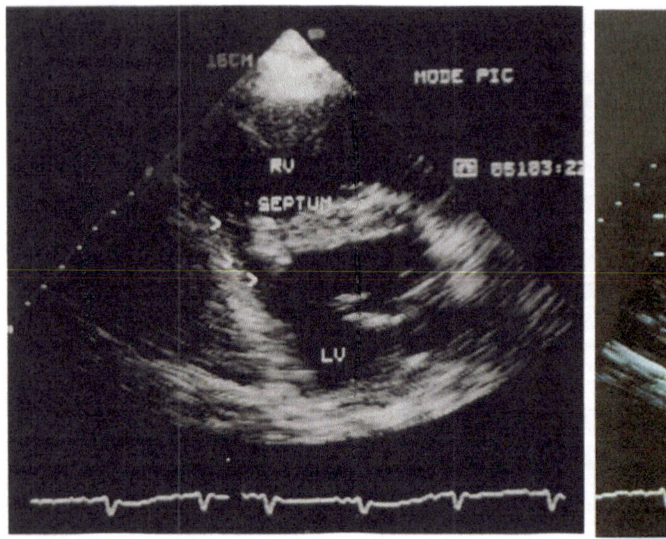

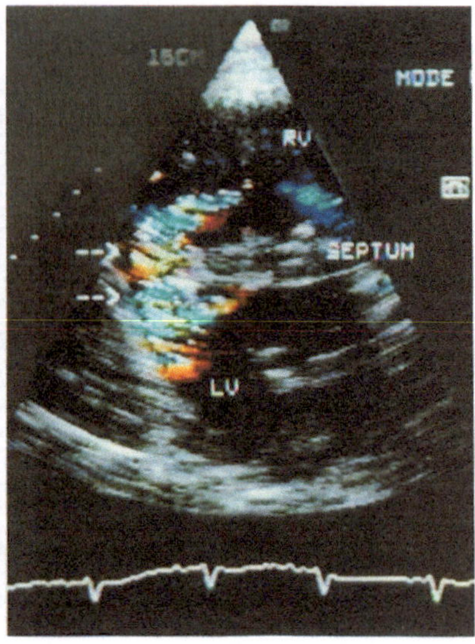

a

Abb. 3. a Kontinuitätsunterbrechung des Ventrikelseptums bei Anlotung aus einer intermediären Position von transthorakal (*Pfeile*) (*RV* rechter Ventrikel, *LV* linker Ventrikel). **b** läßt die systolische Turbulenz über dem VSD von der linken zur rechten Kammer erkennen

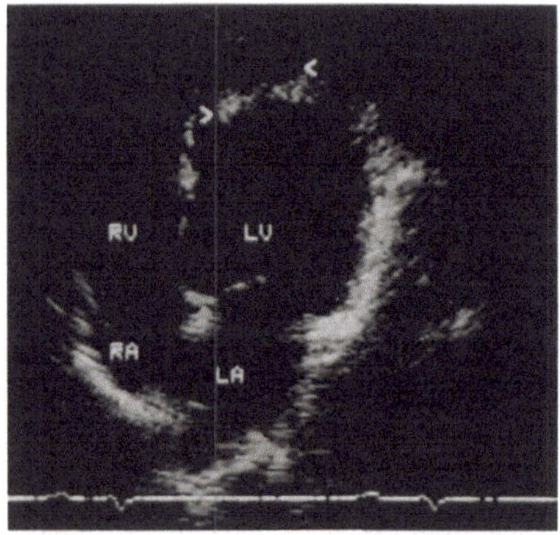

Abb. 4. Die Abbildung zeigt einen apikalen Vierkammerblick mit thrombotischer Formation (*Pfeile*) in einem Ventrikelspitzenaneurysma nach Vorderwandinfarkt (*LV* linker Ventrikel, *RV* rechter Ventrikel, *LA* linker Vorhof, *RA* rechter Vorhof)

sucher und den Schlag-zu-Schlag-Schwankungen hat dieses Verfahren im allgemeinen zur quantitativen Therapiebeurteilung keine praktische Bedeutung erlangt [3, 5].

Bezüglich der Beschreibung des Koronarstatus kommt der externen Farbdopplerechokardiographie keine relevante klinische Bedeutung zu. Bei außergewöhnlich guten Anschallungsbedingungen gelingt es zwar hin und wieder, z. B. einen dilatierten Stamm der linken Kranzarterie oder koronar-venöse Fisteln bei stark ektatischen Gefäßen ultraschallmäßig zu erfassen, ohne daß jedoch eine subtile Analyse der Koronarmorphologie möglich wäre [9, 18, 22].

Zweifelsfrei hat die Benutzung höherer Frequenzen bei Anschallung von transösophageal in den letzten Jahren eine Bildverbesserung gebracht. Trotz der wenigen optimistisch klingenden Mitteilungen in der Literatur [8, 15, 19] sind wir aufgrund eigener Erfahrungen sehr skeptisch, ob es je gelingen wird, mit Hilfe der transösophagealen Echokardiographie eine klinisch brauchbare Methode zur Beschreibung der Koronarmorphologie zu entwickeln. Die Probleme liegen aus unserer Sicht darin, daß wir die Koronararterien aufgrund der starren Beziehung zwischen Schallkopf und Zielobjekt nicht bis in die Peripherie verfolgen können. Dies gilt insbesondere für die rechte Kranzarterie. Ob dies mit Hilfe eines rotierbaren Arrays möglich sein wird, muß die Zukunft zeigen. Problematisch erscheint ferner die Überschätzung der Stenosierung bei Verkalkung und Bewegungsartefakten, die fehlende Möglichkeit der Sichtbarmachung des Gefäßsegmentes in 2 senkrecht zueinander stehenden Ebenen bei Erfassung exzentrischer Stenosen und die Schwierigkeit der gedanklichen Rekonstruktion des Gefäßverlaufs aus mehreren konsekutiven Schnittbildern.

Ein wichtiges Ziel in der Diagnostik der koronaren Herzerkrankung ist, diejenigen Patienten herauszufinden, bei denen noch kein Infarkt vorliegt, aber die trotzdem eine signifikante Koronararterienstenose aufweisen. Diese Zielgruppe hat in Ruhe eine normale Ventrikelfunktion. Vor allem in den Vereinigten Staaten ist in letzter Zeit bei diesen Patienten das sog. Belastungsechokardiogramm – in Analogie zur Radionuklidventrikulographie – ins Gespräch gebracht worden. Seine Befürworter verweisen auf die niedrigen Kosten und die fehlende Strahlenbelastung. Demgegenüber steht unseres Erachtens einmal die deutlich niedrigere Ausbeute auswertbarer Echokardiogramme unter Belastung, die sicherlich mehr als etwa 30% betragen dürfte [20]. Ferner ist eine solche Analyse nur bei besonderen apparativen technischen Voraussetzungen möglich, fordert eine größere echokardiographische Expertise und hat den entscheidenden physiologischen Nachteil, daß die Untersuchung nur optimal in der Erholungsphase und nicht während maximaler Belastung durchgeführt werden kann [2, 10].

Nicht zu unterschätzen ist die Wertigkeit der zweidimensionalen Echokardiographie in der therapeutischen Führung eines Patienten mit bekannter koronarer Herzerkrankung. Ob z. B. bei Zustand nach rezidivierenden Infarkten die Ventrikelfunktion noch die zusätzliche Gabe eines Betablockers für sinnvoll erachten läßt, inwieweit aufgrund der Ventrikelfunktion eine linksventrikuläre Thromboseprophylaxe erforderlich ist oder ob es z. B. zur Verlaufskontrolle unter einer bestimmten Medikamentenkombination zu einer Verbesserung oder Verschlechterung der linksventrikulären Funktion kommen kann [13]: bei diesen Fragestellungen leistet die Echokardiographie einen wichtigen Beitrag.

Zusammenfassend läßt sich festhalten: Die Echokardiographie hat zweifelsfrei mit ihren vielfältigen Anwendungsformen heutzutage einen gesicherten Platz in der Differentialdiagnostik des akuten Thoraxschmerzes eingenommen.

Ferner lassen sich wichtige hämodynamische Komplikationen des akuten Myokardinfarktes wie Papillarmuskelruptur, Septumruptur etc. mit Hilfe der farbkodierten zweidimensionalen Analyse sicher und gut erfassen. In der therapeutischen Führung von Patienten mit koronarer Herzerkrankung ist die Echokardiographie ein hilfreiches bildgebendes Verfahren zur medikamentösen und operativen Verlaufskontrolle.

Literatur

1. Asinger RW, Mikell FL, Elsperger J, Hodges M (1981) Incidence of left-ventricular thrombosis after acute myocardial infarction. N Engl J Med 305:297
2. Bairey CN (1988) Exercise echo – ready or not? JACC 6:1355
3. Biamino G, Kruck I (1988) Quantitative Methoden der M-Mode-, 2D- und Doppler-Echokardiographie. Boehringer, Mannheim
4. Corya BC, Rasmussen S, Knoebel SB, Feigenbaum H (1975) Echocardiography in acute myocardial infarction. Am J Cardiol 36:1
5. Erbel R, Brennecke R, Görge G, Nixdorff U, Meyer J (1989) Möglichkeit und Grenzen der zweidimensionalen Echokardiographie in der quantitativen Bildanalyse. Z Kardiol 78: Suppl 1, Abstr 163
6. Erbel R, Schweizer P, Lambertz H, Meyer J, Effert S (1983) Stellenwert der zweidimensionalen echokardiographischen Diagnostik bei Komplikationen des akuten Myokardinfarktes. Z Kardiologie 72:135
7. Horowitz RS, Morganroth J, Parrotto C, Chen CC, Soffer J, Pauletto FJ (1982) Immediate diagnosis of acute myocardial infarction by two-dimensional echocardiography. Circulation 65:323
8. Iliceto S, Memmola C, de Martino G, Rizzon P (1988) Coronary artery visualisation by transesophageal 2D-Echo. Int Symp TEE Abstr 12
9. Liberthson RR, Zaman L Weymann L, Kiger R, Dinsmore RE, Leinbach RC, Strauss HW, Buckley MJ (1982) Aberrant origin of left coronary artery from the proximal right coronary artery. Clin Cardiol 5:377
10. Maurer G, Nanda NC (1981) Two-dimensional echocardiographic evaluation of exercise-induced left and right ventricular asynergy: correlation with thallium scanning.Am J Cardiol 48:720
11. Nixon JV, Narahara KA,Smithermann TC (1980) Estimation of myocardial involvement in patient with acute myocardial infarction by two-dimensional echocardiography. Circulation 62:1248
12. Parisi AF, Moynihan PF, Folland ED, Strauss WE, Sharma GVRK, Sasahara AA (1980) Echocardiography in acute and remote myocardial infarction. Am J Cardiol 46:1205
13. Pfeffer MA, Lamas GA, Vaughan DE, Parisi AF, Braunwald E (1988) Effect of captopril on progressive ventricular dilatation after anterior myocardial infarction. N Engl J Med 319:80
14. Schartl M, Rutsch W, Paeprer H, Müller U (1984) Stellenwert der zweidimensionalen Echokardiographie in der Diagnostik akuter transmuraler Erstinfarkte. Z Kardiologie 73:56
15. Schaudig M, Erbel R, Henrichs KJ, Wittlich N, Meyer J (1988) Darstellung der Koronararterien mittels transösophagealer Echokardiographie. Z Kardiol 77: Suppl 1, Abstr 200
16. Schuster S, Erbel R, Mohr-Kahaly S, Wittlich N, Drexler M, Rupprecht HJ, Meyer J (1988) Bedeutung der Ultraschallkardiographie bei der Diagnose der Rechtsherzinfarkte. Intensivmedizin, Bd 25, Heft 7, V76
17. Silbert DR, Brunson SC, Schiff R (1986) Determination of right ventricular pressure in the presence of a ventricular septal defect using continuous wave Doppler ultrasound. JACC 8:379
18. Stephens DD, Parillo JE, Dinsmore RD, DeSantis RW, Akins CW (1982) Circumflex coronary artery aneurysm visualized by real-time cross sectional echocardiograph. Chest 81:513
19. Taams MA, Gussenhoven EJ, Cornel JH, The SHK, Roelandt JR, Lancee CT, v. d. Brand M (1988) Detection of left coronary artery stenosis by transoesophageal echocardiography. Eur Heart J 9:1162
20. Wann LS, Faris JV,Childress RH, Dillon JC, Weymann AE, Feigenbaum H (1979) Exercise cross-sectional echocardiography in ischemic heart disease. Circulation 60:1300

21. Weiss JL, Bulkley BH, Hutchins GM, Mason SJ (1981) Two-dimensional echocardiogaphic recognition of myocardial injury in man: comparison with postmortem studies. Circulation 63:401
22. Weymann AE, Feigenbaum H, Dillon JC, Johnston KW, Eggleton RC (1976) Noninvasive visualisation of the left main coronary artery by cross-sectional echocardiography. Circulation 54:169
23. Wyatt HL, Meerbaum S, Heng MK, Rit J, Gueret P, Corday E (1981) Experimental evaluation of the extent of myocardial dyssynergy and infarct size by two-dimensional echocardiography. Circulation 63:607

Kardiomyopathien

M-Mode und 2D-Echokardiographie bei dilatativer Kardiomyopathie

J. STAIGER [1], H. H. DICKHUTH und J. KEUL

Einleitung

Die Diagnose der dilatativen Kardiomyopathie (DCM) ist in erster Linie eine Ausschlußdiagnose. Sie wird gestellt, wenn eine koronare Herzerkrankung, eine arterielle Hypertonie im großen und kleinen Kreislauf sowie ein Vitium cordis ausgeschlossen sind. Die Ursache der DCM bleibt in aller Regel unklar, wobei am ehesten eine entzündliche oder immunpathologische Ätiologie anzunehmen ist [14, 16].

Wegen günstiger Untersuchungsbedingungen eignet sich die 1D- und 2D-Echokardiographie transthorakal zur Diagnose und Funktionsbeurteilung der dilatativen Kardiomyopathie und hat in den 70er Jahren wesentlich zur Beschreibung dieses Krankheitsbildes beigetragen.

1D-Echokardiographie (M-Mode)

Im M-Mode lassen sich folgende charakteristische Kriterien zur formalen Diagnose einer dilatativen Kardiomyopathie festlegen (Abb. 1):

1. LVEDD > 58 mm – LVESD > 40 mm
2. Diffuse Hypokinesie (SE < 3 mm, PW < 8 mm)
3. Wanddicke ≦ 10 mm
4. VF < 25% (10–25%)
5. Low output (vorzeitiger Aortenklappenschluß), dorsale Mitralklappenposition

Charakteristisch ist die einseitige Zunahme der Innendurchmesser bei normaler bis eher dünner Wanddicke und eine erhebliche Dorsalverlagerung der Mitralklappe sowie eine mehr oder weniger ausgeprägte Verminderung der Wandamplituden.

[1] Praxis für Kardiologie und Angiologie Freiburg, Rotteckring 4, D-7800 Freiburg

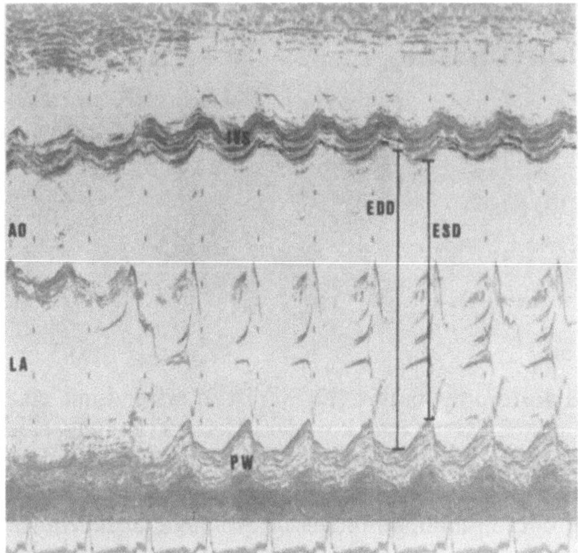

Abb. 1. M-Mode bei dilatativer Kardiomyopathie

2D-Echokardiographie

Bei 90% aller Patienten (einschließlich der schwerkranken) gelingt die Darstellung des Herzens im apikalen Vierkammerblick mit Hilfe der zweidimensionalen Echokardiographie [18], wobei sich folgende formale Kriterien für die Diagnose einer dilatativen Kardiomyopathie ergeben:

1. Diffuse Hypokinesie
2. Reduktion der Längs- und Querdurchmesser (Kugelform)
4. RV-Beteiligung (apikal)?
5. Thrombus?

Hierbei konnte von Erbel et al. [7] bei Patienten mit dilatativer Kardiomyopathie (n = 22) sowie solchen mit Herzklappenfehlern (n = 22) eine gute Übereinstimmung gezeigt werden zwischen Durchmesser- und Volumenbestimmung einerseits sowie zwischen Durchmesserverkürzung und Auswurffraktion andererseits. Dies bedeutet, daß bei Normalpersonen und bei Patienten mit dilatativer Kardiomyopathie bzw. Klappenfehlern die Durchmesserbestimmung zur Klassifizierung ausreichend erscheint, während bei KHK-Patienten mit regionalen Kontraktionsstörungen die Volumenbestimmung unumgänglich ist [7].

Differentialdiagnose

Die dilatative Kardiomyopathie muß differentialdiagnostisch abgegrenzt werden von

1. KHK (kardiomyopathische Verlaufsform),
2. Hypertonieherz (exzentrisch),

3. Aorten- und Mitralinsuffizienz,
4. Arbeitsherz (Sportler).

Die quantitativ und in der Praxis wichtigste Differentialdiagnose ist diejenige zwischen DCM und KHK. Hier bietet die 1D-Echokardiographie (unter 2D-Anlotung) die Möglichkeit, zwischen globaler und regionaler Wandbewegungsstörung zu unterscheiden. Von Ausnahmen abgesehen, spricht das Vorliegen einer nicht diffusen, sondern regional nachweisbaren, unterschiedlichen Wandbewegung für das Vorliegen einer KHK und gegen eine idiopathische dilatative Kardiomyopathie, wie Kronik et al. [12] gezeigt haben. Diese Autoren gehen der Frage der Sensitivität und Spezifität bei der Differentialdiagnose zwischen DCM und KHK nach. Ausgehend vom 2D-Echo unterschieden sie bei Patienten mit Kardiomegalie (LV-EDD über 58 mm) zwischen Patienten mit diffuser Hypokinesie und solchen mit regionaler Hypokinesie (sowie kompensatorischer regionaler Hyperkinesie an anderer Stelle). Patienten mit regionaler Wandbewegungsstörung (Koronartyp) zeigten im angeschlossenen Koronarangiogramm eine Sensitivität von 79% und eine Spezifität von 94% für das Vorliegen organischer Koronarstenosen (Diagnose: KHK). Im einzelnen ist dies in Tabelle 1 wiedergegeben.

Bei Patienten mit diffuser Hypokinesie läßt sich allerdings nicht mit genügen der Spezifität die Differentialdiagnose zwischen KHK und DCM stellen, da bei rezidivierten Mehrfachinfarkten auch bei KHK mit kardiomyopathischer Verlaufsform das gleiche echokardiographische Bild einer diffusen Hypokinesie resultiert wie bei einer nicht koronarogenen DCM [11].

Die Differentialdiagnose gegen eine Aortenklappeninsuffuzienz bzw. Mitralklappeninsuffizienz ergibt sich qualitativ durch den Nachweis einer Hyperkinesie des Ventrikels bei Klappeninsuffizienz – zusätzlich finden sich teilweise valvuläre Symptome (Mitralklappenflattern bei AOI) –, während eine diffuse Hypokinesie mit einem vorzeitigen Aortenklappenschluß gegen eine Volumenbelastung und für eine verminderte Förderleistung im Sinne einer DCM spricht. Hier ist durch die Einführung der Dopplerechokardiographie eine ungleich größere Spezifität und Sensitivität erreicht (Abb. 2).

Die Differentialdiagnose gegen ein Arbeits-(Leistungs-)Herz ist in der Regel durch die Bewegungsanalyse und die entsprechende Anamnese gut möglich. Schwierig zu beurteilen sind lediglich die Patienten mit einer leichtgradigen dilatativen Kardiomyopathie und gleichzeitiger, oft vorhandener guter körperlicher Leistungsfähigkeit bzw. sportlicher Aktivität. Hier ist die Differentialdiagnose

Tabelle 1. Sensitivität und Spezifität der M-mode- und 2D-Echokardiographie. (Nach [12])

Hinweis auf KHK	Sensitivität [%]	Spezifität [%]
M-mode-UKG	85	81
2D-UKG	79	94
M-mode- oder 2D-UKG	90	75

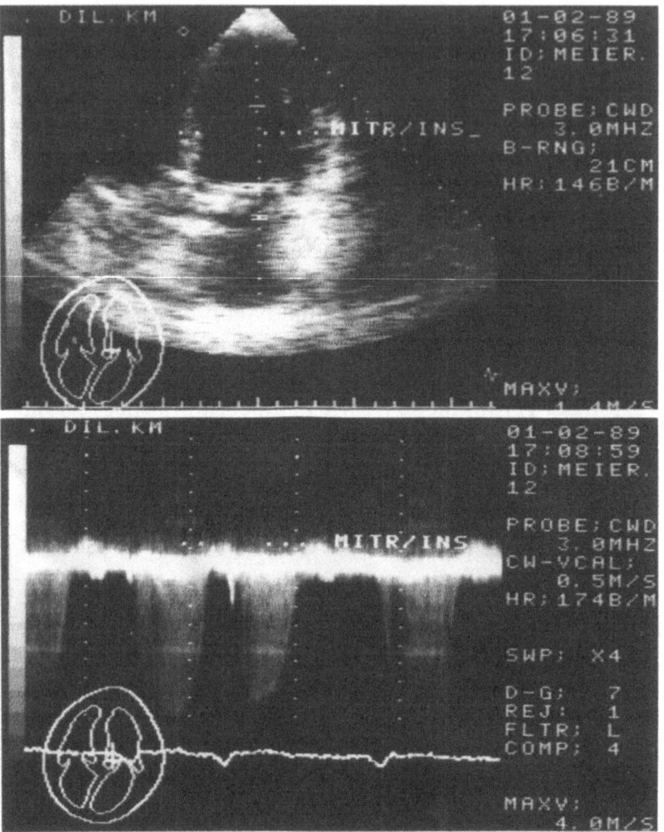

Abb. 2. Dopplerechokardiographie zur Diagnose der Mitralinsuffizienz bei unklarer Herzvergrößerung

oftmals unmöglich, da eine Myokardbiopsie wegen fehlender Konsequenzen und zu geringer Sensitivität nicht indiziert ist.

Vergleich zwischen Echo- und Angiokardiographie

Bezüglich der Übereinstimmung von Echo- und Angiokardiographie ergibt sich in der Literatur (aufgeführt in [8]) eine gute Übereinstimmung bezüglich der Auswurffraktion (mit der Tendenz etwas geringerer Zahlenwerte bei der Echoauswurffraktion). Dies gilt sowohl bei der Gruppe unausgewählter Patienten mit DCM ($r = 0{,}90$) als auch für solche mit besonders günstigen Ableitungsbedingungen im Echo ($r = 0{,}95$) [17]. Beim Vergleich der Volumina ist die Übereinstimmung deutlich geringer, insbesondere bei der unausgewählten Gruppe (EDVI: $r = 0{,}57$; ESVI: $r = 0{,}72$), während bei Patienten mit guten Untersuchungsbedingungen hier ebenfalls gute Korrelationen gefunden werden (EDVI: $r = 0{,}85$, ESVI: $r = 0{,}92$) [17].

Tabelle 2. Angiographische und echokardiographische Mittelwerte für diastolische und systolische Längsdurchmesser und Querdurchmesser anatomisch vergleichbarer Ebenen (n = 19)

	Längsdurchmesser [mm]		Querdurchmesser [mm]	
	Diastolisch	Systolisch	Diastolisch	Systolisch
Angiographie (RAO)	Ld 94,5 ±13,7	L_S 81,4 ±14,2	Dd 61,5 ± 7,0	D_S 42,8 ±11,6
Echokardiographie Zweikammerblick Papillarmuskelebene	La2d 82,2 ± 6,1	La2a 73,7 ± 6,7	EDD_p 55,0 ± 8,8	ESD_P 38,2 ±10,9

Aufgrund der Projektionsbedingungen ergibt sich im apikalen Blick eine systematische Unterschätzung der Volumina und Durchmesser im Echo-, verglichen mit den Werten im Angiokardiogramm.

Die Unterschätzung liegt in der Größenordnung zwischen 5 und 15% [6, 8] (s. a. Tabelle 2).

In eigenen Untersuchungen konnte gezeigt werden, daß nicht nur der Längsdurchmesser, sondern auch der Querdurchmesser des LV im Echokardiogramm niedriger berechnet wird (Tabelle 2).

Dies könnte aber andererseits auch dadurch bedingt sein, daß die angiographischen Querdurchmesser zu groß bestimmt werden, weil das Kontrastmittel zwischen den Trabekeln am Endokard vorbei eindringt und in der Summe ein zu großer Kontrastschatten gemessen wird. Hier könnten neuere Kontrastechoverfahren weitere Klärung bringen [10].

Röntgenherzvolumen

Mittels einer modifizierten Simpson-Regel kann echokardiographisch in Kombination von 1D- und 2D-Echokardiographie das enddiastolische und endsystolische Volumen des linken Ventrikels verläßlich bestimmt werden [4] (Abb. 3a). Während sich bei Normalpersonen (r = 0,92), Hypertonikern (r = 0,73) und HOCM-Patienten (r = 0,74) hiermit verläßliche Korrelationen zwischen dem LV-Echovolumen und dem röntgenologischen Herzvolumen nachweisen lassen, ist die Korrelation bei DCM diesbezüglich mäßig (r = 0,53) [5]. Ursache hierfür ist, daß bei DCM häufig auch der rechte Ventrikel in den Krankheitsprozeß einbezogen ist.

Andererseits findet sich eine signifikante Korrelation zwischen echokardiographischer Auswurffraktion und röntgenologischem Herzvolumen bei DCM (r = 0,751), wenn mit dem Herzvolumen pro Kg verglichen wird [5]. Für praktische Belange könnte die echokardiographische Herzvolumenbestimmung im apikalen Vierkammerblick unter Verwendung einer Formel des Herzens als Rotationsellipsoid und Bestimmung der Längsachse (Herzspitze bis Vorhofdach) und Querachse auf Klappenebene ausreichend sein. Diesbezügliche Vergleichs-

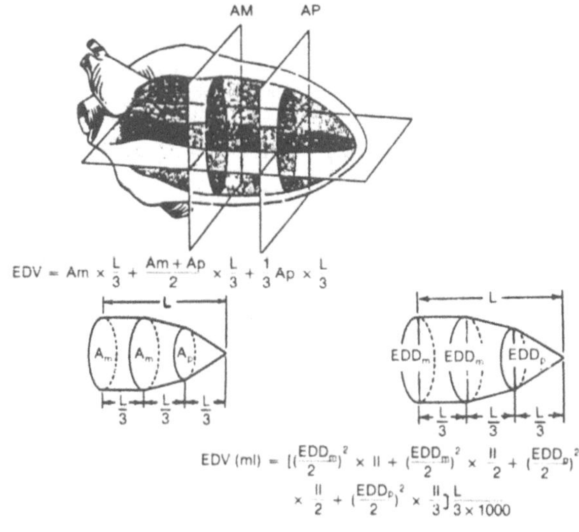

a

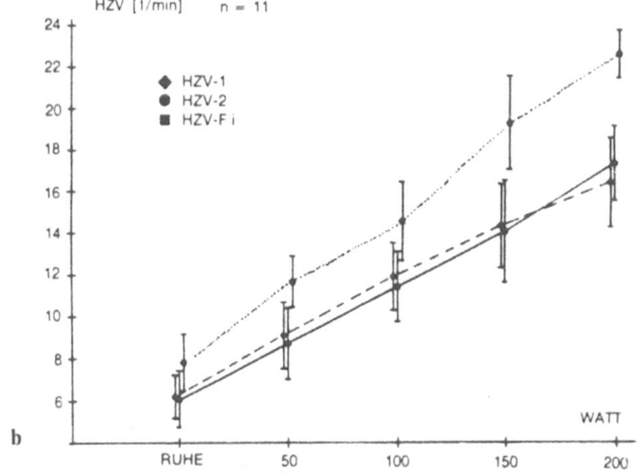

b

Abb. 3. a Berechnung der Echovolumina nach der Simpson-Regel sowie **b** simultane Herzzeitvolumenbestimmung nach dem Fick-Prinzip und mittels zweidimensionaler Echokardiographie. Die relativen Veränderungen sind identisch bei ewas niedrigeren echokardiogaphischen Herzzeitvolumina. (Nach [4])

untersuchungen werden in unserem Labor derzeit durchgeführt, die Korrelation zwischen Echo-HV und Röntgen-HV scheint eng zu sein ($r > 0,83$).

Linksschenkelblock

Eine besondere Problematik ergibt sich bei Vorliegen eines LSB und DCM. Hier zeigt sich, vermutlich je nach Höhenlokalisation des Schenkelblocks [9], ob eine Wandbewegungsstörung durch den LSB vorhanden ist oder nicht. Dabei erweist sich die 1D- und 2D-Echokardiographie als bedeutsam zur Frage, ob der LSB mit einem normalen, irregulären oder asynchronen Kontraktionsverlauf (mit Auswirkungen auf Hämodynamik und Auswurffraktion des linken Ventrikels) einhergeht [3, 13].

Masse-Volumen-Quotient (Wandspannung)

Als Parameter der Wandspannung hat die Beziehung zwischen Muskelmasse und Volumen zentrale Bedeutung für den Sauerstoffverbrauch. Nach dem La-Place-Gesetz ist die Wandspannung um so größer, je dünner die Wände sind und je größer der Innendurchmesser des Hohlraums ist. Bei DCM kommt es zu einer einseitigen Verschiebung des Masse-Volumen-Quotienten zugunsten der Dilatation. Hieraus folgt eine hohe Wandspannung und damit eine für den Sauerstoffverbrauch ungünstige Situation.

Wie Tabelle 3 zeigt, kommt es bei Patienten mit DCM zu einer ungünstigen Abnahme des Masse-Volumen-Quotienten, darüber hinaus zum Abfall des Quotienten aus Schlagvolumen und röntgenologischem Herzvolumen.

Tabelle 3. Masse-Volumen-Relation bei DCM

	N	S	KM
MM/EDVI [g/ml^3/m^2]	2,34	2,72	2,08
SV/MM [ml/g]	0,6	0,58	0,34
SV/HV [%]	11,2	12,0	5,8
Echo-AF [%]	61	60	41

Die 1D- und 2D-Echokardiographie erlauben somit bei unklarer Herzvergrößerung und Hypertrophie eine für die Arbeitsweise des Herzens wesentliche Aussage über die Relation von Masse zu Volumen und damit eine Beurteilung der Wandspannung [24, 21].

Belastungsechokardiographie

Zur Erfassung der Kontraktilitätsreserve sind Untersuchungen unter Belastung mittels Echokardiographie bei DCM durchführbar [1, 2, 19]. Um die durch die Eigenbewegung des Herzens bedingten Fehlermöglichkeiten so niedrig wie möglich zu halten, wurden die beiden Querachsenschnitte des linken Ventrikels in einem Bereich gewählt (Papillarmuskelebene, Mitralklappenebene), in dem die linksventrikulär durchschallten Wände senkrecht zur Schallebene stehen (s. Abb. 3a).

Die apikobasale Verschiebung erfolgt dann hauptsächlich senkrecht zur Schallebene, die Verkürzung des Querdurchmessers entspricht im wesentlichen der tatsächlichen systolischen Verkleinerung. Bei der Belastungsechokardiographie sind die Fehlermöglichkeiten durch die Eigenbewegung des Herzens, besonders durch die apikobasale Bewegung, bedingt, ändern sich jedoch insbesondere bei großen Herzen (DCM) nur wenig, da die Längsachsenverkürzung auch bei hohen submaximalen Stufen nur gering zunimmt. Es überrascht deswegen nicht, daß bei gut untersuchbaren Patienten die gleichen Variationskoeffizienten für die einzelnen Schnittebenen wie bei Ruheuntersuchungen gefunden wurden [25].

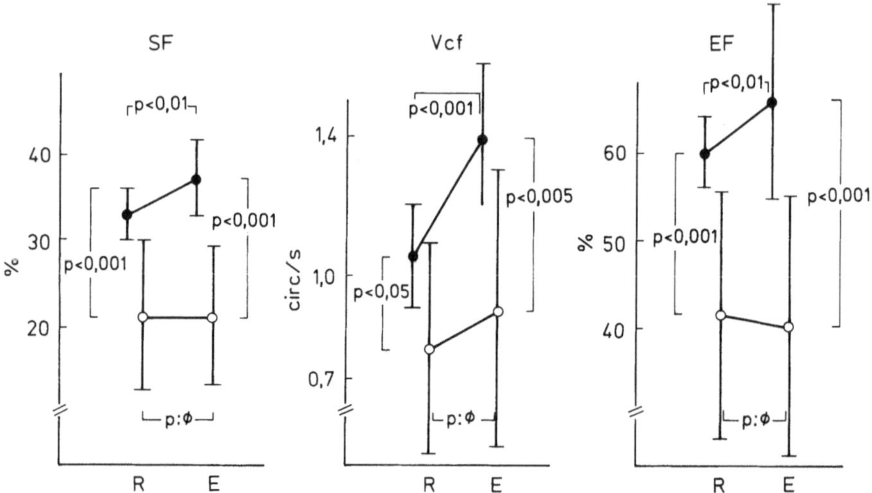

Abb. 4. Belastungsechokardiographie bei dilatativer Kardiomyopathie (*COCM*, o, n = 14) sowie Sportherzvergrößerung (*N*, normal, ●, n = 14)

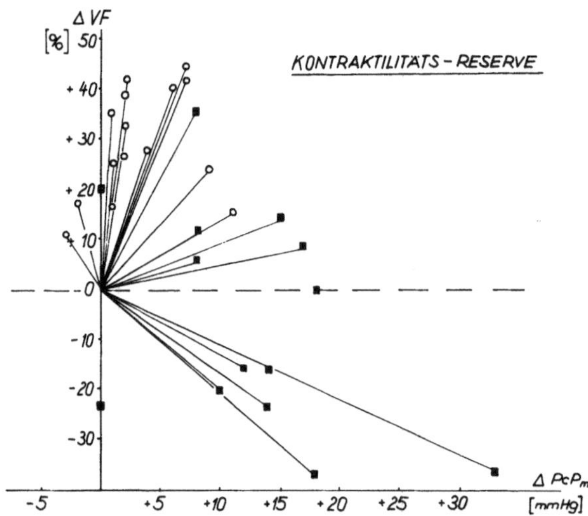

Abb. 5. Kontraktilitätsreserve *(ΔVF)* DCM-Patienten (*KM*, ■) sowie Normalpersonen (*N*, o). Vergleich von echokardiographischer Verkürzungsfraktion und invasiv bestimmtem Pulmonalkapillardruck *(PcPm)* in Ruhe und bei Belastung

Die Abb. 4 zeigt die Ergebnisse des Belastungsechos bei Patienten mit DCM im Vergleich zu einer Gruppe herzgesunder Probanden mit Kardiomegalie infolge Sportherzvergrößerung. Man erkennt den hochsignifikanten Unterschied in der Ventrikelhämodynamik zwischen den beiden Untersuchungsgruppen. Die Abb. 5 zeigt die erheblich verminderte Kontraktilitätsreserve bei DCM mit ungenügendem Anstieg der segmentalen Verkürzungsfraktion bei gleichzeitig überhöhten Füllungsdrucken (PCP) [22].

Bei simultanen Untersuchungen nach dem Fick-Prinzip (Einschwemmkatheter) wurden relative Änderungen unter Belastung in zuverlässiger Weise wieder-

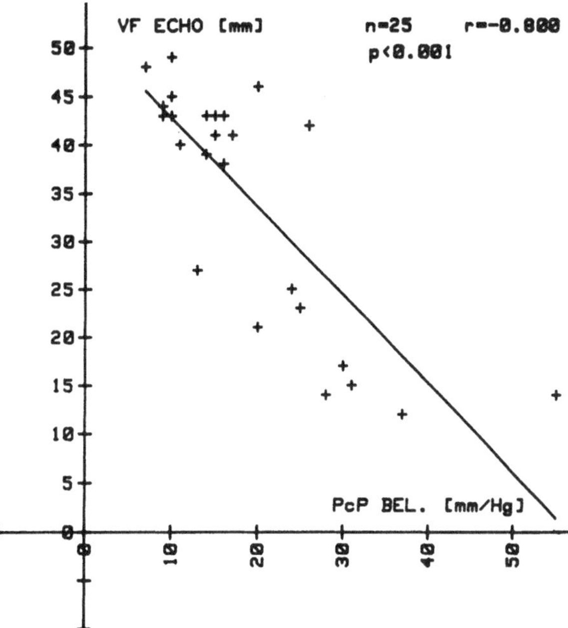

Abb. 6. Korrelation von echokardiographischer Verkürzungsfraktion *(VF)* bei Belastung und invasiv bestimmtem Pulmonalkapillardruck *(PcP)* bei Normalpersonen und DCM-Patienten

gegeben (s. Abb. 3b). Eine hochsignifikante Beziehung fand sich ebenfalls zwischen echokadiographischer Verkürzungsfraktion und invasiv ermitteltem Pulmonalkapillardruck in Ruhe und bei Belastung (Abb. 6).

Prognose

Mittels eindimensionaler Echokardiographie ließ sich in einer retrospektiven Untersuchung zeigen, daß sich die Prognose drastisch verschlechtert bei einem Innendurchmesser über 70 mmHg, einem Abfall der VF auf unter 15% und einer

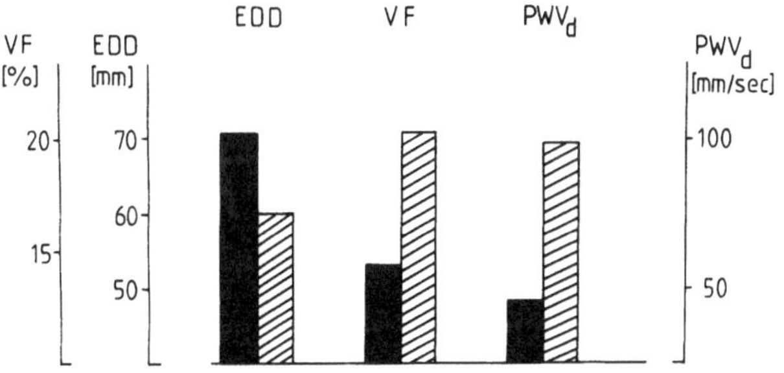

Abb. 7. Prognostische Kriterien im 1D-Echo (*PWV_d* frühdiastolische maximale Füllungsgeschwindigkeit, graphische Bestimmungsmethode; *VF* Verkürzungsfraktion, *EDD* enddiastolischer Durchmesser; ▨ lebend, n = 10; ■ verstorben, n = 4; EDD >65 mm, VF <15%, PWV_d <60 mm/s). (Aus [20])

pathologischen frühdiastolischen Füllungsgeschwindigkeit unter 60 mm/s: 4 von 14 Patienten mit diesen Kriterien starben binnen Jahresfrist [20] (Abb. 7).

Die mittels 2D-Echo bestimmbare Auswurffraktion ist, auch in Kenntnis angiokardiographischer Daten [15], für die Prognose bei DCM entscheidend. Andererseits zeigte sich, daß die Vorhersage des plötzlichen oder nichtplötzlichen Herztodes infolge chronischer Herzinsuffizienz allein aufgrund hämodynamischer Daten nicht möglich ist. Dies erlaubt erst die Aufdeckung höhergradiger Rhythmusstörungen im Langzeit-EKG [15].

Zusammenfassend kann gesagt werden, daß eine echokardiographische Auswurffraktion unter 40% eine schlechte Prognose mit einer 30- bis 40%igen Fünfjahresletalität bedeutet, daß aber die Auswurffraktion allein keine Vorhersage von Sudden death oder Tod an chronischer Herzinsuffizienz gestattet.

Schlußfolgerungen

Die ein- und zweidimensionale Echokardiographie erlaubt die formale Diagnose einer Dilatation und Hypokinesie des Herzens zur Etablierung der Diagnose DCM. Diese Diagnose ist aus dem Echokardiogramm mit hoher Sensitivität, jedoch eingeschränkter Spezifität zu stellen. Falls aber eine diffuse Hypokinesie und auch eine erhebliche Zunahme der Innendurchmesser festgestellt werden können, ist bei Fehlen einer Hypertonieanamnese und bei Ausschluß von Zeichen der Volumenbelastung die Diagnose einer DCM echokardiographisch mit großer Wahrscheinlichkeit zu stellen.

Zusätzlich ergeben sich wertvolle Hinweise zur Frage der linksventrikulären Muskelmasse, der Herzhypertrophie, der Beziehung Masse/Volumen und damit zur Frage der Wandspannung (Sauerstoffverbrauch). – Darüber hinaus sind 1D- und 2D-Echokardiographie bei DCM auch unter Belastung möglich und liefern wertvolle Hinweise zur Frage der Kontraktilitätsreserve.

Außerdem ist die 2D-Echokardiographie eine unersetzliche Hilfe bei der 1D-Echokardiographie (Anlotung senkrecht auf das Septum, PW unter 2D-Kontrolle), bei der Dopplerechokardiographie (Ausschluß von Klappeninsuffizienz, HMV-Aortenquerschnitt) und schließlich bei der Farbdopplerechokardiographie (räumliche Zuordnung der Farbflüsse).

Literatur

1. Bubenheimer P, Roskamm H, Samek L, Schmeisser HJ (1977) Echokardiographie zur Beurteilung der Arbeitsweise des linken Ventrikels unter dynamischer körperlicher Belastung. Sportarzt u Sportmed 28:345
2. Curtius JM, Freimuth M, Kuhn H, Köhler E, Loogen F (1982) Belastungs-Echokardiographie bei dilatativer Kardiomyopathie. Z Kardiol 71:727
3. Curtius JM (1985) Zusammenhang zwischen Erregungsausbreitung, Kontraktionsablauf und Hämodynamik des linken Ventrikels am Beispiel des Linksschenkelblocks. Habilitationsschrift, Universität Düsseldorf 1985

4. Dickhuth HH, Nause A, Staiger J, Bonzel T, Keul J (1983) Two-dimensional echocardiographic measurements of left ventricular volume and stroke volume of endurance in trained athletes and untrained subjects. Int J Sports Med 4:21
5. Dickhuth HH, Billmann P, Abel R, Keul J (1985) Herzgrößenbeurteilung Röntgen versus zweidimensionale Echokardiographie. Fortschr Röntgenstr 142 4:399–405
6. Erbel R, Schweizer P, Lambertz H, Henn G, Meyer J, Krebs W, Effert S (1983) Echoventriculography – A simultaneous analysis of two-dimensional echocardiography and cineventriculography. Circulation 67:205–215
7. Erbel R, Henkel B, Schreiner G, Ostländer C, Rupprecht HJ, Clas W, Brennecke R, Meyer J (1985) Normalwerte für die zweidimensionale Echokardiographie bei Erwachsenen. In: Erbel R, Meyer J, Brennecke R (Hrsg) Fortschritte der Echokardiographie. Springer, Berlin Heidelberg New York Tokyo, S 88–97
8. Feigenbaum H (1986) Echocardiography, 4th edn, pp 148–155
9. Fuji J, Watanabe H, Watanabe T, Takahashi N, Ohta A, Kato K (1979) M-mode and cross-sectional echocardiographic study of the left ventricular wall motions in complete left bundlebranch block. Br Heart J 42:255
10. Grube E (im Druck) Bestimmung linksventrikulärer Funktionsparameter mittels zweidimensionaler Echokardiographie. In: Curtius JM (Hrsg) Diagnostische Sicherheit der Echokardiographie. Springer, Berlin Heidelberg New York Tokyo, S 3–11
11. Jaedicke W, Barmeyer U (1984) Die kardiomyopathische Verlaufsform der KHK. In: Keul J, Dickhuth HH (Hrsg) Herzinsuffizienz. Perimed, Erlangen, S 222–233
12. Kronik G, Mösslacher H, Schmoliner R (1981) Differentialdiagnose zwischen diffusen Myokard-Erkrankungen und koronarer Herzkrankheit mit Hilfe der zweidimensionalen Echokardiographie. Herz Kreisl 13:113–118
13. Little WC, Reeves R, Arciniegas J, Katholi R, Rogers EW (1982) Mechanism of abnormal interventricular septal motion during delayed left ventricular activation. Circulation 65:1486
14. Maisch B (1988) Myokarditis und Dilatative Kardiomyopathie – Neue Antworten auf alte Fragen. Internist Welt 3:48–63
15. Meinertz T, Hofmann T, Kasper W, Just HJ (1985) Determinanten der Prognose bei Dilatativer Kardiomyopathie: Bedeutung ventrikulärer Herzrhythmusstörungen. Herz 10:134–137
16. Olsen EGJ (1985) The role of biopsy in the diagnosis of myocarditis. Herz 10:21–26
17. Pflederer W, Niederer W (1982) 2-dimensionale echokardiographische Bestimmung von Volumina und Auswurffraktion des linken Ventrikels bei Patienten mit dilatativer Kardiomyopathie. Z Kardiol 71:154
18. Schnittger J, Gordon EP, Fitzgerald PJ, Popp RL (1983) Standardized intracardiac measurements of two-dimensional echocardiography. J Am Coll Cardiol 2:934
19. Staiger J, Dickhuth HH, Pauer A, Keul J (1981) Belastungs-Echokardiographie bei Herzgesunden und Patienten mit primärer Kardiomyopathie. Z Kardiol 70:633
20. Staiger J, Braun R, Jaedicke J, Wink K, Dickhuth HH (1983) Nichtinvasive Bestimmung der diastolischen Ventrikelfunktion aus dem Echokardiogramm. Herz Kreisl 15:389–392
21. Staiger J, Gharieb K, Dickhuth HH, Keul J (1987) Untersuchungen zur Masse/Volumen-Relation bei Sportherzhypertrophie. In: Rieckert H (Hrsg) Sportmedizin – Kursbestimmung. Springer, Berlin Heidelberg New York Tokyo, S 424–427
22. Staiger J, Simon G, Pauer A, Keul J (1987) Echokardiographische Kontraktilitätsreserve und invasive Hämodynamik unter körperlicher Belastung bei Herzgesunden und Patienten mit dilatativer Kardiomyopathie. Z Kardiol 76:635–642
23. Staiger J, Braun R, Dickhuth HH, Keul J (1989) Diagnose der Herzhypertrophie durch Echokardiographie im Vergleich zu Autopsieergebnissen. Herz Kreisl 21:111–117
24. Strauer BE (1984) Muskelmasse, Volumen und Wandspannung des linken Ventrikels als Determinanten des Hypertrophie- und Dilatationsgrades bei chronischen Herzerkrankungen. In: Keul J, Dickhuth HH (Hrsg) Herzinsuffizienz. Perimed, Erlangen, S 115–123
25. Zwehl W, Guerst P, Meerbaum S, Holt D, Corday E (1981) Quantitative two-dimensional echocardiography during bycicle exercise in normal subjects. Am J Cardiol 47:866

Farbkodierte Dopplerechokardiographie bei dilatativer Kardiomyopathie

S. Mohr-Kahaly [1], R. Erbel, H. Viehl, N. Wittlich und J. Meyer

Einleitung

Die dilatative Kardiomyopathie ist morphologisch durch die Dilatation, insbesondere des linken Ventrikels, und funktionell durch die eingeschränkte Ejektionsfraktion gekennzeichnet. Sowohl die Morphologie als auch die Ejektionsfraktion können mittels ein- und zweidimensionaler Echokardiographie nichtinvasiv beurteilt werden (Corya et al. 1974; Feigenbaum 1986). Durch die konventionellen Dopplerverfahren ist zusätzlich eine Erkennung und semiquantitative Schweregradabschätzung von begleitenden AV-Klappen-Insuffizienzen möglich (Abbasi et al. 1980; Keren et al. 1986). Ferner wurden Versuche einer Quantifizierung von Klappeninsuffizienzen unternommen sowie die systolische und diastolische Funktion des linken Ventrikels bei dieser Erkrankung mittels gepulster Dopplerechokardiographie untersucht (Gardin et al. 1983).

Die farbkodierte Dopplerechokardiographie erlaubt darüber hinaus die Beurteilung der räumlichen und zeitlichen Verteilung der Blutströmung innerhalb des linken Ventrikels sowie die semiquatitative Beurteilung begleitender Klappeninsuffizienzen (Mohr-Kahaly et al. 1987, 1989; Suzuki et al. 1986).

Ziel der vorgestellten Untersuchung war zunächst eine qualitative Beschreibung der Strömungsphänomene innerhalb der linken Herzkammer während des Herzzyklus. Es wurde dann versucht, mittels Bestimmung der maximalen diastolischen Einstromfläche eine Aussage über die linksventrikuläre Funktion zu treffen. Ferner wurden Inzidenz, räumliche Verteilung und Schweregrad von AV-Klappen-Insuffizienzen untersucht.

Patienten und Methoden

Es wurden 32 Patienten (26 Männer, 6 Frauen) im Alter von 26 bis 74 Jahren (im Mittel 56,5 Jahre) mit dilatativer Kardiomyopathie mittels zweidimensionaler farbkodierter Dopplerechokardiographie untersucht. Als Kontrollkollektiv dienten 17 normale Probanden, 12 Männer, 5 Frauen, im Alter von 21 bis 46 Jahren (im Mittel 27,2 Jahre).

---

[1] II. Medizinische Klinik und Poliklinik, Johannes Gutenberg-Universität, Langenbeckstr. 1, D-6500 Mainz 1

Sowohl für die farbkodierten Doppler als auch für die zweidimensionalen echokardiographischen Untersuchungen wurde ein elektronischer Sektorscanner (Toshiba SSH 65 A) mit einem 2,5-MHz-Schallkopf verwendet. In diesem Gerät wird die Strömung auf den Schallkopf zu in Rot und vom Schallkopf weg in Blau kodiert. Es besteht die Möglichkeit zur EKG-getriggerten Kombination Farb-M-Mode oder gepulsten Dopplerregistrierungen mit dem zweidimensionalen Bild. Es wurden ein 45°- bzw. ein 30°-Farbsektor im 90° zweidimensionalen Echokardiographiesektor, eine Pulswiederholungsfrequenz (PRF) von 4 kHz und ein Filter von 400 Hz für alle Registrierungen verwandt. An diesem Gerät erfolgt die Verstärkung des farbkodierten Dopplers über eine stufenweise Regulierung des „Echolevels" von 1 bis 16. Diese Verstärkung wurde so gewählt, daß es zur Registrierung maximaler Farbflächen kurz vor dem Auftreten von Rauschartefakten kam. Der Bereich lag zwischen dem Echolevel 10 und 13.

Ermittlung der Parameter aus dem zweidimensionalen und farbkodierten Dopplerechokardiogramm:

Die Untersuchung erfolgte in Linkseitenlage bei Anschallung von der Herzspitze. Bei dieser Anlotung stellt sich der diastolische Einstrom über die Mitralklappe flächenhaft in Rot kodiert dar. Der systolische Ausstrom wird in Blau kodiert, entsprechend der Blutströmungsrichtung. Mitral- und Trikuspidalklappeninsuffizienzen stellen sich als systolische turbulente Strömung vom Schallkopf weg in Türkistönen im linken bzw. rechten Vorhof dar.

Semiquantitative Beurteilung:

Zum Zeitpunkt des maximalen diastolischen Einstroms wurde die farbkodierte Fläche planimetriert und auf die im selben Bild bestimmte Fläche des linken Ventrikels bezogen. Die maximalen, in Farbe kodierten Flächen der Mitral- und Trikuspidalinsuffizienzen wurden ebenfalls planimetriert. Es wurde eine semiquantitative Schweregradeinteilung anhand der Jetfläche (Mohr-Kahaly et al. 1989) vorgenommen. Dabei entspricht eine Jetfläche $<3\ cm^2$ einer leichten, eine Fläche zwischen 3 und $6\ cm^2$ einer mittelgradigen und eine Fläche $>6\ cm^2$ einer schweren Mitral- bzw. Trikuspidalinsuffizienz.

Enddiastolisches und endsystolisches Volumen wurden aus dem zweidimensionalen Echokardiogramm unter Verwendung der monoplanen Scheibchensummationsmethode ermittelt. Schlagvolumen und Ejektionsfraktion wurden unter Verwendung eines Auswertungscomputers (Cardio200) errechnet.

Ergebnisse

Qualitative Beurteilung der linksventrikulären Strömungsphänomene

Bei Normalpersonen wird während des diastolischen Einstroms nahezu die gesamte linksventrikuläre Fläche (mit Ausnahme der linksventrikulären Ausflußbahn und der Fläche hinter dem posterioren Mitralsegel) bei apikaler Anlotung in Rot kodiert. Bei Patienten mit dilatativer Kardiomyopathie erfolgt der diastolische Einstrom zeitlich verzögert. Es wird nur ein kleiner Bereich in Mitralringnähe in Rot kodiert, während größere Abschnitte des linksventrikulären Kavums schwarz bleiben oder in Abschnitten Blaukodierungen aufweisen, was ein Zeichen einer Blutumverteilung innerhalb des linksventrikulären Kavums ist. Während der späteren Diastole entsteht dann eine rote „Farbwolke", die sich in Richtung auf die Herzspitze bewegt. Dort erfolgt eine Richtungsumkehr mit Farbumschlag in Blau sowie eine langsame Strömung in Richtung auf die linksventrikuläre Ausflußbahn während der Systole.

Beurteilung der linksventrikulären Funktion

Die maximale Farbwolke während der Diastole war bei Normalpersonen mit $14{,}5 \pm 2{,}1\ \text{cm}^2$ signifikant größer als bei Patienten mit dilatativer Kardiomyopathie ($12{,}4 \pm 3{,}6\ \text{cm}^2$; s. Abb. 1). Der Quotient aus der maximalen diastolischen Farbfläche zur linksventrikulären Fläche, bestimmt im selben Bild, betrug bei Normalpersonen $64{,}4 \pm 6{,}1\%$ und bei Patienten mit dilatativer Kardiomyopathie $28 \pm 7\%$. Die mittels zweidimensionaler Echokardiographie bestimmte Ejek-

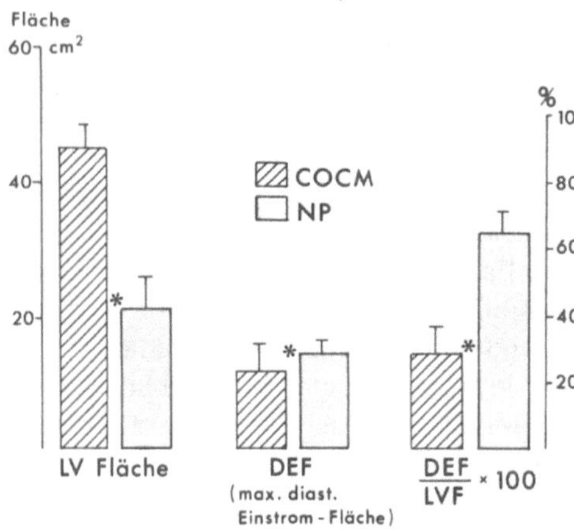

Abb. 1. Vergleich zwischen linksventrikulärer Fläche (*LVF*), maximaler diastolischer Einstromfläche (*DEF*) und dem mit 100 multiplizierten Quotienten aus beiden Flächen bei Patienten mit dilatativer Kardiomyopathie (*COCM*) und normalen Probanden (*NP*)

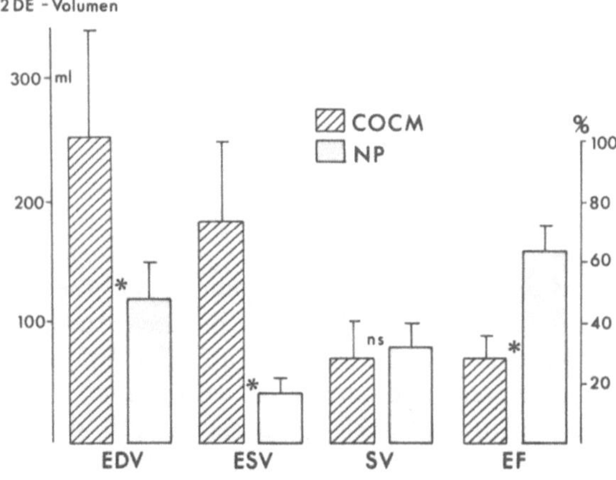

Abb. 2. Vergleich des enddiastolischen und endsystolischen Volumens (*EDV*, *ESV*), des Schlagvolumens (*SV*) und der Ejektionsfraktion (*EF*) beider Kollektive

tionsfraktion betrug im Normalkollektiv 64,9 ± 6,2%, bei Patienten mit dilatativer Kardiomyopathie 28 ± 6,4% (Abb. 2).

AV-Klappeninsuffizienzen

Bei 23 der 32 Patienten (72%) mit dilatativer Kardiomyopathie wurde eine Mitralinsuffizienz nachgewiesen (Abb. 3). Es handelte sich um einen holosystolischen Insuffizienzjet mit ellipsoider Jetkonfiguration. Bei 5 Patienten (15%) war die Jetfläche <3 cm^2, entsprechend einer leichten Insuffizienz. Bei 11 Patienten (34%) lag die Jetfläche zwischen 3 und 6 cm^2, entsprechend einer mittelgradigen, und bei 7 Patienten (22%) war sie >6 cm^2, entsprechend einer schweren Mitralinsuffizienz.

Bei 15 von 18 Patienten (83%) wurde eine Trikuspidalinsuffizienz nachgewiesen. Die Jetfläche war in 2 Fällen (13%) <3 cm^2, in 9 Fällen (60%) lag sie zwischen 3 und 6 cm^2, und in 4 Fällen (27%) war sie >6 cm^2 (Abb. 4).

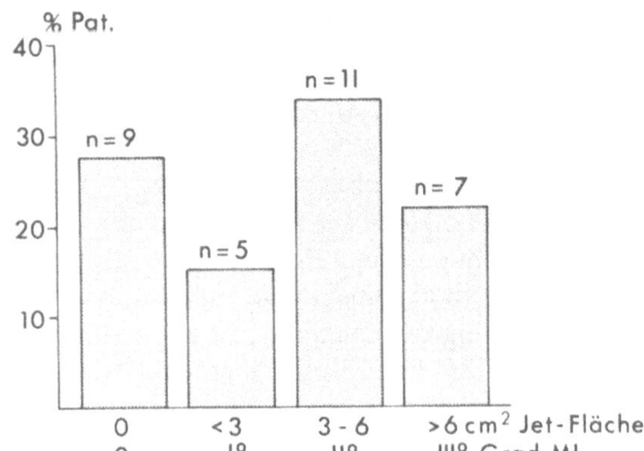

Abb. 3. Prävalenz und semiquantitative Schweregradeinteilung der Mitralinsuffizienz bei COCM (25/32 Patienten = 72%)

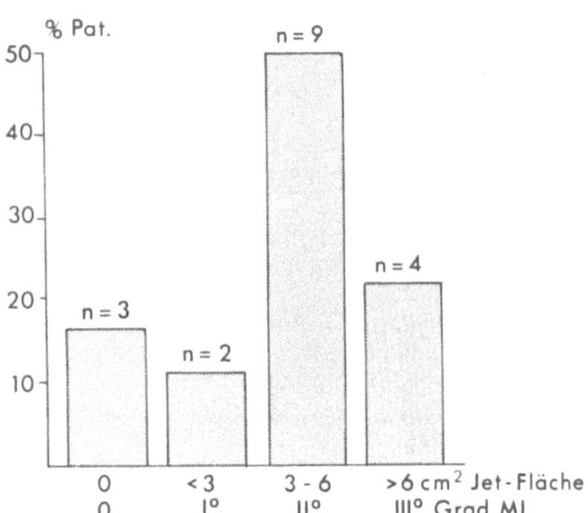

Abb. 4. Prävalenz und semiquantitative Schweregradeinteilung der Trikuspidalinsuffizienz bei COCM (15/18 Patienten = 83%)

Diskussion

Obwohl die Ätiologie einer globalen Funktionseinschränkung des linken Ventrikels mit Dilatation auch des linken Vorhofes und der rechten Herzkammern mittels Echokardiographie nicht zu erklären ist, so liefert doch die ein- und zweidiemensionale Echokardiographie die für die Diagnose einer dilatativen Kardiomyopathie charakteristischen Befunde (Feigenbaum 1986). Als wesentliche zusätzlichen Informationen, die durch die farbkodierte Dopplerechokardiographie bei diesem Krankheitsbild zu erhalten sind, wären die Erkennung und die semiquantitative Abschätzung des Schweregrades von AV-Klappeninsuffizienzen zu nennen. Hier ist auffällig, daß es sich in einem hohen Prozentsatz um zumindest mittelgradige Insuffizienzen handelt (Meese et al.1986; Mohr-Kahaly et al. 1987, 1989). Diese Befunde sind aus der invasiven Angiographie bekannt (Levisman 1977) und konnten von Keren et al. (1986, 1988) mittels konventioneller Dopplerechokardiographie bestätigt werden. Während die morphologische Pathogenese der Mitralklappeninsuffizienzen bereits detailliert untersucht wurde (Levisman 1977; Boltwood et al. 1983), so liegen über ihren Anteil an der klinischen Symptomatik bzw. hinsichtlich der Prognose der Patienten in der Literatur bisher kaum Arbeiten vor. Die farbkodierte Dopplerechokardiographie scheint nun die diagnostische Möglichkeit für diese Beurteilung zu erschließen. Ferner erlaubt die Methode die anschauliche Analyse des räumlichen und zeitlichen Blutströmungsverhaltens innerhalb des linken Ventrikels während des Herzzyklus (Wittlich et al. 1988) und gibt damit eine neue Information zur Pathogenese z. B. von Thrombenbildungen. Eine Quantifizierung des Ein- und Ausstromverhaltens anhand der farbkodierten Flächen wird derzeit noch kontrovers diskutiert und kann noch nicht allgemein empfohlen werden. Unseres Erachtens erlaubt jedoch die Bestimmung der maximalen diastolischen Einstromfläche, bezogen auf die linksventrikuläre Fläche im selben Bild, eine rasche Beurteilung der linksventrikulären Funktion, die sowohl bei Normalpersonen als auch bei Patienten mit dilatativer Kardiomyopathie gut mit der aus dem zweidimensionalen Echokardiogramm bestimmten Ejektionsfraktion korreliert (Mohr-Kahaly et al. 1987).

Literatur

Abbasi AS, Allen MW, Decristofaro D, Ungar I (1980) Detection and estimation of the degree of mitral regurgitation by range-gated pulsed Doppler echocardiography. Circulation 61:143–147

Boltwood CM, Tei C, Wong M, Shah P (1983) Quantitative echocardiography of the mitral complex in dilated cardiomyopathy; the mechanism of functional mitral regurgitation. Circulation 68:498–508

Corya BC, Feigenbaum H, Rasmussen S (1974) Echocardiographic features of congestive cardiomyopathy compared with normal subjects and patients with coronary artery desease. Circulation 49:1153–1157

Feigenbaum H (1986) Echocardiography. In: Feigenbaum H (Hrsg) Lea and Febiger, Philadelphia, pp 527–544

Gardin JM, Seri LT, Elkayam U (1983) Evaluation of dilated cardiomyopathy by pulsed Doppler echocardiography. Am Heart J 10:1057–1065

Keren G, Le Jemtel TH, Zelcer A, Meisner JS, Bier A, Yellin EL (1986) Time variation of mitral regurgitant flow in patients with dilated cardiomyopathy. Circulation 74:684–89

Keren G, Katz S, Strom J, Sonnenblick EH, Le Jemtel TG (1988) Non-invasive quantification of mitral regurgitation in dilated cardiomyopathy: correlation of two Doppler echocardiographic methods. Am Heart J 166:758–764

Levisman JA (1977) Echocardiographic diagnosis of mitral regurgitation in congestive cardiomyopathy. Am Heart J 93:33–39

Meese RB, Adams D, Kisslo J (1986) Assessment of valvular regurgitation by conventional and color flow Doppler in dilated cardiomyopathy. Echocardiography 3:505–511

Mohr-Kahaly S, Erbel R, Viehl H, Wittlich N, Drexler M, Meyer J (1987) Analyse von Klappeninsuffizienzen und linksventrikulärer Funktion bei dilatativer Kardiomyopathie mittels Farb-Doppler-Echokardiographie. Z Kardiol 76:52(Abstract)

Mohr-Kahaly S, Erbel R, Zenker G, Drexler M, Wittlich N, Schaudig M, Bohlander M, Esser M, Meyer J (1989) Semiquantitative grading of mitral regurgitation by color-coded Doppler. Int J Cardiol 23:223–230

Mohr-Kahaly S, Erbel R, Zenker G, Bohlander M, Esser M, Meyer J (1989) Flow patterns of mitral regurgitation due to different etiologies; analysis by color-coded Doppler echocardiography. Int J Cardiol 23:231–237

Suzuki Y, Hirofumi K, Kazimori K (1986) Detection and evaluation of tricuspid regurgitation using a real time two-dimensional color-coded Doppler flow imaging system: comparison with contrast two-dimensional echocardiography and right ventriculography. Am J Cardiol 57:811–817

Wittlich N, Erbel R, Drexler M, Mohr-Kahaly S, Brennecke R, Meyer J (1988) Color-coded Doppler flow-mapping of the heart in normal subjects. Echocardiography: 5:157–172

Diagnostischer Beitrag der echokardiographischen Gewebecharakterisierung bei myokardialen Erkrankungen *

C. E. Angermann, H.-U. Stempfle, R. J. Hart und K. Theisen

Einführung

Echokardiographische Diagnostik basierte traditionell auf einer Analyse kardialer Morphologie und Funktion anhand der flächigen Echos hoher Intensität, die an den glatten Oberflächen der Herzklappen, der Gefäße und des Endo- und Epikards entstehen. Die aus dem Myokard stammenden Streuechos niedriger Signalstärke, die an im Verhältnis zur Wellenlänge des Ultraschalls kleinen Strukturelementen des Herzmuskels entstehen und sich zwischen den endo- und epikardialen Reflexionen abbilden, blieben lange Zeit entweder völlig unberücksichtigt oder wurden nur qualitativ in die Beurteilung des echokardiographischen Befundes mit einbezogen. Dabei fielen jedoch bei verschiedenen Erkrankungen des Herzmuskels wie der Amyloidose, der hypertrophen Kardiomyopathie und dem Myokardinfarkt bereits visuell eine veränderte Intensität und Struktur der myokardialen Echos auf [5, 12, 22, 24].

Auf der Basis dieser Beobachtungen entwickelten sich in den letzten Jahren Versuche einer quantitativen Analyse der myokardialen Streuechos. Dabei wurden die Möglichkeiten der digitalen Bildverarbeitung eingesetzt, um die komplexen Wechselwirkungen zwischen Ultraschallsignal und streuenden Strukturen im Myokard systematisch zu erfassen und objektive und quantitative Information über die physikalischen Charakteristika des Herzmuskels zu gewinnen.

Echokardiographische Gewebecharakterisierung kann definiert werden als Analyse der Gewebemorphologie des Myokards anhand seiner akustischen Eigenschaften. Diagnostisches Ziel dieses heute noch experimentellen Verfahrens ist zunächst, normale und pathologische Zustandsformen des Herzmuskels anhand von akustischen Parametern nichtinvasiv zu differenzieren. Einen weiteren Schritt stellt dann die tatsächliche Charakterisierung pathologischer myokardialer Prozesse dar. Die echokardiographische Analyse kardialer Funktion soll durch den neuen Ansatz der Gewebecharakterisierung nicht ersetzt, sondern sinnvoll ergänzt werden.

Aus der Medizinischen Klinik Innenstadt der Universität München, Kardiologische Abteilung, Ziemssenstr. 1, D-8000 München 2

* Unterstützt durch die Wilhelm Sander-Stiftung

Methodische Probleme

Limitierend waren für die Aussagekraft vieler bisheriger Untersuchungen zur echokardiographischen Gewebecharakterisierung Probleme des Datentransfers in das Bildverarbeitungssystem: Die Übertragung über optische Systeme führte zu erheblichem Informationsverlust. Die fehlende Möglichkeit einer Digitalisierung in Echtzeit verhinderte zudem die Analyse von Bildsequenzen. Vor allem für klinische Studien, die auf die Analyse reflektierten Ultraschalls angewiesen sind, stellen die interaktiv beeinflußbare Regelung der Signalstärke und Echointensität durch Verstärkung und Tiefenausgleichsregelung und die in allen kommerziellen Echokardiographiegeräten zur optischen Bildverbesserung integrierten Nachverarbeitungsschritte weitere bedeutsame Fehlerquellen dar.

Zudem ist bei der Sektorumwandlung keine fehlerfreie Zuordnung des polaren Rasters der im Schallkopf zunächst entstehenden Radiofrequenzsignale zum kartesischen Raster des Videosektorbildes möglich (Abb. 1). Die Größe des analysierbaren Myokardareals ist, im Gegensatz zu Ultraschallbildern anderer Organe, bei 2D-Echokardiogrammen durch die endo- und epikardialen Grenzflächen limitiert, so daß sich Einschränkungen für eine Analyse der Echoverteilung ergeben können. Schließlich entstehen durch physikalische Faktoren wie die Schallabschwächung durch zunehmende Eindringtiefe und präkardiales Gewebe

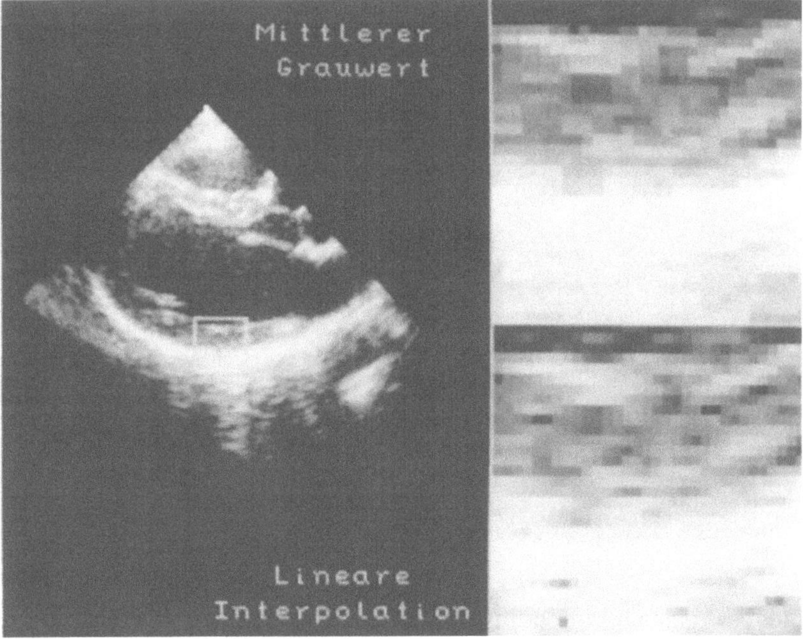

Abb. 1. *Links* Videobild eines normalen linksparasternalen 2D-Echokardiogramms mit im Bereich der linken Hinterwand markiertem Myokardareal. *Rechts* Vergrößerte Darstellungen desselben Myokardareals, die in Abhängigkeit vom verwendeten Sektorumwandlungsalgorithmus Unterschiede in der Grauwertverteilung zeigen

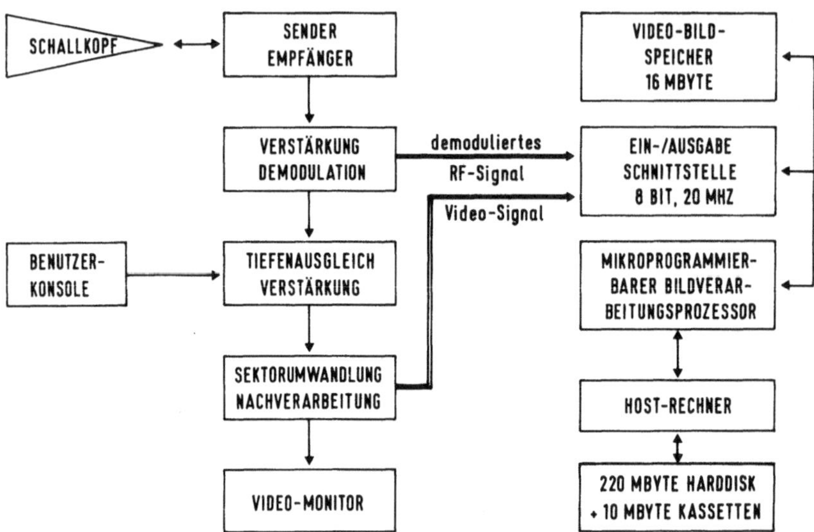

Abb. 2. Schaltbild der On-line-Übertragung und -Verarbeitung von echokardiographischen Video- und demodulierten Radiofrequenz-(*RF*-)Signalen

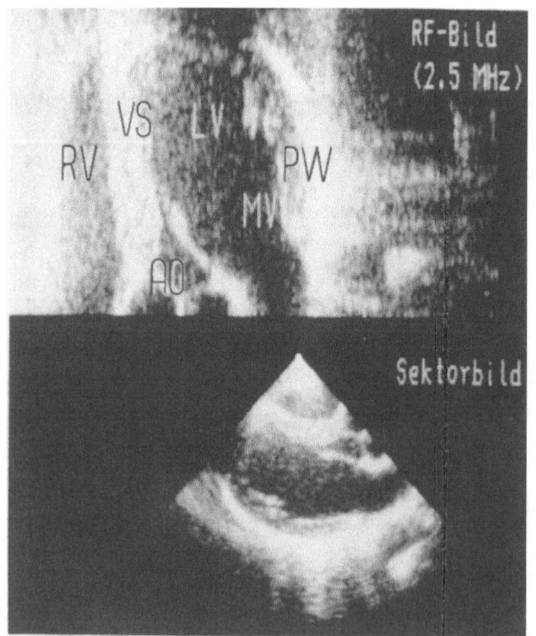

Abb. 3. Mit 2,5 MHz digitalisiertes RF-Bild (*oben*) und entsprechendes sektorumgewandeltes Bild (*unten*) eines normalen linksparasternalen 2D-Echokardiogramms (*RV* rechter Ventrikel, *LV* linker Ventrikel, *VS* interventrikuläres Septum, *PW* Hinterwand des LV, *AO* Aortenwurzel, *MV* Mitralklappe)

und die Abhängigkeit der myokardialen Echointensität vom Einfallswinkel des Ultraschallsignals weitere Schwierigkeiten, die bei der Interpretation der Befunde zu berücksichtigen sind.

Diese methodischen Probleme können, soweit sie technisch bedingt sind, durch apparative Verbesserungen teilweise umgangen werden: So wurden durch

Entwicklung einer speziellen Schnittstelle in unserer Arbeitsgruppe die technischen Voraussetzungen für eine On-line-Datenübertragung vom Echokardiographiegerät (Toshiba SSH 40) in ein Bildverarbeitungssystem (Mipron, Kontron Instruments) und für die Digitalisierung von Bildsequenzen geschaffen [2, 9]. Durch Modifikation des Sektorscanners wurde zudem erreicht, daß nicht nur konventionelle Videodaten, sondern auch die von Verstärkung und Tiefenausgleichsregelung unabhängigen gleichgerichteten und logarithmisch verstärkten Radiofrequenz-(RF-)Signale vor Sektorumwandlung und allen Nachverarbeitungsschritten am Echokardiographiegerät abgegriffen werden können (Abb. 2). Im Computer werden nach Amplitudendetektion mittels Tiefpaßfilterung aus den einzelnen Schallimpulsen zweidimensionale Bilder aufgebaut. Die Proportionen solcher RF-Bilder erscheinen im Vergleich zum geometrisch korrekten Sektorbild verzerrt (Abb. 3), sie enthalten jedoch unverfälscht die gesamte Graustufeninformation der reflektierten Ultraschallsignale. Aus diesem Grund erscheinen sie für eine verläßliche quantitative Analyse der myokardialen Echos besser geeignet als Videodaten.

Datenanalyse

Intensität und räumliche Anordnung der sich zwischen Endo- und Epikard darstellenden Streuechos charakterisieren das echokardiographische Bild des Myokards. Eine Möglichkeit der Analyse dieser myokardialen Echos ist die Grauwerthistogrammstatistik, also eine Untersuchung der Häufigkeit des Auftretens von Graustufen verschiedener Intensität. Unterschiede der Bildstruktur in Regionen mit gleicher Grauwertverteilung werden damit allerdings nicht erfaßt; sie können erst durch Untersuchung der zweidimensionalen Anordnung der Myokardechos, die sogenannte Texturanalyse, quantifiziert werden. Cooccurrencematrizen, wie sie relativ häufig zur echokardiographischen Texturanalyse eingesetzt werden, sind eine von mehreren Möglichkeiten, statistische Abhängigkeiten zweiter Ordnung zu erfassen. Die Matrixelemente beschreiben dabei die gegenseitige Abhängigkeit der Signalintensitäten zweier Bildpunkte mit einer vorgegebenen Distanz in einer gegebenen Region [8]. Die Matrizengröße wird durch die Bildauflösung bestimmt. Aus solchen Matrizen können nun eine Vielzahl von Texturparametern gewonnen werden, die unterschiedliche Bildeigenschaften charakterisieren.

Experimentelle Untersuchungen

Frühe In-vitro-Studien stellen die gedankliche Grundlage heutiger Ansätze echokardiographischer Gewebecharakterisierung dar: In diesen Untersuchungen wurden zunächst Transmissionsmessungen zur Gewebecharakterisierung verwendet [13–15, 18]. Bei akuten Myokardinfarkten wurde beispielsweise bereits nach weniger als 1 h eine Veränderung der akustischen Impedanz nachgewiesen

[18]. In einer weiteren Studie war schon 15 min nach Koronarokklusion eine verminderte Schallabschwächung nachweisbar, die innerhalb von 24 h unverändert blieb [14], nach Ablauf einiger Tage jedoch in eine verstärkte Schallabschwächung überging [13]. In diesen Studien gelang damit nicht nur der frühzeitige Ischämienachweis, sondern es deutete sich auch die Möglichkeit einer ungefähren Abschätzung der Ischämiedauer durch echokardiographische Gewebecharakterisierung an.

Grundsätzlicher Nachteil aller bei diesen Analysen verwendeten Methoden war, daß sie die Positionierung von Ultraschallsender und -empfänger auf verschiedenen Seiten des untersuchten Materials voraussetzten. Sie waren daher auf In-vivo-Untersuchungen nicht zu übertragen. Um auch klinisch verwertbare Ergebnisse zu erhalten, ging man zur Analyse des reflektierten Ultraschallsignals über und untersuchte zunächst die Signalstärke myokardialer Streuechos. Abnorme Veränderungen der myokardialen Echointensität wurden z. B. nach Koronarokklussion bei akut ischämischem Myokard, in infarzierten Wandarealen, nach Myokardkontusion und bei durch Doxorubicin induzierter Kardiomyopathie gezeigt [15–17, 20, 25]. In Narbenbezirken fand sich eine direkte Beziehung zwischen Kollagengehalt und myokardialer Echointensität [10, 15]. Alle diese Ergebnisse machten deutlich, daß zumindest in In-vitro-Studien und im Tierexperiment, wo sich methodische Probleme minimieren lassen, bei pathologischen Veränderungen der Myokardperfusion oder -struktur meßbare Veränderungen der akustischen Eigenschaften des Herzmuskelgewebes festzustellen sind [20].

Tierexperimentelle Befunde mehrerer Arbeitsgruppen belegten zudem, daß es auch während des Herzzyklus zu Veränderungen der Intensität und räumlichen Anordnung myokardialer Echos kommt; der normale Herzmuskel war von einer kontraktionsabhängigen Abnahme myokardialer Echointensität zwischen Enddiastole und Endsystole gekennzeichnet, die bei pathologischen Veränderungen wie myokardialer Ischämie, Myokardinfarkt oder Reperfusion ganz oder teilweise aufgehoben war [3, 4, 7, 11, 23]. Aufgrund dieser Ergebnisse stand fest, daß grundsätzlich bei Untersuchungen zur echokardiographischen Gewebecharakterisierung die Herzphase berücksichtigt werden muß; zudem machten die Befunde wahrscheinlich, daß auch die phasische Variation myokardialer Echointensität bei klinischen Untersuchungen diagnostisch genutzt werden kann.

Klinische Untersuchungen

Während Messungen von Absolutwerten myokardialer Echointensität zur interindividuellen Vergleichbarkeit eine Korrektur entsprechend der Eindringtiefe und dem Schallabschwächungskoeffizienten des zwischen Schallkopf und untersuchter Myokardregion gelegenen Gewebes erfordern würden, wird das intraindividuelle Ausmaß phasischer Intensitätsveränderungen während der Herzaktion von diesen Faktoren weniger beeinflußt. Studien unserer Arbeitsgruppe und anderer Autoren bestätigen, daß zyklusabhängige Änderungen der myokardialen Echointensität auch bei gesundem humanem Myokard vorhanden sind [2, 19, 26]. Durch Bild-für-Bild-Analyse konnten in unserer Untersuchung der genaue

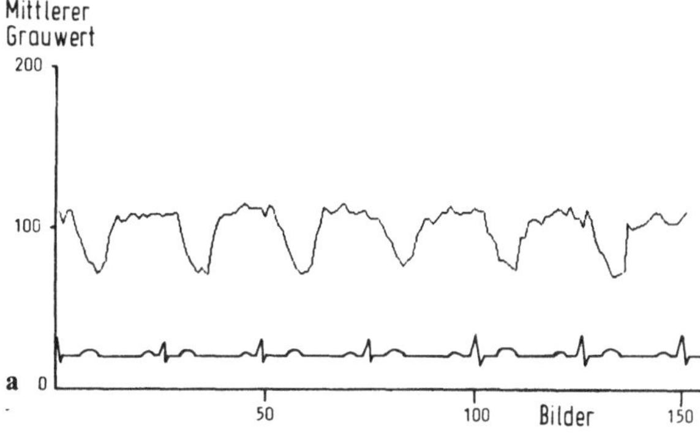

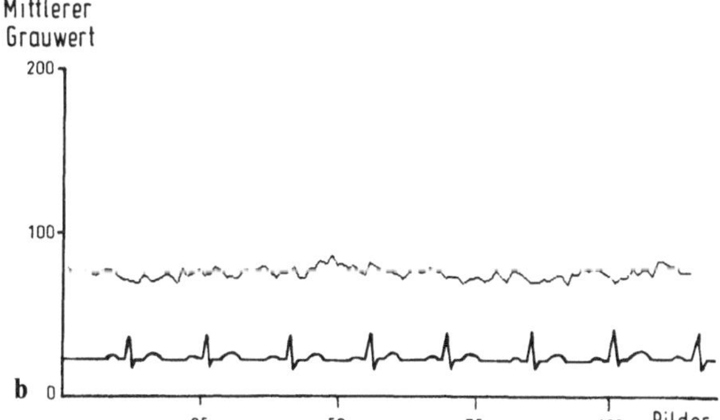

Abb. 4 a, b. Bild-für-Bild-Analyse der myokardialen Echointensität bei einer Normalperson (**a**) und bei einem Patienten mit dilatativer Kardiomyopathie (**b**)

Ablauf der phasischen Intensitätsänderungen und die Variabilität von Schlag zu Schlag erfaßt werden [2, 9]. Die Abb. 4a gibt bei einer Normalperson die Bild für Bild bestimmte mittlere Echointensität der proximalen Hinterwand im linksparasternalen Längsschnitt wieder. Das EKG ermöglicht dabei eine Zuordnung zu den Phasen der Herzaktion. Eine rasche Abnahme der mittleren myokardialen Echointensität tritt etwa zeitgleich mit dem Beginn des QRS-Komplexes ein, eine erneute Intensitätszunahme beginnt nach der T-Welle, also während der frühen Diastole. Anschließend zeigt sich während des Rests der Diastole keine wesentliche Änderung der myokardialen Echointensität mehr. Dieses streng parallele Verhalten von elektrischer Aktivität und myokardialer Echointensität, das auch in einem größeren Kollektiv von Probanden regelmäßig nachzuweisen war, legte einen direkten Zusammenhang zwischen dem mechanischen Ablauf der Herzaktion und dem Grauwertverhalten nahe; als potentielle Ursachen zu diskutieren waren mehrere physiologische Faktoren wie die Abnahme der Anzahl streuender Strukturen pro Volumeneinheit Gewebe durch die systolische Verkürzung und Verdickung der Zellelemente, eine Änderung der Geometrie oder relativen Orientierung der Muskelfasern, zyklische Schwankungen des myokardialen Blutflusses [17] oder phasische Änderungen der Reflexionseigenschaften des Herzmuskels [27, 28]. Ausmaß und zeitlicher Ablauf der zyklischen Grauwertvariation wiesen eine hohe Reproduzierbarkeit über alle ausgewerteten Herzaktionen auf; der Inter- und Intraobserververgleich zeigte entsprechend keine signifikante Streuung der enddiastolischen und endsystolischen Meßwerte [2].

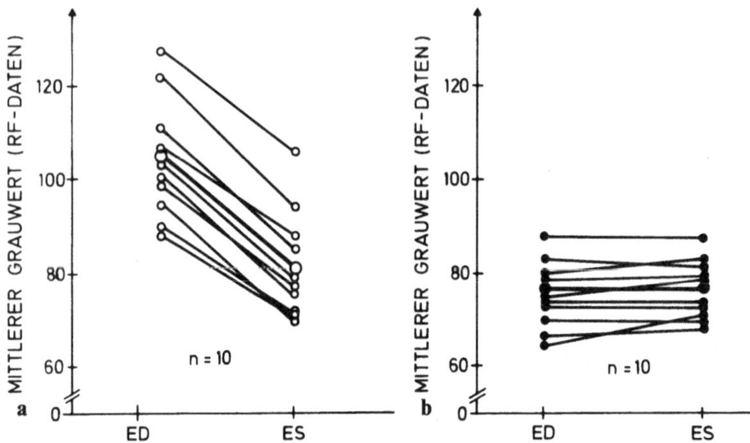

Abb. 5 a, b. Diastolisch-systolische Änderung der myokardialen Echointensität bei Normalpersonen (**a**) und Patienten mit dilatativer Kardiomyopathie (**b**) (n jeweils = 10). Dargestellt sind Einzelwerte und Mittelwerte jedes Kollektivs (*ED* Enddiastole, *ES* Endsystole)

Auch unter klinischen Bedingungen erwies sich damit die Analyse des myokardialen Grauwertverhaltens als gut zu reproduzierende und daher potentiell auch diagnostisch brauchbare Methode. Patienten mit fortgeschrittener dilatativer Kardiomyopathie ließen sich anhand der fehlenden bzw. stark verminderten Variation myokardialer Echointensität eindeutig von Probanden abgrenzen. Das Beispiel auf Abb. 4b zeigt über mehrere Herzzyklen bei einem Kardiomyopathiepatienten keine systematische Veränderung der Echointensität des Herzmuskels in Abhängigkeit von der Herzphase. An den enddiastolischen und endsystolischen Echointensitäten bei je 10 Normalpersonen und Patienten mit dilatativer Kardiomyopathie ist zu erkennen, daß es bei allen Probanden, jedoch bei keinem der Patienten zu einer signifikanten systolischen Änderung der myokardialen Grauwerte kam (Abb. 5); beide Kollektive ließen sich eindeutig voneinander abgrenzen.

Der pathologische Zustand des Myokards bei den Patienten konnte damit sicher nachgewiesen werden. Ähnliche Ergebnisse wurden auch von Vered et al. vorgelegt [26]. Als Ursachen des abnormen zyklischen Grauwertverhaltens waren nach diesen Befunden neben pathologischen Veränderungen der Myokardstruktur, des Flüssigkeitsgehaltes und der Perfusion des Herzmuskels besonders Störungen der regionalen oder globalen Pumpfunktion zu diskutieren.

Um zu prüfen, welche Teilkomponenten zur Aufhebung der systolisch-diastolischen Änderung der myokardialen Echointensität beitragen, wurde in einer weiteren Studie bei Probanden und Patienten mit verschiedenen Herzmuskelerkrankungen ein quantitativer Vergleich zwischen Parametern der regionalen und globalen Pumpfunktion und der zyklischen Grauwertvariation angestellt [1]. Es zeigte sich, daß hauptsächlich der dynamische Ablauf der Herzaktion das Ausmaß der zyklischen Variation der Echointensität bestimmt; eine passive Dehnung des Myokards in Narbenzonen kann sogar zu einer systolischen Grauwertzunahme führen. Die Befunde demonstrierten zudem, daß der Zusammenhang zwischen Kontraktions- und Relaxationsverhalten und Verhalten der myokardialen Echointensität weitgehend unabhängig davon zu sein scheint, ob die untersuchten Personen herzgesund sind oder ob pathologische Myokardveränderungen wie eine Herzhypertrophie oder ein vermehrter myokardialer Bindegewebsgehalt bei Kardiomyopathie vorliegen. Sowohl bei gesundem als auch bei pathologisch verändertem Herzmuskel beschrieb also das zyklische Grauwertverhalten v. a. die Pumpfunktion und erlaubte daher keine Rückschlüsse auf Art und Ursache einer Myokarderkrankung. Die Ergebnisse bedeuteten jedoch einen ersten Schritt zur Quantifizierung der Beziehung zwischen myokardialem Grau-

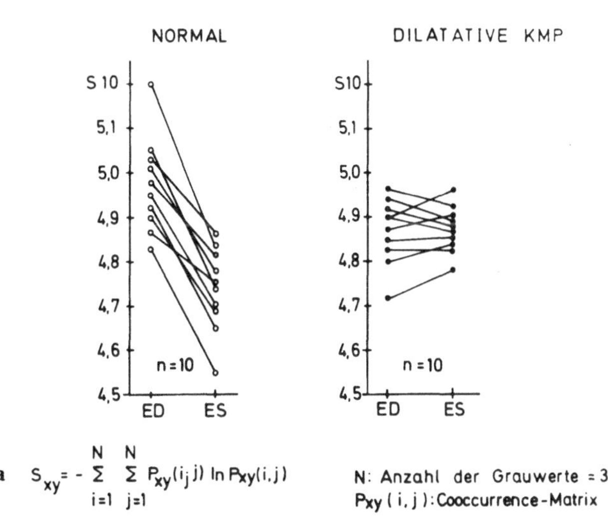

a $S_{xy} = -\sum_{i=1}^{N}\sum_{j=1}^{N} P_{xy}(i,j)\ \ln P_{xy}(i,j)$

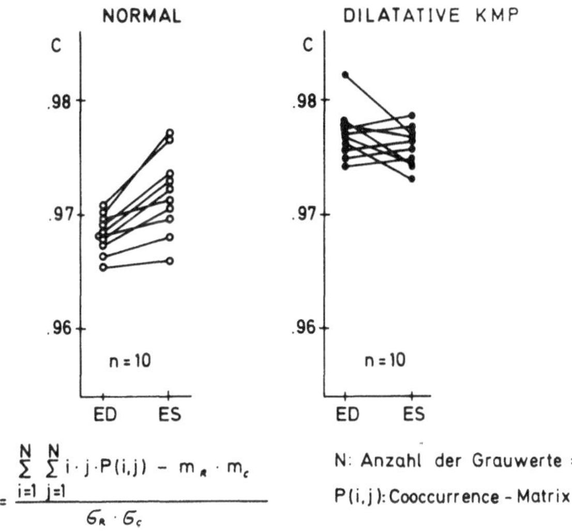

b $C = \dfrac{\sum_{i=1}^{N}\sum_{j=1}^{N} i \cdot j \cdot P(i,j) - m_R \cdot m_C}{\sigma_R \cdot \sigma_C}$

Abb. 6 a, b. Quantitative Texturanalyse bei Normalpersonen (*links*) und Patienten mit dilatativer Kardiomyopathie (*rechts*). Bei 2,5 MHz Abtastrate sind die Kollektive nur anhand der zyklischen Änderungen von Texturparametern aus Cooccurrencematrizen (z. B. „entropy") zu unterscheiden **(a)**. Bei 20 MHz Abtastrate ergeben sich enddiastolisch für den Parameter „correlation" absolute Texturunterschiede **(b)** *ED* Enddiastole, *ES* Endsystole; n jeweils = 10

wertverhalten und kontraktilen Eigenschaften des Herzmuskels beim Menschen. Es erschien danach denkbar, daß unabhängig von der hämodynamischen Analyse der Pumpfunktion durch eine direkte Untersuchung der myokardialen Echointensität Möglichkeiten der nichtinvasiven Beurteilung der regionalen kontraktilen Eigenschaften des Myokards entwickelt werden können.

Versuche der Quantifizierung erkrankungsbedingter struktureller Anomalien des Herzmuskels mit Hilfe einer statistischen Analyse des Verteilungsmusters der myokardialen Echos finden sich in der Literatur bisher nur vereinzelt, während sich bei der nichtinvasiven Untersuchung anderer Organe, z. B. der Leber, die computerisierte Texturanalyse von Ultraschallbildern bereits diagnostisch bewährt hat [21]. Tierexperimentell ließen sich nach Myokardkontusion die traumatisierten Wandabschnitte anhand mehrerer Texturparameter von gesundem Myokard unterscheiden [25]. Pathologischer und normaler Herzmuskel waren also trotz der limitierten Größe der im Myokardbereich untersuchbaren Region durch echokardiographische Texturanalyse zu differenzieren. Analog zur Echointensität zeigten bei herzgesunden Probanden die meisten Texturparameter phasische Änderungen während der Herzaktion, die bei Patienten mit dilatativer Kardiomyopathie fehlten und die so eine Abgrenzung ermöglichten [2, 6, 9]. Daraus war zu folgern, daß auch bei der Texturanalyse zyklusabhängige Variationen berücksichtigt werden müssen. Wenn RF-Daten mit der relativ niedrigen Abtastrate von 2,5 MHz in den Computer digitalisiert wurden, fand sich in herzphasenidentischen Bildern bei je 10 Probanden und Patienten für eine Vielzahl von Texturmaßen eine breite Überlappung der Meßwerte, wie in Abb. 6a für das Texturmaß „entropy“ dargestellt ist. In Bildern, die mit der wesentlich höheren Abtastrate von 20 MHz digitalisiert wurden, konnten beide Kollektive jedoch z. B. anhand des Texturparameters „correlation“ auch in phasenidentischen enddiastolischen Schnittbildern unterschieden werden (Abb. 6b). Das bedeutete, daß nicht nur die funktionellen Unterschiede des Myokards in diesen Kollektiven durch echokardiographische Gewebecharakterisierung zu differenzieren waren, sondern daß aufgrund der zweidimensionalen Echoverteilung auch auf strukturelle Anomalien des Myokards bei den Patienten rückgeschlossen werden konnte.

Zusammenfassung und Ausblick

Auf dem Gebiet der quantitativen echokardiographischen Gewebecharakterisierung wurden in den vergangenen Jahren wesentliche Fortschritte erzielt: Den initialen In-vitro-Untersuchungen folgten sehr bald tierexperimentelle und in neuester Zeit auch klinische Studien. Unter Laboratoriumsbedingungen konnte pathologisch verändertes Myokard anhand seiner akustischen Eigenschaften von gesundem abgegrenzt werden. In vivo erscheint dem gegenüber der interindividuelle Vergleich von Absolutmessungen myokardialer Echointensität wegen der fehlenden Standardisierbarkeit der Untersuchungsbedingungen bei verschiedener Thoraxtiefe bisher wenig sinnvoll; der Vergleich herzphasenidentischer 2D-Echokardiogramme würde die Entwicklung eines Systems, das die Korrektur der myokardialen Echointensität entsprechend der Eindringtiefe, dem Einfallswinkel des Ultraschallsignals und dem Absorptionskoeffizienten des präkardialen Gewebes erlaubt, erfordern. Obwohl die Mechanismen, die der zyklischen Variation myokardialer Echointensität zugrunde liegen, noch nicht vollständig geklärt sind, hat sich dieser Parameter auch in klinischen Studien als brauchbarer, wenn auch relativ unspezifischer Parameter zur Unterscheidung des normalen und des pathologisch veränderten Herzmuskels erwiesen. Die wenigen bisher vorliegenden Untersuchungen zur echokardiographischen Texturanalyse lassen vermuten, daß dieser Ansatz geeignet sein könnte, differenziertere Aussagen als das Grauwerthistogramm zu treffen.

Allerdings sollten möglichst unverfälschte, die ursprüngliche räumliche Verteilung der myokardialen Streuechos wiedergebende Daten der Analyse zugrundegelegt werden, z. B. demodulierte logarithmisch verstärkte RF-Signale. Vor der Anwendung der echokardiographischen Gewebecharakterisierung zu diagnostischen Zwecken muß sie sicher erweitert und an größeren Patientenzahlen und verschiedenen Myokarderkrankungen geprüft werden; dabei ist denkbar, daß die Kombination von Intensitäts- und Strukturanalysen gegenüber Einzelmessungen beim individuellen Patienten eine sicherere Befundzuordnung ermöglicht. Von der Breite klinischer Anwendbarkeit wird schließlich der diagnostische Beitrag des neuen,bisher noch experimentellen Verfahrens abhängen.

Literatur

1. Angermann C, Stempfle U, Hart R, Zwehl W, Theisen K (1987) Zyklische Änderung myokardialer Echointensität: Normalbefund, Ventrikelhypertrophie, dilatative Kardiomyopathie. Z Kardiol 76:I–22
2. Angermann CE, Hart RJ, Stempfle HU, Zwehl W, Theisen K (1989) Echokardiographische Gewebecharakterisierung: Methoden, Probleme, Befunde. In: Grube E (Hrsg) Farb-Doppler- und Kontrast-Echokardiographie. Thieme, Stuttgart, S 377–392
3. Barzilai BE, Madaras EI, Sobel BE, Miller JG, Perez JE (1984) Effects of myocardial contraction on ultrasonic backscatter before and after ischemia. Am J Physiol 247:478–483
4. Barzilai B, Thomas III LJ, Glueck RM, Saffitz JE, Vered Z, Sobel BE, Miller JG, Perez JE (1988) Detection of remote myocardial infarction with quantitative real-time ultrasonic characterization. J Am Soc Echo 1:179–186
5. Bhandari AK, Nanda NC (1983) Myocardial texture characterization by two-dimensional echocardiography. Am J Cardiol 51:817–825
6. Collins SM, Skorton DJ, Prasdad NV, Olshansky B, Bean JA (1985) Quantitative echocardiographic image texture: normal contraction related variability. IEEE Transactions on Medical Imaging MI-4:185–192
7. Glueck RM, Mottley JG, Miller JG, Sobel BE, Perez JE (1985) Effects of coronary artery occlusion and reperfusion on cardiac cycle-dependent variation of myocardial ultrasonic backscatter. Circ Res 56:683–689
8. Haralick RM (1973) Texture features for image classification. IEEE Trans SMC-3:610–621
9. Hart RJ, Angermann CE, Stempfle HU, Zwehl W, Theisen K (1988) Ultrasonic myocardial backscatter: evaluation of two-dimensional echo images and texture analysis of demodulated RF-signals. IEEE Comp in Cardiology, Leuven 1987, pp 111–114
10. Hoyt RH, Collins SM, Skorton DJ, Erickson EE, Conyers D (1985) Assessment of fibrosis in infarcted human hearts by analysis of ultrasonic backscatter. Circulation 71:740–744
11. Madaras EI, Barzilai B, Perez JE, Sobel BE, Miller JG (1983) Changes in myocardial backscatter throughout the cardiac cycle. Ultrason Imaging 5:229–239
12. Martin PR, Rakowski H, French J, Popp RL (1979) Idiopathic hypertrophic subaortic stenosis viewed by wide angle phased array echocardiography. Circulation 59:1206–1217

13. Mimbs JW, Lukas DE, Miller JG, Weiss AN, Sobel BE (1979) Detection of myocardial infarction based on altered attenuation of ultrasound. Circ Res 41:192–198
14. Mimbs JW, O Donnell M, Miller JG, Sobel BE (1979) Changes in ultrasonic attenuation indicative of early myocardial ischemic injury. Am J Physiol 236:H340–H344
15. Mimbs JW, O Donnell M, Bauwens D, Miller JG, Sobel BE (1980) The dependence of ultrasonic attenuation and backscatter on collagen content in dogs and rabbit hearts. Circ Res 47:49–58
16. Mimbs JW, O Donnell M, Miller JG, Sobel BE (1981) Detection of cardiomyopathic changes induced by doxorubicin based on quantitative analysis of ultrasonic backscatter. Am J Cardiol 47:1056–1060
17. Mimbs JW, Bauwens D, Cohen RD, O Donnell M, Miller JG, Sobel BE (1981) Effect of myocardial ischemia on quantitative ultrasonic backscatter and identification of responsible determinants. Circ Res 49:89–96
18. Namery J, Lele PP (1972) Ultrasonic detection of myocardial infarction in dog. Proc IEEE Ultrasonics Symposium:431–434
19. Olshansky B, Collins SM, Skorton DJ, Prased NV (1984) Variation of left ventricular myocardial gray level on two-dimensional echocardiograms as a result of cardiac contraction. Circulation 70:972–977
20. Perez JE, Miller JG, Barzilai B, Wickline S, Mohr GA, Wear K, Vered Z, Sobel BE (1988) Progress in quantitative ultrasonic characterization of myocardium: from the laboratory to the bedside. J Am Soc Echo 1:294–305
21. Raeth U, Schlaps D, Limberg B, Zuna J, Lorenz A, van Kaick G, Lorenz WJ, Kommerell B (1985) Diagnostic accuracy of computerized B-Scan texture analysis and conventional ultrasonography in diffuse parenchymal and malignant liver disease. J Clin Ultrasound 13:87–99
22. Rasmussen S, Corya BC, Feigenbaum H, Knoebel SB (1978) Detection of myocardial scar tissue by M-mode echocardiography. Circulation 57:230–237
23. Sagar KB, Pelc LE, Rhyne TL, Wann S, Waltier DC (1988) Influence of heart rate, preload, afterload and inotropic state on myocardial ultrasonic backscatter. Circulation 77:478–483
24. Siqueira-Filho AG, Cunha CLP, Tajik AJ, Seward JB, Schattenberg TJ, Giuliani ER (1981) M-Mode and two-dimensional echocardiographic features in cardiac amyloidosis. Circulation 63:188–196
25. Skorton DJ, Collins SM, Nichols J, Pandian NG, Bean JA, Kerber RE (1983) Quantitative texture analysis in two-dimensional echocardiography: application to the diagnosis of experimental myocardial contusion. Circulation 68:217–223
26. Vered Z, Barzilai B, Mohr GA, Thoms III LJ, Genton R, Sobel BE, Shoup TA, Milton HE, Miller JG, Perez JE (1989) Quantitative ultrasonic tissue characterization with real-time integrated backscatter imaging in normal human subjects and in patients with dilated cardiomyopathy. Circulation 76:1067–1073
27. Wickline SA, Thomas III LJ, Miller JG, Sobel BE, Perez JE (1985) The dependence of myocardial ultrasonic integrated backscatter on contractile performance. Circulation 72:183–192
28. Wickline SA, Thomas III LJ, Miller JG, Sobel BE, Perez JE (1985) A relationship between ultrasonic integrated backscatter and myocardial contractile function. J Clin Invest 76:2151–2160

Hypertrophe Kardiomyopathie: Morphologie und Hämodynamik

E. Schwammenthal [1], M. Block, B. Schwartzkopff, B. Lösse und G. Breithardt

Der diagnostische Beitrag echokardiographischer Untersuchungsmethoden bei der hypertrophen Kardiomyopathie besteht nicht nur in einem Informationsgewinn, der sonst nur mittels invasiver Methoden zu erzielen ist. Die Echokardiographie gewährt vielmehr wie kein anderes Verfahren auf einfachem Wege Einblick in die beiden entscheidenden Komponenten des pathophysiologischen Prozesses: die veränderte Morphologie und, damit in Zusammenhang stehend, die veränderte Hämodynamik.

Morphologie

Die M-mode-Echokardiographie kann mit der Darstellung einer asymmetrischen Septumverdickung (oder einer symmetrischen Wandverdickung) bei verminderten Dimensionen des linksventrikulären Kavums entscheidende diagnostische Informationen liefern und bei guter Reproduzierbarkeit hilfreich für Verlaufsbeurteilungen sein. Sie erfaßt jedoch nur das basale anteriore Septum und die basale posteriore Wand; das posteriore Septum und die anterolaterale freie Wand sowie die apikalen Wandabschnitte bleiben unzugänglich. Gerade bei einer Erkrankung, die durch einen asymmetrischen Hypertrophieprozeß mit einem breiten Spektrum von Verteilungsmustern und Ausprägungsgraden gekennzeichnet ist, reicht dies nicht aus, zumal sich hinter formal und quantitativ übereinstimmenden M-mode-Registrierungen oft unterschiedlichste morphologische Muster verbergen (Maron et al. 1981). Erst die zweidimensionale Analyse gestattet eine zuverlässige Beurteilung einerseits von Ventrikelkonfiguration und Verteilungsmuster der Hypertrophie (Determinanten der Obstruktion) und andererseits der Ausprägung und Ausdehnung der Hypertrophie (Determinanten der Restriktion). Der relative Anteil dieser beiden Krankheitskomponenten kann beim einzelnen Patienten durchaus unterschiedlich sein (Maron et al. 1987). Im eigenen Patientengut fanden wir bei 82 konsekutiv untersuchten Patienten 12 (15%), bei denen die Hypertrophie auf das basale anteriore Septum beschränkt war, 23 (28%), bei denen das gesamte Septum hypertrophiert war, 43 (52%), bei denen auch die gesamte anterolaterale Wand hypertrophiert war und nur 4 (5%), bei denen im wesentlichen die apikalen Wandabschnitte hypertrophiert waren und es

[1] Medizinische Klinik und Poliklinik C der Westfälischen Wilhelms-Universität, Albert-Schweitzer-Straße 33, D-4400 Münster

systolisch zu einer Obliteration der Spitze, nicht aber zu einer Obstruktion kam (hypertrophe nichtobstruktive Kardiomyopathie, HNCM). Die genaue Kenntnis der Morphologie ist im Hinblick auf eine subvalvuläre Myektomie – angesichts des beschränkten Sichtfelds und Bewegungsspielraums beim transaortalen Zugang – von entscheidender Bedeutung. Zur Vermeidung von Komplikationen (Ventrikelseptumdefekt) sind für den Chirurgen vor allem 2 Informationen wesentlich:

1. Betrifft die Hypertrophie des Septums vorwiegend den anterioren Teil (erreichbar) oder den posterioren (nicht erreichbar)?
2. Liegt die typische Form der hypertrophen obstruktiven Kardiomyopathie (HOCM) vor, bei der systolisch der linksventrikuläre Ausflußtrakt eingeengt wird, oder die atypische Form, bei der es zu einer weiter nach apikal reichenden Septumverdickung kommt, die zu einer mittventrikulären Einengung des linksventrikulären Kavums führt und die eine weiter nach apikal reichende Schnittführung erfordert, was operationstechnisch schwieriger ist (Bircks u. Schulte 1983)?

In manchen Zentren wird die zweidimensionale Echokardiographie daher nicht nur prä-, sondern auch intraoperativ eingesetzt (McIntosh u. Maron 1988).

Über diesen unmittelbaren Nutzen hinaus konnten wir bei 40 Patienten mit hypertropher Kardiomyopathie vor Therapie zeigen, daß das im parasternalen Querschnitt bestimmte Ausmaß der Hypertrophie und ihre Ausdehnung prädiktiven Wert für die Belastungshämodynamik (Leistung, Schlagvolumenindex, Pulmonalarteriendruckanstieg) haben (Schwartzkopff et al. 1989). Es fand sich eine inverse Beziehung zwischen dem Summenscore der Hypertrophie nach Maron (Spirito et a. 1985) und dem Schlagvolumenindex unter Belastung ($r = -0{,}47$, $p < 0{,}005$) sowie zwischen dem Quotienten Summenscore/LVEDD (als Parameter der Masse-Volumen-Relation) und dem Schlagvolumenindex unter Belastung ($r = -0{,}5$, $p < 0{,}005$). Bei ausgedehnter Hypertrophie wurde eine geringere maximale Belastungsstufe erreicht, bei einem um 22% niedrigeren Schlagvolumenindex ($p < 0{,}01$) und einem höheren Pulmonalarterienmitteldruck ($42 \pm 12{,}2$ vs. $35{,}5 \pm 8{,}3$ mmHg, $p < 0{,}1$). Der niedrige Korrelationskoeffizient und die große Streuung ermöglichen es jedoch nicht, beim einzelnen Patienten aufgrund der Quantifizierung der Hypertrophie die Hämodynamik unter Belastung vorauszusagen. Neben anderen pathophysiologischen Faktoren (die Belastungshämodynamik wird eben nicht nur durch die Hypertrophie determiniert) mögen methodische Probleme hier eine Rolle spielen, insbesondere die mäßige Reproduzierbarkeit von Wanddickenmessungen im lateralen Sektorfeld (Spirito et al. 1985).

Hämodynamik

Die Frage der Obstruktion

Als M-mode-echokardiographische Zeichen der Obstruktion werden die mesosystolischen Aortenklappenschließungsbewegung und der SAM, die systolische

Vorwärtsbewegung des vorderen Mitralsegels bzw. seines Halteapparates, angesehen. Je früher der SAM-Septum-Kontakt beginnt, desto länger hält er an und desto höher ist der Gradient. Einige Autoren bestreiten jedoch überhaupt, daß bei der hypertrophen Kardiomyopathie von einer wirklichen Obstruktion gesprochen werden könne, angesichts eines hyperdynamen Ventrikels, der einen beträchtlichen Teil seines Schlagvolumens auswerfe, bevor der Gradient in der Mittsystole sein Maximum erreiche (Murgo 1982). Ihrer Meinung nach entsteht der Gradient dadurch, daß sich der fast komplett entleerte Ventrikel praktisch isovolumetrisch um sein Restkavum kontrahiere. Dem stehen folgende echokardiographische Beobachtungen entgegen (Maron et al. 1985):

1. Die Austreibungszeit des Ventrikels, gemessen mittels M-Mode oder gepulstem Doppler, ist bei der HOCM verlängert und nicht verkürzt.
2. Durch Messungen mittels gepulstem Doppler im linksventrikulären Kavum und Ausflußtakt konnte gezeigt werden, daß es bis zum Aortenklappenschluß zu einer kontinuierlichen Austreibung von Blut kommt. Daher läßt sich
3. in der Aorta ascendens ein antegrader, spätsystolischer Fluß nachweisen, der beim Vorliegen eines bedeutsamen Ruhegradienten in etwa 80% der Fälle biphasisch ist (entsprechend auch dem Bewegungsmuster der Aortenklappe).
4. Ein bedeutsamer Anteil des Schlagvolumens (40–60%) wird nach dem Zeitpunkt des SAM-Septum-Kontakts unter anhaltender Ventrikelverkürzung und in Gegenwart eines Gradienten ausgeworfen. Dies haben u. a. Korrelationen der Messungen mittels gepulstem Doppler in der Aorta ascendens, des Bewegungsmusters der Mitralis und des Ventrikels im M-Mode sowie Gradientenmessungen ergeben.

SAM: Ursache oder Wirkung der Obstruktion?

Zur Frage der Entstehung des SAM (primär durch eine Anomalie des Aufhängeapparates der Mitralis einschließlich der Papillarmuskeln oder sekundär durch einen Venturi-Effekt) gibt es eine Reihe z. T. widersprüchlicher Beobachtungen:

Ein operativer Mitralklappenersatz führt, wie Cooley et al. erstmals gezeigt haben, zu einer Beseitigung des Gradienten (was für den SAM als Ursache der Obstruktion spricht), und zwar ebenso wirksam wie die Entfernung des subaortalen Muskelwulstes (letzteres spricht wiederum gegen den SAM als primär wirksame Ursache). Bei der atypischen Form der HOCM kommt es zwar zur mittventrikulären Obstruktion und somit auch zu einer vorzeitigen Aortenklappenschließungsbewegung, aber nicht unbedingt zum SAM. Der Umstand, daß die Vorwärtsbewegung des aortalen Mitralsegels an die subaortale Einengung der Ausstrombahn gebunden ist, spricht für die Bedeutung des Venturi-Effektes, ebenso wie die Reversibilität der mit dem SAM verknüpften Mitralinsuffizienz nach transvalvulärer Myektomie (s. u.). Farbdoppleruntersuchungen zur Entstehung des intrakavitären Jets stützen diese Hypothese (Yock et al. 1986).

Andererseits konnten wir bei 4 Patienten nach Implantation eines Carpentier-Edwards-Ringes in Mitralposition wegen Mitralprolaps bei „floppy mitral valve" einen SAM ohne Obstruktion, offensichtlich aufgrund eines Mißverhältnisses zwischen der Länge des Mitralaufhängeapparates und des Längsdurchmessers des linksventrikulären Kavums, feststellen. Dies spricht dafür, daß der SAM durchaus ein primäres Ereignis darstellen kann, was kürzlich von Curtius u. Oppgenorth (1988) für ein Kollektiv von HOCM-Patienten mit niedrigem Ruhegradienten gezeigt wurde. Das Dilemma läßt sich möglicherweise lösen, wenn man davon ausgeht, daß mehrere Faktoren an der Entstehung der Obstruktion beteiligt sind.

Der subaortale Septumwulst führt zu einer Einengung des linksventrikulären Ausflußtraktes, dies führt zu einer Strömungsbeschleunigung, die einen Venturi-Effekt verursacht, der – begünstigt durch eine Anomalie des Aufhängeapparates der Mitralis – zum SAM führt, alles gemeinsam mündet in die Obstruktion des Ausflußtraktes. Entsprechend kann dieser Circulus vitiosus auch an mehr als nur einer Stelle (nämlich sowohl durch Mitralklappenersatz als auch durch Myektomie) unterbrochen werden.

SAM und Mitralreflux

Untersuchungen mittels zweidimensionalem Farbdoppler und Farb-M-Mode zeigen, daß bei Patienten mit HOCM und Mitralreflux meist ein biphasisches Regurgitationsmuster vorliegt (Yock et al. 1986), bestehend aus einer geringgradigen, nicht turbulenten Refluxkomponente vor Beginn des SAM und einer bedeutsameren, turbulenten Komponente simultan mit dem SAM.

Bei 12 Patienten, die präoperativ ein biphasisches Muster der Mitralregurgitation aufwiesen, fand sich nach Myektomie kein nennenswerter Reflux mehr. Bei einem weiteren Patienten, der im zweidimensionalen Bild erhebliche Veränderungen der Mitralklappe aufwies und bei dem ein monophasischer, deutlich turbulenter Reflux schon vor dem SAM bestand, war ein Mitralklappenersatz erforderlich. All diese Beobachtungen sprechen dafür, daß die bedeutsame Komponente der Mitralregurgitation durch die Vorwärtsbewegung des vorderen Mitralsegels bedingt ist. Prospektive Untersuchungen müssen zeigen, ob das Vorliegen eines biphasischen Refluxmusters die Beseitigung der (funktionellen) Mitralregurgitation durch transvalvuläre Myektomie zuverlässig voraussagt und damit auch bei deutsamer Mitralinsuffizienz präoperativ sicher entschieden werden kann, ob die Myektomie ausreicht oder ob ein Mitralklappenersatz erforderlich ist.

Dopplerechokardiographische Bestimmung des intraventrikulären Druckgradienten und Lokalisation der Obstruktion

Obwohl anhand des Ausmaßes und insbesondere der Dauer des SAM-Septum-Kontakts (zumindest bei der typischen Form der HOCM) brauchbar abgeschätzt werden kann, ob ein bedeutsamer Gradient vorliegt oder nicht, wäre es wünschenswert, diesen direkter, nichtinvasiv erfassen zu können. Ob dies mittels Continuous-wave-Dopplerechokardiographie (CW-Doppler) prinzipiell möglich ist, war bislang unklar, da es sich im Gegensatz zur valvulären Aortenstenose nicht um eine fixe Stenose handelt, deren Gradient an einem umschriebenen Orificium entsteht, sondern um eine dynamische Stenose, deren Gradient an einer möglicherweise eher tunnel- oder trichterförmigen Einengung entsteht. Hat die

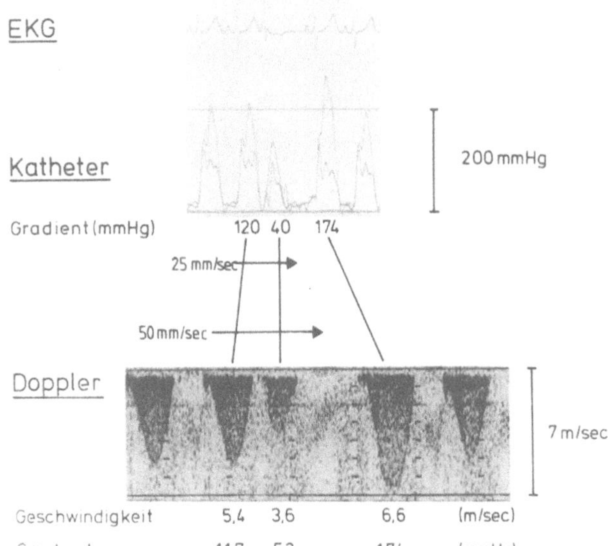

Abb. 1. HOCM: Simultane Registrierung des intraventrikulären Gradienten mittels Katheters und mittels Dopplerechokardiographie

Stenose aber eine bedeutsame Längsausdehnung, so kommt es bei unveränderter Höhe der Strömungsgeschwindigkeit zu einem anhaltenden Druckabfall entlang der Stenose, und der Druckgradient ist nicht mehr proportional zum Quadrat der maximalen Strömungsgeschwindigkeit. So war es fraglich, ob die modifizierte Bernoulli-Gleichung anwendbar sei. Daher registrierten wir bei 7 Patienten mit hypertropher Kardiomyopathie und Sinusrhythmus simultan den Druck in der linksventrikulären Spitze, im linksventrikulären Ausflußtrakt (transseptale Katheteruntersuchung) sowie die systolische Strömungsgeschwindigkeit mittels CW-Doppler bei apikaler Beschallung (Abb. 1). Wir werteten jeweils den Schlag vor, während und nach Extrasystole aus und erhielten bei 20 Wertepaaren (ein Schlag während Extrasystole war nicht auswertbar) eine ausgezeichnete Korrela-

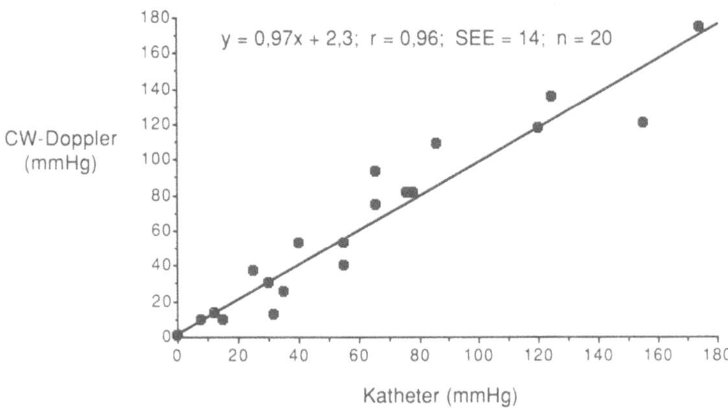

Abb. 2. Korrelation zwischen dem mittels CW-Dopplers und mittels Katheters simultan gemessenen intraventrikulären Druckgradienten

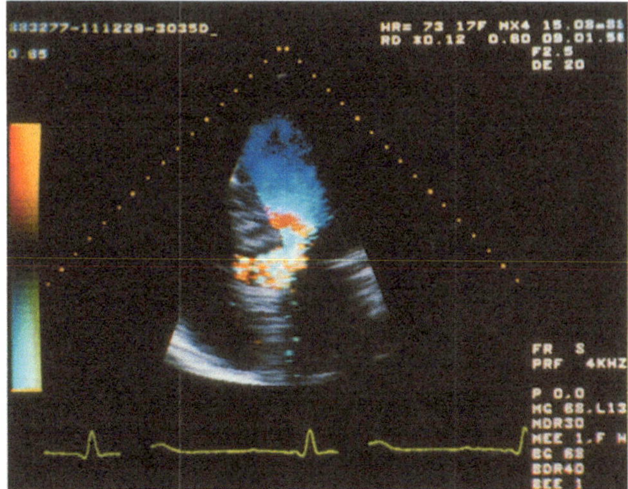

3

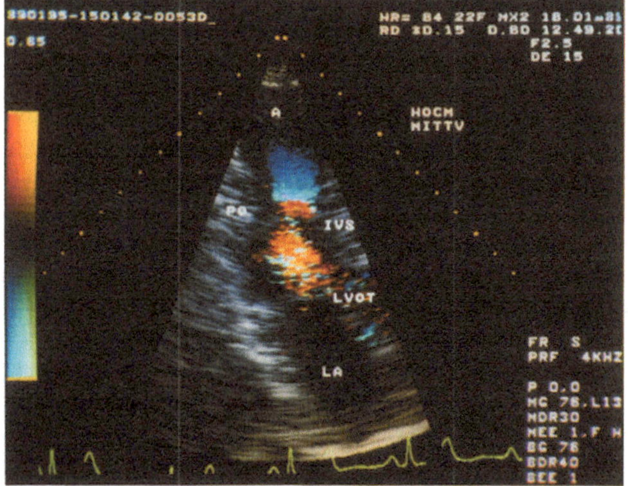

4

Abb. 3. HOCM (typische Form): Darstellung der subaortalen Obstruktion mittels Farbdopplers im sogenannten apikalen Fünfkammerblick. Strömungsbeschleunigung im Bereich der „Vena contracta", erkennbar an dem Farbumschlag nach Rot (Alias-Phänomen) kurz vor der maximalen Einengung, deutliche Turbulenzen im linksventrikulären Ausflußtrakt

Abb. 4. HOCM (atypische Form): Darstellung der mittventrikulären Obstruktion mittels Farbdopplers im apikalen Zweikammerblick. Strömungsbeschleunigung mit Alias-Phänomen kurz vor der maximalen mittventrikulären Einengung, distal davon deutliche Turbulenzen (*A* Apex, *PO* posteriore Wand, *IVS* Septum, *LVOT* Ausflußtrakt des linken Ventrikels)

tion (r = 0,96) bei einer geringen Streuung (SEE = ± 14 mmHg) (Abb. 2). Dabei fand sich keine systematische Unterschätzung, was dafür spricht, daß auch bei der HOCM der Druckabfall über eine relativ kurze Distanz erfolgt.

Da sich die qualitativ besten Registrierungen der systolischen Strömungsgeschwindigkeit im Ausflußtrakt mittels „Pencil" erzielen lassen, also ohne Kontrolle des zweidimensionalen Bildes, ist es schon aus praktischen Gründen wichtig, den typischen Kurvenverlauf zu kennen, um Verwechslungen mit dem Jet der Mitralregurgitation zu vermeiden: Das Maximum liegt meist meso- bis spätsystolisch, was für eine dynamische Stenose charakteristisch ist, so daß der Kurvenverlauf dem im rechtsventrikulären Ausflußtrakt bei infundibulärer Pulmonalstenose gleicht. Mittels zweidimensionaler farbkodierter Dopplerechokardiographie läßt sich überdies anhand des Alias-Phänomens lokalisieren, ob die Obstruktion subaortal (Abb. 3) oder mittventrikulär (Abb. 4) erfolgt, so daß die diagnostische Sicherheit in der Differenzierung zwischen der typischen und atypischen Form der HOCM gesteigert wird.

Linksventrikuläres Füllungsverhalten

Problematischer als die bisher dargestellte Anwendung echokardiographischer Methoden in der Diagnostik der hypertrophen Kardiomyopathie, die im wesentlichen durch die hinlänglich bekannten Faktoren einer eingeschränkten Beschallbarkeit limitiert sind, ist die Anwendung des gepulsten Dopplers zur Erfassung der diastolischen Funktion. Zwar zeigt sich in einer Vielzahl von Fällen ein verändertes transmitrales Flußprofil (verminderte frühdiastolische Einstromgeschwindigkeit, verminderter Dezelerationsslope, kompensatorisch erhöhter Beitrag der Vorhofkontraktion), gerade bei der hypertrophen obstruktiven Kardiomyopathie aber findet sich bei Messungen im Einflußtrakt (Mitralorificium) oft ein scheinbar normales Strömungsprofil, was einige Autoren darauf zurückführten, daß die diastolische Funktionsstörung bei HOCM weniger bedeutsam sei als bei HNCM (Takenaka et al. 1986). Dies erscheint angesichts anderer invasiv erhobener Befunde unwahrscheinlich. Eine andere mögliche Erklärung für den scheinbar normalen diastolischen Einstrom bei Patienten mit HOCM kann der gegensinnige Einfluß von Relaxations- und Compliancestörung sowie der Einfluß des Vorhofdrucks auf das transmitrale Flußprofil sein (Curtius et al. 1988). Frühere Untersuchungen haben gezeigt, daß nach Myektomie die frühdiastolische Einstromgeschwindigkeit im Einflußtrakt bei HOCM-Patienten, entgegen ursprünglichen Erwartungen, häufig abfällt (Curtius et al. 1988).

Ausgehend von dieser Beobachtung haben wir uns gefragt, ob die Ventrikelgeometrie und ihre Veränderung während der Diastole Ursache einer Strömungsbeschleunigung im Einflußtrakt sein kann, die bei der Positionierung des Samplevolume beachtet werden muß. Daher wurde bei 14 Patienten mit HOCM die diastolische Strömungsgeschwindigkeit im Mitralanulus (Abb. 5) und an der Spitze der Mitralsegel registriert (Abb. 6) und mit entsprechenden Messungen bei 14 Patienten mit konzentrischer Hypertrophie aufgrund arterieller Hypertonie oder Aortenstenose verglichen. Beide Kollektive unterschieden sich im Mittel nicht hinsichtlich des Verhältnisses von früh- zu spätdiastolischer Einstromgeschwindigkeit E/L ($0{,}69 \pm 0{,}15$ vs. $0{,}73 \pm 0{,}20$) im Mitralanulus. Bei den Patienten mit konzentrischer Hypertrophie fand sich zwischen den Messungen im Anulus und im Ventrikel an der Spitze der Mitralsegel kein signifikanter Unterschied. Bei den Patienten mit HOCM hingegen fand sich ein signifikanter Anstieg der frühdiastolischen Einstromgeschwindigkeit und somit von E/L ($1{,}42 \pm 0{,}35$) auf gut das Doppelte des Ausgangswertes, wenn man das Samplevolume ventrikel-

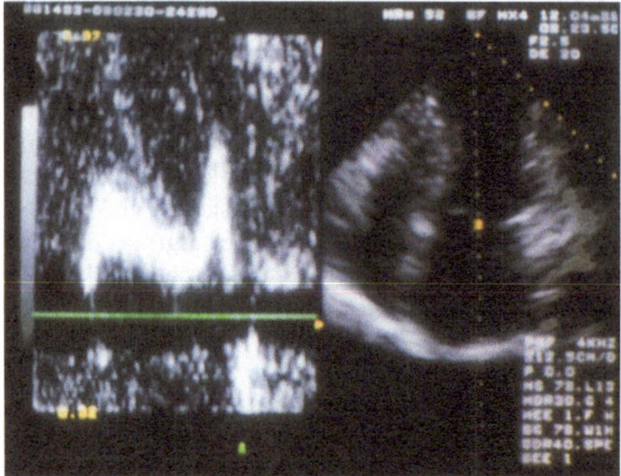

Abb. 5. HOCM (diastolische Strömungsgeschwindigkeit): Messung im Mitralanulus mit vermindertem früh- zu spätdiastolischem Maximum

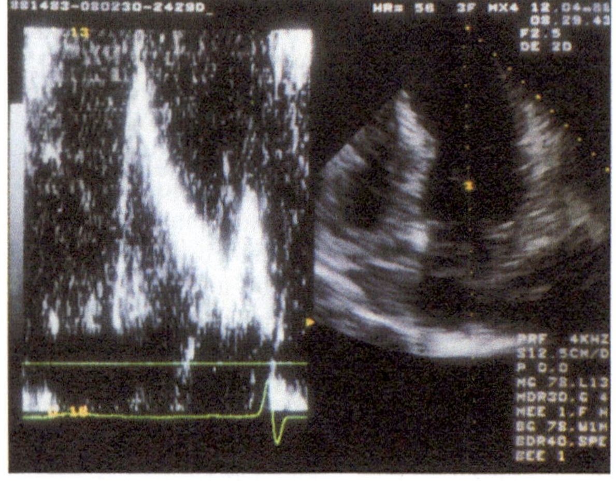

Abb. 6. HOCM (diastolische Strömungsgeschwindigkeit): Messung im Einflußtrakt. Deutlicher Anstieg der frühdiastolischen Strömungsgeschwindigkeit bei unverändertem spätdiastolischem Maximum

wärts schob (Abb. 6). Mittels Farbdoppler läßt sich die Zone der Strömungsbeschleunigung darstellen: Die diastolische Alias-Zone liegt im Verhältnis zur systolischen Alias-Zone gleichsam auf der anderen Seite der Septumverdickung, bezogen auf die Strömungsrichtung somit auf der distalen Seite. Dopplermessungen des diastolischen Strömungsprofils bei HOCM hängen somit stark von der Position des Meßfensters ab, da es vermutlich durch die veränderte Ventrikelgeometrie, möglicherweise durch die verzögerte Rückbildung der systolischen Obstruktion, ventrikelwärts zu einer Beschleunigung der frühdiastolischen Einstromgeschwindigkeit kommt. Dieses Verhalten ist nach Myektomie (n = 4) nicht oder nur in deutlich vermindertem Maße nachweisbar.

Möglicherweise ergibt sich somit als neuer Parameter der diastolischen Funktion bei HOCM analog zur dynamischen Behinderung des Ausstroms eine dopplerechokardiographisch quantifizierbare, dynamische Behinderung des Einstroms.

Aufgrund der vorliegenden Daten kann gegenwärtig der Stellenwert des diagnostischen Beitrags der Echokardiographie bei der hypertrophen Kardiomyopathie wie folgt zusammengefaßt werden:

1. Die zweidimensionale Echokardiographie gewährt über Ausmaß, Ausdehnung und Verteilungsmuster der Hypertrophie bei der hypertrophen Kardiomyopathie umfassendere Informationen als die Angiographie.
2. Die zweidimensionale farbkodierte Dopplerechokardiographie ist hinsichtlich der Lokalisation einer möglichen Obstruktion der Kathetertechnik mindestens ebenbürtig.
3. Die Bestimmung des intraventrikulären Gradienten mittels CW-Dopplers ist – adäquate Registrierung vorausgesetzt – auch beim einzelnen Patienten zuverlässig möglich.
4. Der Stellenwert des mittels PW-Dopplers erfaßbaren, transmitralen Flußprofils ist unklar.
5. In Verbindung mit dem klinischen Bild und der mittels Rechtsherzkatheter erfaßbaren Belastungshämodynamik gewährt die Echokardiographie alle notwendigen Informationen, um für den einzelnen Patienten therapeutische Maßnahmen zu entscheiden und deren Effekte zu kontrollieren. Weitere invasive Maßnahmen erübrigen sich daher, es sei denn, der Patient klagt über Angina und hat Risikofaktoren der koronaren Herzkrankheit.

Literatur

Bircks W, Schulte HD (1983) Surgical treatment of hypertrophic cardiomyopathy with special reference to complications and to apical hypertrophic obstructive cardiomyopathy. Eur Heart J 4(Suppl F):187

Curtius JM, Oppgenorth R (1988) Echokardiographische Untersuchungen zur Entstehung von SAM und Mitralreflux bei hypertrophischer obstruktiver Kardiomyopathie (Abstract). Z Kardiol 77(Suppl 1):156

Curtius JM, Neumeier WM, Loogen F (1988) Dopplerechokardiographische Analyse des linksventrikulären Einflußverhaltens bei hypertrophischer obstruktiver Kardiomyopathie prä- und postoperativ. Z Kardiol 77:271–277

Hoit B, Sahn DJ, Dalton N, Smith SC, Yun Y, Dittrich H (1985) Color Doppler flow mapping studies of Jet formation in hypertrophic cardiomyopathy (Abstract). Circulation 72(Suppl III):III–44

Maron BJ, Gottdiener JS, Epstein SE (1981) Patterns and significance of distribution of left ventricular hypertrophy in hypertrophic cardiomyopathy. Am J Cardiol 48:419–428

Maron BJ, Gottdiener JS, Arce J, Rosing D, Wesley YE, Epstein SE (1985) Dynamic subaortic obstruction in hypertrophic cardiomyopathie: analysis by pulsed Doppler echocardiography. J Am Coll Cardiol 6:1–15

Maron BJ, Bonow RO, Cannon RO, Leon MB, Epstein SE (1987) Hypertrophic cardiomyopathy: interrelation of clinical manifestations, pathophysiology, and therapy. New Engl J Med 316:780–789

McIntosh CL, Maron BJ (1988) Current operative treatment of obstructive hypertrophic cardiomyopathy. Circulation 78:487

Murgo JP (1982) Does outflow tract obstruction exist in hypertrophic cardiomyopathy? N Engl J Med 307:1008–1009

Pollick C, Rakowski H, Wigle ED (1984) Muscular subaortic stenosis: the quantitative relationship between systolic anterior motion and the pressure gradient. Circulation 69:432–449

Sasson Z, Yock P, Hatle LK, Alderman EL, Popp RL (1988) Doppler echocardiographic determination of the pressure gradient in hypertrophic cardiomyopathy. J Am Coll Cardiol 11:752–756

Schwartzkopff B, Schwammenthal E, Lösse B, Strauer BE (1989) Beeinflussung der Hämodynamik unter Belastung durch Ausmaß und Verteilung der Hypertrophie bei hypertropher obstruktiver Kardiomyopathie (Abstract). Z Kardiol (im Druck)

Spirito P, Maron BJ, Chiarella F, Francesco C, Belloti P, Tramarin R, Pozzoli M, Vecchio C (1985) Diastolic abnormalities in patients with hypertrophic cardiomyopathy: relation to magnitude of left ventricular hypertrophy. Circulation 72:310–316

Takenaka K, Dabestani A, Gardin JM, Russel D, Clark S, Allfie A, Henry W (1986) Left ventricular filling in hypertrophic obstructive cardiomyopathy: a pulsed Doppler echocardiographic study. J Am Coll Cardiol 7:1263–1271

Yock PG, Hatte L, Popp RL (1986) Patterns and timing of Doppler-detected intracavitary and aortic flow in hypertrophic cardiomyopathy. J Am Coll Cardiol 8:1047–1058

Kardiomyopathien: Kritische Wertung der Stellung der Echokardiographie

J. M. Curtius [1]

Dilatative Kardiomyopathie

Bei *Primärdiagnostik* und Verlaufsuntersuchungen bei dilatativer Kardiomyopathie (DCM) ist die Echokardiographie eine Methode der ersten Wahl. Das zweidimensionale Echobild gibt detailliert über die Kontraktionsamplituden der verschiedenen links- und rechtsventrikulären Wandabschnitte Auskunft. Wegen des in der Regel diffusen, gleichmäßigen Befalls aller ventrikulären Wandabschnitte ist für *Verlaufsuntersuchungen* aber auch und gerade das M-mode-Verfahren geeignet. Dabei muß beachtet werden, daß aufgrund einer nicht geringen Intra-, Interobserver- und Day-to-day-Abweichung nur Veränderungen sowohl des enddiastolischen wie auch endsystolischen Durchmessers von mehr als 3 mm oder 4% des jeweiligen Durchmessers als signifikant angesehen werden dürfen (Hanrath u. Schlüter 1983), im zweidimensionalen Bild muß sich das enddiastolische Volumen um mehr als 14 ml bzw. mehr als 15% und das endsystolische Volumen um mehr als 11 ml bzw. 25% verändern (Gordon et al. 1983).

Bei Vorhandensein eines *Linksschenkelblocks* ermöglicht die hohe zeitliche Auflösung des M-Modes eine exakte Analyse des bei Linksschenkelblock asynchronen Kontraktionsablaufs. Die Ventrikelseptumerregung und -kontraktion erfolgt zuerst: Im M-Mode ist regelhaft eine kurze frühsystolische Dorsalbewegung zu erkennen, wie bereits 1973 erstmals beschrieben wurde (McDonald 1973). Während der maximalen Exkursion der zuletzt erregten Posterolateralwand ist die Septumexkursion in 42% der Fälle abgeflacht oder paradox (Curtius et al. 1983). Der Linksschenkelblock ist einerseits Ausdruck des kardiomyopathischen Befalls, hat aber andererseits selbst hämodynamische Auswirkungen (Curtius et al. 1986), so daß die echokardiographische Beobachtung der Septumexkursionen bei DCM mit Linsschenkelblock gewisse Aussagen zur Hämodynamik und somit u. U. auch zur Prognose zuläßt.

Eine Indikation zur *transösophagealen Echokardiographie* von Patienten mit DCM besteht lediglich bei transthorakal eingeschränkter Beschallbarkeit oder bei der Frage nach Embolieursachen im linken Vorhof (links*ventrikuläre* Thromben dagegen werden, zumindest solange die transösophageale Untersuchung monoplan erfolgt, besser transthorakal erkannt).

Echokardiographische Bestimmungen der *myokardialen Echointensität* (Angermann et al. 1987) lassen derzeit wegen mangelnder Möglichkeit zur Standardi-

[1] Klinik III für Innere Medizin der Universität zu Köln, Joseph-Stelzmann-Str. 9, D-5000 Köln 41

sierung keine echte Gewebecharakterisierung zu. Selbst intraindividuelle, herzphasenabhängige Echointensitätsmessungen des Myokards haben noch experimentellen Charakter.

Die *Dopplerechokardiographie* einschließlich des Farbdopplers hat bei DCM einen nur geringen Stellenwert. Sie kann zur Feststellung eines Mitral- und/oder Trikuspidalrefluxes einschließlich des hierdurch abzuschätzenden systolischen rechtsventrikulären bzw. pulmonalarteriellen Druckes dienen. Ob das Verhältnis der „maximalen diastolischen Einstromfläche" zur synchron ermittelten linksventrikulären Fläche (siehe Beitrag von Mohr-Kahaly et al.) wirklich einen reproduzierbaren Aussagewert bezüglich der systolischen linksventrikulären Funktion besitzt, erscheint fraglich.

Das Muster des mittels gepulsten Dopplers ermittelten Einstroms in den linken Ventrikel kann, wie prinzipiell bei allen Herzerkrankungen, Hinweise auf eine diastolische linksatriale bzw. linksventrikuläre Druckerhöhung, u. a. aufgrund einer linksventrikulären Relaxations- oder Compliancestörung, geben. Es wurde eine Veränderung des Verhältnisses von früh- zu spätdiastolischer Einstromgeschwindigkeit gefunden (Takenaka et al. 1986). Auch hier gelten aber die im Kapitel „Linksventrikuläre Funktion" aufgeführten Einschränkungen der Spezifität dieser Methode.

Bei einer restriktiven Kardiomyopathie jedoch kann das relativ charakteristische dopplerechokardiographische Muster der hohen frühdiastolischen Einflußgeschwindigkeit mit kurzer Anstiegs- und Abfallszeit sowie geringer spätdiastolischer Flußgeschwindigkeit einen wichtigen Hinweis geben. Die Differentialdiagnose zur Pericarditis constrictiva ist möglich durch die Beobachtung des Verhaltens des Einstrommusters bei Inspiration (Hatle et al. 1989).

Hypertrophische Kardiomyopathie

Bereits das *M-mode-Echokardiogramm* weist bei der obstruktiven Form der hyperthrophischen Kardiomyopathie Charakteristika auf mit einem Dickenverhältnis von Septum zu Posterolateralwand von über 1,5, einem „SAM" und der vorzeitigen Schließungsbewegung der Aortenklappe. Was die genaue zeitliche Analyse der Abläufe, z. B. des Beginns und der Dauer des „SAM", angeht und auch die exakte Ventrikelseptum- und Wanddurchmesserbestimmung, ist das M-mode-Echokardiogramm auch heute noch allen anderen Methoden überlegen.

Seine Grenzen findet es naturgegeben bei der Beurteilung der Hypertrophieverteilung, und zwar zum einen, was das Verhältnis von basisnaher zu apikaler Hypertrophie angeht, und zum anderen, was die Dickenverhältnisse des Septums im Vergleich zu den einzelnen Wandabschnitten betrifft. Mittels *zweidimensionaler Echokardiographie* sind hier verschiedene Formen (mit fließenden Übergängen) zu trennen (Maron 1985). Beide Methoden, gemeinsam angewandt, sind für Verlaufsuntersuchungen geeignet. Nur Veränderungen der M-mode-Durchmesser des Kammerseptums von mehr als 3 mm und der Hinterwand von mehr als 2 mm sollten jedoch im Einzelfall als signifikant gewertet werden (Curtius et al.

1989), bei Messungen der Wanddicken mittels zweidimensionaler Echokardiographie Veränderungen von mehr als 5 mm (Spirito u. Maron 1987).

Die *transösophageale Echokardiographie* ist bei hypertrophischer Kardiomyopathie nicht regelhaft indiziert, hat aber einige spezielle Indikationen. Neben derjenigen bei transthorakal schlecht beschallbaren Patienten kann sie Aufklärung bringen bei der Differentialdiagnose zu einer valvulären Aortenstenose mit stark ausgeprägter asymmetrischer Hypertrophie und Einengung des Ausflußtrakts oder subvalvulärer membranöser oder fibromuskulärer Aortenstenose. Vor allem aber liegt ihre Stärke in der intraoperativen Anwendung, wo sie eine unmittelbare Therapiekontrolle nach Myektomie ermöglicht.

Die *Dopplerechokardiographie* hat das Wissen um die Hämodynamik der HOCM deutlich erweitert, selbst über die invasiv zu ermittelnden Daten hinaus. So konnte und kann der Doppler im Einzelfall beweisen, daß es bei der HOCM zu einer echten Obstruktion und nicht zu einer vorzeitigen Beendigung der linksventrikulären Austreibung kommt, indem ein Vorwärtsfluß während der gesamten Systole mit insgesamt sogar verlängerter Austreibungszeit nachgewiesen wird.

Mittels *Farbdoppler* läßt sich aufgrund des Vorhandenseins einer intraventrikulären Turbulenz jeweils rasch entscheiden, ob eine obstruktive oder nichtobstruktive hypertrophische Kardiomyopathie vorliegt. Zugleich läßt sich die Lokalisation einer Obstruktion (typisch subaortal oder weiter apikal) erkennen.

In-vitro-Untersuchungen haben gezeigt, daß eine Druckgradientenberechnung mittels *kontinuierlichen Dopplers* auch bei tunnelartigen Stenosen möglich ist, sofern sie nicht länger als 3 cm sind oder eine Öffnungsfläche unter 0,25 cm^2 aufweisen (Teirstein et al. 1985; Yoganathzan et al. 1987). In vivo hat sich dies bei der Berechnung des intraventrikulären Gradienten bei der HOCM bewahrheitet. Das Zeit-Geschwindigkeits-Profil weist dabei ein typisch spätes Maximum auf. Wenn auch die bisher vorliegenden Studien mit synchroner Doppler- und invasiver Gradientenberechnung eine gringe Fallzahl aufweisen (Block et al. 1989; Sasson et al. 1988; Stewart et al. 1987), sind die Ergebnisse überzeugend. Medikamentöse Interventionen lassen sich somit direkt kontrollieren. (Eine Provokation durch Valsalva-Manöver allerdings macht in der Regel durch Lungenüberlagerung eine Beschallung unmöglich.)

Die *Kombination aller echokardiographischen Verfahren* einschließlich des Color-M-Modes ermöglicht im Einzelfall hämodynamische Einblicke, z. B. zur Pathogenese des „SAM" und der Mitralregurgitation. Letztere tritt bei HOCM z. T. zu 2 Zeitpunkten, nämlich wie gewöhnlich ganz frühsystolisch, außerdem aber, turbulenter und zur linksatrialen Hinterwand gerichtet, im zeitlichen und kausalen Zusammenhang mit dem „SAM" auf (Curtius u. Opgenorth 1988). Eine Quantifizierung der Mitralregurgitation unterliegt den gleichen Einschränkungen wie jeder dopplerechokardiographischer Graduierungsversuch einer Regurgitation.

Dopplerechokardiographische Aussagen zur linksventrikulären diastolischen Funktion unterliegen den allgemeinen methodeninhärenten Schwierigkeiten der Interpretation gewonnener Befunde, die durch eine Vielzahl von Faktoren beeinflußt werden. Auch für Verlaufsuntersuchungen scheint die Methodik derzeit kaum geeignet (Curtius et al. 1988).

Grenzen der Echokardiographie bei Kardiomyopathien

In der qualitativen und quantitativen Primärdiagnostik und bei Verlaufsbeobachtungen von Kardiomyopathien hat die Echokardiographie einen hohen Stellenwert. Eine weiterführende invasive Diagnostik erscheint nur in Form einer Koronarangiographie erforderlich, dies allerdings bei dilatativer Kardiomyopathie in jedem Fall, um eine zugrundeliegende koronare Herzerkrankung auszuschließen. Bei hypertrophischer Kardiomyopathie kann meist auf eine invasive Diagnostik ganz verzichtet werden, es sei denn zum präoperativen Ausschluß einer koronaren Herzerkrankung oder bei Zweifeln bezüglich des Schweregrades einer Mitralinsuffizienz. Die Grenzen der echokardiographischen Aussagekraft können außerdem bei der Beurteilung des Ausmaßes einer apikal betonten linksventrikulären Hypertrophie bei hypertrophisch-nichtobstruktiver Kardiomyopathie überschritten sein. Hier führt die Magnetresonanztomographie weiter. Was Belastungsuntersuchungen bei geringen Graden einer dilatativen Kardiomyopathie angeht, hat sich wegen der besseren Praktikabilität gegenüber der Belastungsechokardiographie die Herzbinnenraumszintigraphie durchgesetzt.

Literatur

Angermann C, Stempfle U, Hart R, Zwehl W, Theisen K (1987) Zyklische Änderung myokardialer Echointensität: Normalbefund, Ventrikelhypertrophie, dilatative Kardiomyopathie. Z Kardiol 76:22

Block M, Schwammenthal E, Lösse B, Strauer BE (1989) Simultaneous determination of intraventricular pressure gradient in hypertrophic cardiomyopathy by Doppler echocardiography and catherization. Eur Heart J 10:283

Curtius JM, Opgenorth R (1988) Echokardiographische Untersuchungen zur Entstehung von „SAM" und Mitralreflux bei hypertrophischer obstruktiver Kardiomyopathie. Z Kardiol 77[Suppl 1]:156

Curtius JM, Nowitzki G, Köhler E, Kuhn H, Loogen F (1983) Linsschenkelblock: Rückschlüsse aus der Ventrikelseptumbewegung im Echokardiogramm auf die linksventrikuläre Funktion. Z Kardiol 72:635–641

Curtius JM, Knüppel S, Mechig R, Balkenhoff K, Arnold G, Loogen F (1986) Linksventrikulärer Kontraktionsablauf beim Linksschenkelblock und seine hämodynamischen Auswirkungen. Z Kardiol 75:138–146

Curtius JM, Neumeier WM, Loogen F (1988) Dopplerechokardiographische Analyse des linksventrikulären Einflußverhaltens bei hypertrophischer obstruktiver Kardiomyopathie prä- und postoperativ. Z Kardiol 77:271–277

Curtius JM, Stoecker J, Loesse B, Welslau R, Scholz D (1989) Changes of the degree of hypertrophy in hypertrophic obstructive cardiomyopathy under medical and surgical treatment. Cardiology (in press)

Gordon EP, Schnittger I, Fitzgerald PJ, Williams P, Popp RL (1983) Reproducibility of left ventricular volumens by two-dimensional echocardiography. J Am Coll Cardiol 2:506–513

Hanrath P, Schlüter M (1983) Is echocardiography a reliable tool? Eur Heart J 4[Suppl A]:89–94

Hatle LK, Appleton CP, Popp RL (1989) Differentiation of constrictive pericarditis and restrictive cardiomyopathy by Doppler echocardiography. Circulation 79:357–370

Maron BJ (1985) Asymmetry in hypertrophic cardiomyopathy: the septal to free wall thickness ratio revisited. Am J Cardiol 55:835–838

McDonald IG (1973) Echocardiographic demonstration of abnormal motion of the interventricular septum in left bundle branch block. Circulation 48:272–280

Sasson Z, Yock PG, Hatle LK, Aldermann EL, Popp RL (1988) Dopplerechocardiographic determination of the pressure gradient in hypertrophic cardiomyopathy. J Am Coll Cardiol 11:752–756

Spirito P, Maron BJ (1987) Absence of progression of left ventricular hypertrophy in adult patients with hypertrophic cardiomyopathy. J Am Coll Cardiol 9:1013–1017

Stewart WJ, Schiavone WA, Salcedo EE, Lever HM, Cosgrove DM, Gill CC (1987) Intraoperative Doppler echocardiography in hypertrophic cardiomyopathy: correlations with the obstructive gradient. J Am Coll Cardiol 10:327–335

Takenaka K, Dabestani A, Gardin JM, Russell D, Clark S, Allfie A, Henry WL (1986) Pulsed Doppler echocardiographic study of left ventricular filling in dilated cardiomyopathy. Am J Cardiol 58:143–147

Teirstein PS, Yock PG, Poll RL (1985) The accuracy of Doppler ultrasound measurement of pressure gradients across irrgular, dual, and tunnellike obstructions to blood flow. Circula-

Yoganathzan AP, Valdes-Cruz LM, Schnidt-Dohna J, Jicuoh A, Berry L, Tamura T, Sahn DJ (1987) Continuous-wave Doppler velocities and gradients across fixed tunnel obstruction: studies in vitro and in vivo. Circulation 76:657–666

Angeborene Vitien

Vorhofseptumdefekt. Stellenwert der M-mode-, Schnittbild-, Kontrast- und Dopplerechokardiographie

H. LAMBERTZ [1], N. GERICH, A. KREIS und P. HANRATH

Bei Neugeborenen läßt sich mit der Echokardiographie häufig eine Öffnung im Bereich des Vorhofseptums nachweisen; diese ist meist klinisch stumm, und in einem hohen Prozentsatz kommt es während der ersten Lebensmonate zum Spontanverschluß. Nach 1 Jahr sind nur noch 8,3% der Defekte offen [8]. Der Vorhofseptumdefekt (ASD) ist mit 30% der häufigste angeborene Herzfehler im Erwachsenenalter. Patienten mit ASD können bis zum 4. oder 5. Lebensjahrzehnt klinisch völlig asymptomatisch bleiben, später tritt dann meistens eine schwere pulmonale Hypertonie auf. Oft wird die Verdachtsdiagnose eines ASD bei der klinischen Untersuchung geäußert, oder das EKG bzw. das Röntgenbild des Thorax liefern Hinweise [21]. In all diesen Fällen erscheint die Echokardiographie als nächster Schritt in der weiteren diagnostischen Abklärung angezeigt. Der ASD kann aber auch eine Zufallsentdeckung bei solchen Patienten sein, bei denen weder klinisch noch elektrokardiographisch oder im Röntgenthoraxbild eine Kurzschlußverbindung auf Vorhofebene vermutet wird [24]. In der Regel ist es dann der Nachweis einer Vergrößerung der rechtsseitigen Herzhöhlen im Echokardiogramm, der zur weiteren Abklärung Veranlassung gibt.

Im folgenden wird der morphometrische Beitrag der M-mode- sowie der Schnittbildechokardiographie in der Diagnostik eines ASD dargelegt, zusätzlich wird der Einsatz der Kontrast- und Dopplerechokardiographie insbesondere auch unter Berücksichtigung der transösophagealen Anlotung beschrieben.

M-mode-Echokardiographie

Die Befunde eines ASD im M-mode-Echokardiogramm wurden bereits früh und ausführlich mitgeteilt [5, 27]. Es handelt sich um indirekte Parameter, die durch den jeweiligen hämodynamischen Zustand des rechten Ventrikels bestimmt sind. Eine Dilatation des rechten Ventrikels sowie eine abnorme (paradoxe) Bewegung des Ventrikelseptums sind die entscheidenden Befunde (Abb. 1). Diese echokardiographischen Hinweise sind zwar sensitiv für eine Volumenbelastung des rechten Ventrikels, aber keineswegs spezifisch für einen ASD. Ähnliche Befunde können auch bei Patienten mit einer Trikuspidalinsuffizienz, einer Pulmonalinsuffizienz oder einem abnormen pulmonalvenösen Rückfluß sowie bei einer Dysfunktion der rechten Kammer erhoben werden. Auch eine Druckbelastung des rech-

[1] Medizinische Klinik I, Klinikum RWTH, Pauwelsstraße, D-5100 Aachen

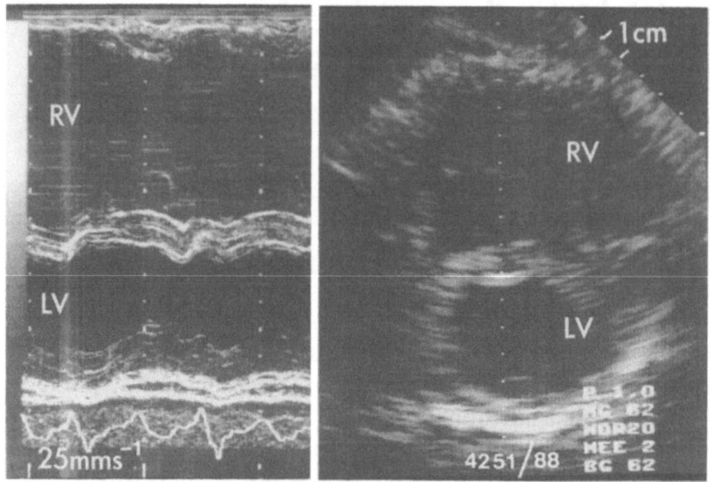

Abb. 1. M-mode- und Schnittbildechokardiogramm bei großem Vorhofseptumdefekt mit einem Links-rechts-Shunt von 75%. Man erkennt die deutliche Vergrößerung des rechten Ventrikels sowie die paradoxe Beweglichkeit des Kammerseptums. *LV* linker Ventrikel, *RV* rechter Ventrikel

ten Ventrikels wie bei einer primären pulmonalen Hypertonie kann eine deutliche Vergrößerung dieser Herzhöhle zur Folge haben und zu einer abnormen Septumbewegung führen. Nicht zuletzt kann eine Vergrößerung des rechten Ventrikels im M-mode-Echokardiogramm anlottechnisch vorgetäuscht sein, indem durch inkorrekte Schallkopfpositionierung der Querdurchmesser der konvexgeformten rechten Pumpkammer fälschlich zu groß bestimmt wird [2]. Ein hämodynamisch relevanter ASD ist praktisch immer mit den Zeichen einer Volumenbelastung des rechten Ventrikels im M-mode-Echokardiogramm vergesellschaftet.

Schnittbildechokardiographie

Die Schnittbildechokardiographie bietet den Vorteil, daß sie eine direkte Darstellung des Vorhofseptums ermöglicht [1, 6, 17, 23]. Vier Gruppen von interatrialen Kurzschlußverbindungen werden unterschieden.

Der *Ostium-secundum-Defekt* (ASD II) ist die häufigste Form (75% der Fälle); sie entsteht durch eine Entwicklungshemmung des Septum secundum und ist im Bereich der Fossa ovalis gelegen (Abb. 2).

Der *Ostium-primum-Defekt* (ASD I, 15%) wird durch eine Wachstumshemmung des Echokardkissens hervorgerufen und stellt eine partielle Form einer AV-Kanal-Fehlbildung dar. Die untere Ausdehnung des Defektes bezieht in etwa 30% der Fälle das membranöse Ventrikelseptum mit ein. Der ASD ist i. allg. mit einer Fehlbildung der AV-Klappe vergesellschaftet, meist liegt ein gespaltenes vorderes Mitralsegel vor (Abb. 3). In seltenen Fällen kann auch das septale Trikuspidalsegel einen Spalt aufweisen.

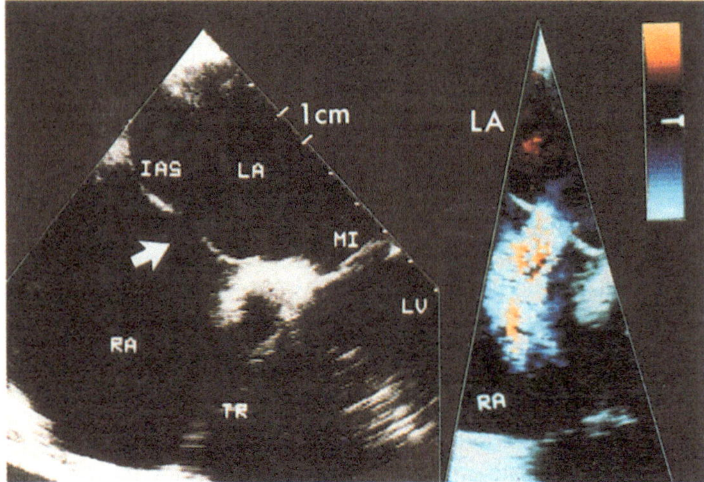

Abb. 2. Transösophageale Echokardiographie mit Nachweis eines ASD II (*Pfeil*). Unter Zuhilfenahme des Farbdopplerverfahrens zeigt die *rechte Aufnahme* den Blutübertritt vom linken (*LA*) in den rechten Vorhof (*RA*) (turbulentes Flußprofil). *ISA* Vorhofseptum, *LV* linker Ventrikel, *MI* Mitralklappe, *TR* Trikuspidalklappe

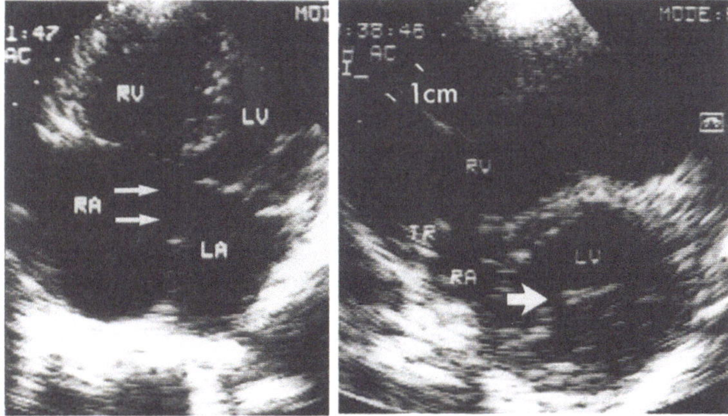

Abb. 3. Die *linke Aufnahme* zeigt einen apikalen Vierkammerblick bei einem Patienten mit einem ASD I (*Pfeile*). Im Gegensatz zum ASD II ist der Ostium-primum-Defekt bei apikaler Schallkopfpositionierung i. allg. eindeutig nachweisbar. Häufig ist eine Fehlbildung der AV-Klappe vergesellschaftet. Die *rechte Aufnahme* zeigt das gespaltene vordere Mitralsegel (*Pfeil*). *LA* linker Vorhof, *LV* linker Ventrikel, *RA* rechter Vorhof, *RV* rechter Ventrikel, *TR* Trikuspidalklappe

Der *Sinus-venosus-Defekt* ist im oberen Abschnitt des Vorhofseptums nahe der Einmündungsstelle der oberen Hohlvene in den rechten Vorhof gelegen. Eine fehlmündende Lungenvene aus dem rechten Lungenoberlappen ist häufig vergesellschaftet.

Das Septum primum legt sich normalerweise nach der Geburt infolge des steigenden linksatrialen Druckes dem Septum secundum an und verwächst mit diesem. Bei 25% aller Menschen bleibt das Foramen ovale anatomisch offen und für eine Sonde passierbar. Man spricht von einem *offenen Foramen ovale*. Da der Druck im linken Vorhof den Druck im rechten Vorhof übersteigt, ist bei diesen Patienten oxymetrisch kein Shunt auf Vorhofebene nachweisbar. Nur in Ausnahmefällen erlangt diese Form hämodynamische Bedeutung, beispielsweise durch Dehnung des Foramen ovale bei vergrößertem linken oder rechten Vorhof. Insbesondere bei Patienten, bei denen eine paradoxe Embolie vermutet wird, muß immer auch an ein offenes Foramen ovale gedacht werden.

Die beste Schnittebene zur Beurteilung des Vorhofseptums ist der subkostale Vierkammerblick, der bei tiefer Inspiration in Abhängigkeit von der jeweiligen Anatomie häufig auch bei Erwachsenen aufgezeichnet werden kann. Dies setzt jedoch voraus, daß die Einmündung der oberen und unteren Hohlvene in den rechten Vorhof dargestellt werden kann [15] und ein sorgfältiges Absuchen des interatrialen Septums erfolgt. Bei subkostaler Schnittführung trifft der Ultraschall rechtwinkelig auf das Vorhofseptum auf. Demzufolge besteht die potentielle Fehlermöglichkeit einer Drop-out-Lücke im Bereich des Vorhofseptums, die bei apikaler bzw. parasternaler Anlotung immer berücksichtigt werden muß, hier nicht. Bei der Darstellung von der Herzspitzenregion aus liegt der Ultraschallstrahl parallel zum Vorhofseptum, insbesondere parallel zum hinteren Septumanteil, so daß vor allem hier häufig ein ASD vorgetäuscht wird. Ursächlich hierfür sind die schlechten Reflexionsbedingungen im Bereich des sehr dünnen Vorhofseptums der Fossa ovalis. Anders verhält es sich jedoch mit dem tief im Vorhofseptum gelegenen ASD I, der im allgemeinen problemlos von der apikalen Anlotposition erfaßt werden kann (Abb. 3). Nicht zuletzt kann eine Darstellung des Vorhofseptums auch von einem rechts parasternal gelegenen Anlot-

Tabelle 1. Diagnostik eines Vorhofseptumdefektes mittels 2D-Echokardiographie. Durch Verbesserung der Gerätetechnologie und durch ein kombiniertes Anloten von linksparasternal (°) und subkostal konnte die Spezifität der 2D-Echokardiographie in der Erkennung eines Vorhofseptumdefektes auf über 70% verbessert werden. Wird zusätzlich das Kontrastverfahren eingesetzt (*), so steigt die Spezifität auf über 90% an; sie beträgt nahezu 100% bei zusätzlicher Beschallung vom Ösophagus

Autor	Jahr	Patienten	Sensitivität			Beschallung	Spezifität
			ASD II	ASD I	Sinus/Venosus		
Dillon et al. [6]	1977	17	11/11	6/6	0	Parasternal	<50%
Lieppe et al. [32]	1977	24	21/21	2/2	0/1	Parasternal	
Schapira et al. [33]	1979	9	9/9	0	0	Parasternal	
Lange et al. [31]	1979	17	11/11	6/6	0	Subkostal	<70%
Bierman et al. [1]	1979	38	31/31	7/7	0	+Subkostal°	
Bourdillon et al. [30]	1980	11	10/10	0	1/1	+Subkostal°	>90%*
Shub et al. [34]	1983	154	93/105	23/32	7/16	Subkostal	
Hanrath et al. [12]	1983	22	19/20	1/1	1/1	TEE	>95%*
RWTH Aachen	1989	41	30/33	6/6	2/5	TEE+subkostal	
Gesamt		333	94%	100%	45%		

punkt versucht werden. Mit der transösophagealen Echokardiographie gelingt eine exakte Darstellung des gesamten Vorhofseptums in mehr als 95% aller Fälle. Die Methode erlaubt außerdem eine exakte Größenbestimmung des Septumdefektes und ermöglicht es ebenfalls, zwischen einem Ostium-primum- bzw. -secundum-Defekt und einem Sinus-venosus-Defekt zu unterscheiden (Abb. 2) [12]. Die Sensitivität und Spezifität der Schnittbildechokardiographie in der Erkennung eines Vorhofseptumdefektes in Abhängigkeit von der Anlotposition sind aus Tabelle 1 ersichtlich.

Kontrastechokardiographie

Unter Zuhilfenahme der Kontrastechokardiographie können Sensitivität und Spezifität des Ultraschallverfahrens in der Erkennung eines ASD deutlich verbessert werden. Wir verwenden in unserem Echolabor i. allg. 4–5 ml Oxypolygelatine à 5,5% (Gelifundol), die nach starkem Schütteln als Bolus in eine Armvene injiziert wird. Infolge des Bernoulli-Prinzips führt der Austritt des Injektates aus der Injektionskanüle zu einem Druckabfall und zu einer Freisetzung der in der Flüssigkeit enthaltenen Gasanteile. Da die Gasbläschen bei der Lungenpassage herausgefiltert werden, sind die Kontrastechos normalerweise nach periphervenöser Injektion nur im rechten Herzen zu sehen. Die Kontrastechokardiographie hat sich als sehr nützlich in der Abklärung einer interatrialen Kurzschlußverbindung erwiesen, da in allen Fällen eines Links-rechts-Shunts auch ein ganz geringer frühsystolischer Rechts-links-Shunt mitbesteht. Diese kurze Shuntumkehr ist dafür verantwortlich, daß Mikrokavitationen auch im linken Herzen sichtbar werden, nachdem sie auf Vorhofebene übergetreten sind *(positiver Echokontrast)* (Abb. 4) [7, 25, 26, 28].

Während ruhiger Spontanatmung wird ein solcher Befund bei 85% aller Vorhofseptumdefekte und bei 37% der Fälle mit offenem Foramen ovale erhoben. Machen wir uns das Valsalva-Manöver zunutze, um einen stärkeren Kontrastübertritt auf Vorhofebene zu provozieren, so steigt die Sensitivität der Kontrastechokardiographie bei einem hämodynamisch wirksamen ASD auf 94% an und verbessert sich beim offenen Foramen ovale auf 63% [14, 20]. Andere Autoren finden keine Verbesserung der diagnostischen Aussage durch den Valsalva-Preßversuch, der insbesondere bei Kindern schwierig durchzuführen ist [11]. Ein Vergleich mit den Katheterdaten zeigt, daß das Kontrastverfahren der Oxymetrie beim Nachweis von Rechts-links-Shunts deutlich überlegen ist.

Ein Kontrastauswaschphänomen im rechten Vorhof *(negativer Echokontrast)* kommt zustande, wenn beim Vorliegen eines ASD mit Links-rechts-Shunt das kontrastfreie Blut des linken Vorhofes in den kontrastangefärbten rechten Vorhof übertritt und die Mikrokavitationen fortspült (Abb. 4 und Abb. 5) [29]. Die Sensitivität dieses Auswasch-Phänomens auf Vorhofebene in der Erkennung eines ASD wird mit mehr als 70% angegeben [14]. Im Gegensatz zum positiven Echokontrast im linken Herzen ist der Nachweis eines Links-rechts-Shunts i. allg. jedoch technisch schwieriger. Dies ist zum einen darauf zurückzuführen, daß die Anlotebene zum Zeitpunkt der Kontrastinjektion nicht immer exakt den Septumdefekt darstellt und das Auswaschphänomen unerkannt bleiben kann. Zum

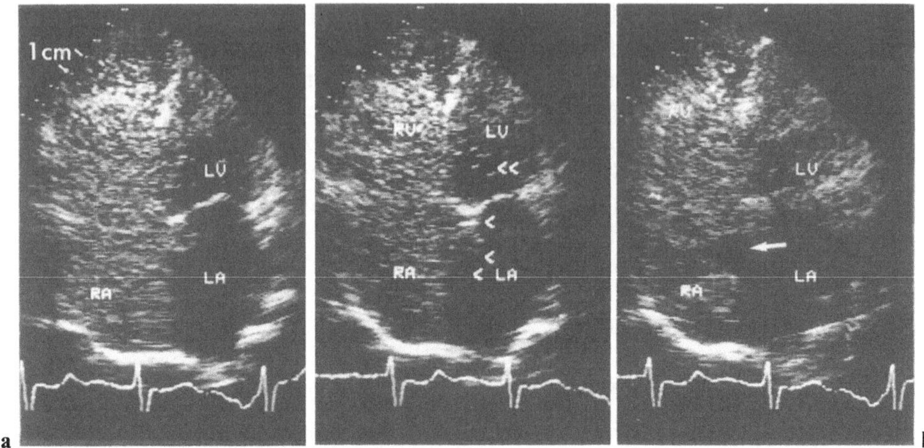

Abb. 4. a Nach peripherer Bolusinjektion von 5 ml Gelifundol® erkennt man eine homogene Kontrastierung der rechtsseitigen Herzhöhlen. **b** Positiver Echokontrast: man erkennt Mikrokavitationen (*Pfeile*), die während der frühen Systole vom rechten in den linken Vorhof übergetreten sind. **c** Negativer Echokontrast: beim Vorliegen eines ASD tritt das kontrastfreie Blut des linken Vorhofes (*LA*) in der frühen Systole in den kontrastangefärbten rechten Vorhof (*RA*) über, die Mikrokavitationen werden ausgewaschen (*Pfeil*). *LV* linker Ventrikel, *RV* rechter Ventrikel

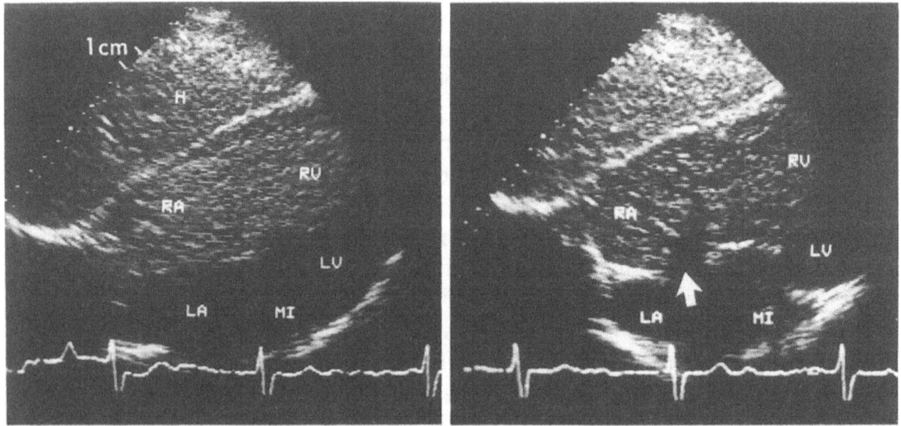

Abb. 5. Subkostale Darstellung des Herzens im Längsachsenschnitt und Nachweis eines negativen Echokontrastes (*Pfeil*). *H* Leber, *LA* linker Vorhof, *LV* linker Ventrikel, *MI* Mitralklappe, *RA* rechter Vorhof und *RV* rechter Ventrikel

anderen kann die Blutbeimengung aus der unteren Hohlvene ein Auswaschphänomen vortäuschen [9, 14].

Die wichtigsten Nachteile der Kontrastechokardiogaphie sind ihre fehlende quantitative Aussage sowie die eingeschränkte Spezifität. Da auch ein offenes Foramen ovale zu einem positiven Echokontrast führen kann, müssen derartige

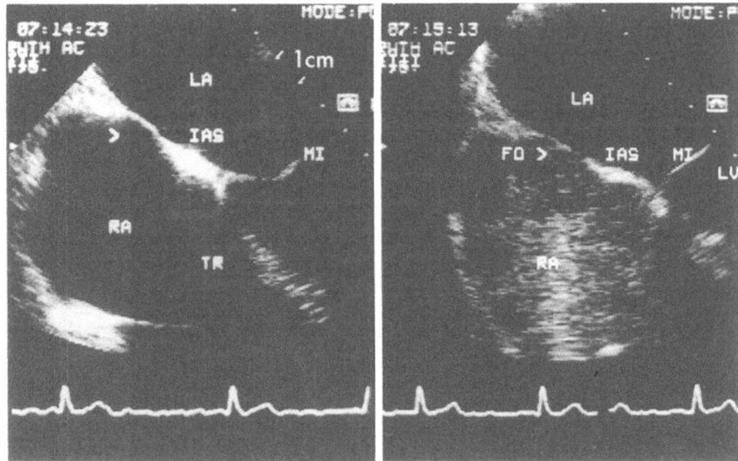

Abb. 6. Transösophageale Echokardiographie mit Darstellung des Vorhofseptums (*IAS*) in seiner Längsausdehnung. Dargestellt ist der transösophageale Vierkammerblick. Die *linke Aufnahme* zeigt eine Verjüngung des Vorhofseptums (*Pfeil*); diese entspricht der Fossa ovalis. Die *rechte Aufnahme* zeigt, daß nach Kontrastmittelgabe mit homogener Anfärbung des rechten Vorhofes (*RA*) auch nach Valsalva-Pressversuch kein Übertritt der Mikrokavitationen in den linken Vorhof (*LA*) nachweisbar war. Auch mittels farbkodiertem Dopplerverfahren konnte ein offenes Foramen ovale ausgeschlossen werden. *FO* Fossa ovalis, *MI* Mitralklappe, *LV* linker Ventrikel

Befunde in bezug auf einen ASD als falsch positiv gewertet werden. Ein offenes Foramen ovale kann bei ruhiger Spontanatmung mit der Kontrastechokardiographie bei 5% aller Herzgesunden nachgewiesen werden, bei gleichzeitigem Valsalva-Manöver steigt die Prävalenz auf 18% [16].

Diese für einen ASD falsch positiven Kontrastbefunde bei offenem Foramen ovale lassen sich nur in Kenntnis der Vorhofseptumanatomie exakt interpretieren. Hier bietet die transösophageale Echokardiographie eine entscheidende Hilfe. Das interatriale Septum läßt sich mit diesem Verfahren problemlos darstellen, und es kann auch eindeutig zwischen einem ASD und einem offenen Foramen ovale mit einem dünnen aber durchgehenden Septum der Fossa ovalis differenziert werden (Abb. 6) [4, 12]. Demzufolge erhöht sich die Spezifität eines Positivkontrastes im linken Vorhof von 78% bei der transthorakalen Anlotung auf 100% bei der Darstellung des Herzens von Ösophagus aus [12].

Dopplerechokardiographie

Das Doppler-Verfahren stellt eine wesentliche Bereicherung in der nichtinvasiven Diagnostik eines ASD dar. Nach Plazieren des Meßvolumens im Bereich des Septumdefektes bzw. septumnah im rechten Vorhof läßt sich im gepulsten Dopplerverfahren ein typisches Shuntflußprofil aufzeichnen [10, 18]. Am besten gelingt dies von einer tiefen parasternalen Anlotung und Darstellung des Herzens in der

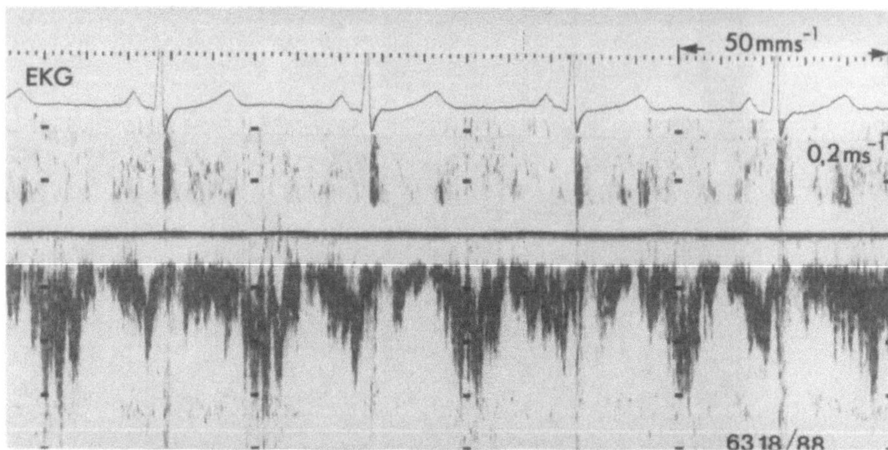

Abb. 7. PW-Doppler-Registrierung bei ASD II. Das Meßvolumen wurde während der transösophagealen Beschallung septumnah im rechten Vorhof plaziert. Man erkennt eine auf den rechten Vorhof hin gerichtete turbulente Strömung. Diese weist einen Geschwindigkeitsgipfel während der frühen Diastole auf sowie eine 2. Beschleunigung nach der Vorhofkontraktion. Unmittelbar zu Beginn der Ventrikelsystole erkennt man eine kurze Shuntumkehr, die dafür verantwortlich ist, daß bei der Kontrastechokardiographie Mikrokavitationen vom rechten Vorhof in den linken Vorhof übertreten

kurzen Achse bzw. von apikal aus. Hierbei werden die septumnahen Abschnitte des rechten Vorhofes mit dem Meßvolumen des gepulsten Dopplers abgetastet, bis man ein pathologisches, turbulentes Flußsignal hört. Der Fluß ist auf den Schallkopf zu gerichtet, er beginnt während der frühen Systole und nimmt bis zur späten Systole zu. Eine 2. Flußbeschleunigung wird nach der Vorhofkontraktion nachgewiesen. Die maximalen Flußgeschwindigkeiten im Bereich des Vorhofseptums liegen meist unter 1,0 m/s [13]. Zu Beginn der Systole läßt sich regelhaft eine kurze Flußumkehr nachweisen (Abb. 7). Während dieser Phase besteht eine kurzfristige physiologische Umkehr der Druckverhältnisse in beiden Vorhöfen – der Kontrastübertritt vom rechten in den linken Vorhof beim Links-rechts-Shunt ist somit erklärt. Durch den Shuntfluß bedingt, kommt es zusätzlich zu einer erhöhten Flußgeschwindigkeit über der Trikuspidal- und Pulmonalklappe [10].

Die alleinige Diagnostik eines Vorhofseptumdefektes nur anhand des Farbdopplers birgt Gefahren (Abb. 8). Insbesondere niedrige Flußgeschwindigkeiten bleiben mit der Farbdopplermethode häufig unerkannt, auch wenn neuere Gerätetypen hier einen besseren Nachweis von langsamen Flußgeschwindigkeiten erlauben [22]. Ist kein eindeutiger Farbübertritt auf Vorhofebene erkennbar, so empfiehlt es sich, das gesamte Vorhofseptum mit dem gepulsten Doppler in der oben beschriebenen Art abzusuchen. Hierbei können jedoch Wandbewegungsartefakte im Vorhofseptumbereich die Interpretation des Dopplersignals erschweren. Das Flußsignal muß ebenfalls vom Fluß in der oberen Hohlvene abgegrenzt werden, der eine ähnliche Richtung und ein ähnliches Muster aufweist [3]. Das Flußprofil in der oberen Hohlvene ist wesentlich stärker von der Inspiration ab-

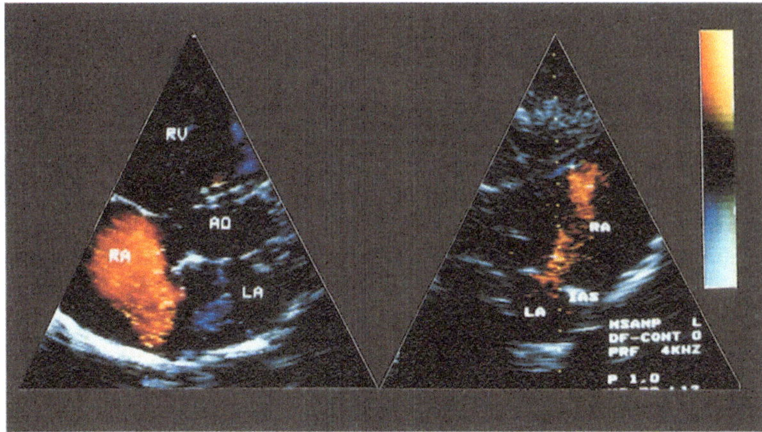

Abb. 8. Farbdopplerechokardiographie bei ASD II. Die *linke Aufnahme* zeigt eine Darstellung des Herzens in der parasternalen kurzen Achse. Bei großem Vorhofseptumdefekt erkennt man einen breiten Farbübertritt auf Vorhofebene. Die rechte Abbildung zeigt den direkten Nachweis des Vorhofseptumdefektes bei subkostaler Beschallung. Das Vorhofseptum ist rechtwinkelig zur Schallrichtung gelegen. *AO* Aorta, *IAS* Vorhofseptum, *LA* linker Vorhof, *RA* rechter Vorhof, *RV* rechter Ventrikel

hängig als der Fluß eines Septumdefektes. Wir haben bei mehreren Patienten nach erfolgtem Patchverschluß eines ASD hochgradige Turbulenzen im Farbdoppler nachweisen können, ohne daß mit der Kontrastechokardiographie oder anhand der Oxymetrie Hinweise für einen Restshunt bestanden. Auch Schrittmacherelektroden bzw. zu weit in den rechten Vorhof vorgebrachte zentrale Venenkatheter können zu falsch positiven Befunden eines ASD im Farbdopplerverfahren speziell in der parasternalen kurzen Achse führen.

Die kombinierte Anwendung der transösophagealen Echokardiographie zusammen mit dem Farbdopplerverfahren stellt eine sehr sensitive Methode zum Nachweis eines ASD dar; auch kleinste Defekte können direkt dargestellt werden, zum anderen erlaubt die Farbdopplertechnik, den Shuntfluß direkt nachzuweisen (Abb. 2). Mitteilungen, wonach es mittels Valsalva-Manöver beim offenen Foramen ovale in einem hohen Prozentsatz gelingt, den Blutübertritt zwischen Septum primum und Limbus fossae ovalis direkt darzustellen [19], konnten wir nur in Einzelfällen bestätigen. Unserer Erfahrung nach führt der Pressversuch häufig zu einer leichten Lateralverschiebung beider Vorhöfe sowie zu einer deutlichen Beeinträchtigung der Bildqualität, die ein Erkennen eines Farbübertrittes im Bereich des Vorhofseptums oft unmöglich macht.

Mit der Entwicklung einer pulmonalen Hypertonie und konsekutiver Abnahme des Links-rechts-Shunts werden zunehmend langsamere Geschwindigkeiten im rechten Herzen gemessen. Dies führt dazu, daß in weit fortgeschrittenen Fällen eine Flußverlangsamung über allen 4 Herzklappen registriert werden kann und über dem Septumdefekt kein Shunt mehr nachweisbar ist. Versuche zur Quantifizierung eines ASD anhand der Dopplerinformation wurden unternommen und sind in den folgenden Beiträgen näher beschrieben.

Praktisches Vorgehen

Zur qualitativen Erfassung eines ASD empfehlen wir folgende Vorgehensweise (Abb. 9). Wird anhand des Auskultationsbefundes möglicherweise in Kombination mit dem Röntgenthoraxbild und dem Elektrokardiogramm die Verdachtsdiagnose eines Vorhofseptumdefektes ausgesprochen, so ist in jedem Fall die Echokardiographie als nächster Schritt in der weiterführenden Diagnostik angezeigt. In Frage kommende Differentialdiagnosen wie Pulmonalstenose oder Ektasie der Pulmonalarterie können rasch ausgeschlossen oder bestätigt werden. Ist

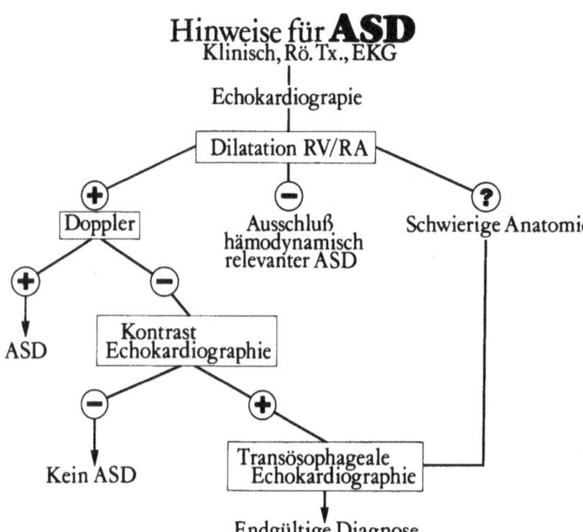

Abb. 9. Praktisches Vorgehen bei klinischem, röntgenologischem oder elektrokardiographischem Verdacht auf einen Vorhofseptumdefekt. *RV* rechter Ventrikel, *RA* rechter Vorhof

die Größe der rechtsseitigen Herzhöhlen – insbesondere des rechten Ventrikels – im Normbereich, so liegt ein hämodynamisch relevanter ASD mit großer Wahrscheinlichkeit nicht vor. Bei jeder Rechtsherzvergrößerung führen wir routinemäßig eine Doppleruntersuchung (PW- und Farbdoppler) in der oben beschriebenen Weise durch. Da kleinere Kurzschlußverbindungen auf Vorhofebene hiermit jedoch häufig übesehen werden, empfiehlt es sich in all den Fällen mit negativem Dopplerbefund 2–3 Kontrastuntersuchungen anzuschließen. Ist auch nach Valsalva-Manöver kein Kontrastübertritt in das linke Herz nachweisbar, so sehen wir dies als Beweis für eine Ausschlußdiagnose an. Kontrastbläschen können aber sowohl bei kleinem ASD als auch bei offenem Foramen ovale in den linken Vorhof übertreten. In diesen Fällen mit negativem Doppler- und positivem Kontrastbefund setzen wir deshalb zur endgültigen Klärung in letzter Instanz die transösophageale Echokardiographie ein. Das transösophageale Vorgehen ist ebenfalls bei den Patienten angezeigt, bei denen eine transthorakale Beschallung aus anatomischen Gründen schwierig ist. Kombiniert mit der Kontrastapplikation und dem Farbdoppler liefert diese Methode die höchste Sensitivität und Spezifität in der Erkennung einer interatrialen Kurzschlußverbindung.

Literatur

1. Bierman FZ, Williams RG (1979) Subxiphoid two-dimensional imaging of the interatrial septum in infants and neonates with congenital heart disease. Circulation 60:60
2. Bierman FZ (1984) M-Mode and two-dimensional echocardiography-contributions and limitations in management of interatrial and interventricular septal defects and conotruncal anomalies. Ultrasound Med Biol 10:721–734
3. Chung KJ, Sahn DJ (1988) Echocardiography in congenital heart disease. In: Parmley WW, Chatterjee KC (eds) Cardiology. Lippincott, Philadelphia, pp 1–9
4. Cucchiara RF, Seward JB, Nishimura RA, Nugent M, Faust RJ (1985) Idenfitication of patent foramen ovale during sitting position craniotomy by transosophageal chocardiography with positive airway pressure. Anesthesiology 63:107–109
5. Diamond MA, Dillon JC, Haine CL et al. (1971) Echocardiographic features of atrial Septal defect. Circulation 43:129
6. Dillon JC, Weyman AE, Feigenbaum H et al. (1977) Cross-sectional echocardiographic examination of the interatrial septum. Circulation 55:115
7. Fraber TD, Harris PJ, Hehar VS et al. (1979) Detection and exclusion of interatrial shunts by two-dimensional echocardiography and peripheral venous injection. Circulation 59:379
8. Fukazawa M, Fukushige J, Ueda K (1988) Atrial septal defects in neonates with reference to spontaneous closure. Am Heart J 116:123–127
9. Ginzton LE, French W, Mena I (1984) Combined contrast echocardiographic and radionuclide diagnosis of atrial septal defect: accuracy of the technique and analysis of erroneous diagnosis. Am J Cardiol 53:1639–1642
10. Goldberg SJ, Areias JC, Spitaels SEC, de Villeneuve VH (1978) Use of time interval histographic output from echo-Doppler to detect left-to-right atrial shunts. Circulation 58:147–152
11. Grenadier E, Alpan G, Keidar S, Palant A (1983) M-mode and two-dimensional contrast echocardiography in adult patients with atrial septal defects. Clin Cardiol 6:588–594
12. Hanrath P, Schlüter M, Langenstein BA, Polster J, Engel St, Kremer P, Krebber HJ (1983) Detection of ostium secundum atrial septal defects by tansoesophageal cross-sectional echocardiography. Br Heart J 49:350–8
13. Hatle L, Angelsen BAJ (1985) Doppler Ultrasound in Cardiology: Physical principles and clinical applications. Lea & Febiger, Philadelphia
14. Kronik G (1983) Diagnose interatrialer Kurzschlußverbindungen mit Hilfe der Kontrast-Echokardiogaphie. Fortschr Med 101:1837–1839
15. Lambertz H, Heiliger R (1985) Visualization of superior vena cava by subcostal two-dimensional echocardiography. Am Heart J 109:1401–1402
16. Lynch JJ, Schuchard GH, Gross CM, Wann LS (1984) Prevalence of right-to-left atrial shunting in a healthy population: detection by valsalva maneuver contrast echocardiography. Am J Cardiol 53:1478–1480
17. Matsumoto M (1973) Ultrasonic features of interatrial septum: its motion analysis and detection of its defect. Jpn Circ J 37:1382
18. Minagoe S, Tei C, Kisanuki A et al. (1985) Noninvasive pulsed Doppler echocardiographic detection of the direction of shunt flow in patients with ASD: usefulness of the right parasternal approach. Circulation 71:745
19. Mügge A, Daniel WG, Lichtlen PR (1989) Visualization of patent foramen ovale by color coded Doppler transesophageal echocardiography. (International Symposium on Transesophageal Echocardiography, Mainz)
20. Opdyke DF, Brecher GA (1950) Effect of normal and abnormal changes of intrathoracic pressure on effective right and left atrial pressures. Am J Physiol 160:556–566
21. Perloff JK (1979) The clinical recognition of congenital heart disease. Saunders, Philadelphia
22. Pollick C, Sullivan H, Cujec B, Wilansky S (1988) Doppler-color-flow imaging assessment of shunt size in atrial septal defect. Circulation 78:522–528
23. Sanders SP (1984) Echocardiography and related techniques in the diagnosis of congenital heart defects. Echocardiography 1:185

24. Shub C, Tajik J, Seward JB (1985) Clinically „silent“ atrial septal defect: diagnosis by two-dimensional and Doppler echocardiography. Am Heart J 110:665–667
25. Serruys PW, VanDenBrand M, Hugenholtz PF et al. (1979) Intracardiac right-to-left shunts demonstrated by two-dimensional echocardiography. Br Heart J 42:429
26. Seward JB, Tajik AL, Hagler DJ et al. (1977) Peripheral venous contrast echocardiography. Am J Cardiol 39:202
27. Tajik AJ, Gau GT, Ritter DG et al. (1972) Echocardiographic pattern of right ventricular diastolic volume overload in children. Circulation 46:36
28. Valdes-Cruz LM, Pieroni DR, Roland JMA et al. (1976) Echocardiography detection of intracardiac right-to-left shunts following peripheral vein injections. Circulation 54:558
29. Weyman AE, Wann LS, Caldwell RL et al. (1979) Negative contrast echocardiography: a new method for detecting left-to-right shunts. Circulation 59:498
30. Bourdillon PDV, Foale RA, Rickards AF (1980) Identification of atrial septal defects by cross-sectional contrastechocardiography. Br Heart J 44:401-405
31. Lange LW, Sahn DJ, Allen HD, Goldberg SJ (1979) Subxiphoid cross-sectional echocardiography in infants and children with congenital heart disease. Circulation 59:513-524
32. Lieppe W, Scallion R, Behar VS, Kisslo JA (1977) Two-dimensional echocardiographic findings in atrial septal defect. Circulation 56:447-456
33. Schapira JN, Martin RP, Fowles RE, Popp RL (1979) Single and two dimensional echocardiographic features of the interatrial septum in normal subjects and patients with an atrial septal defect. Am J Cardiol 43:816-819
34. Shub C, Dimopoulos IN, Seward JB, Callahan JA, Tancredi RG, Schattenberg TT, Reeder GS, Hagler DJ, Tajik AJ (1983) Sensitivity of two-dimensional echocardiography in the direct visualization of atrial septal defect utilizing the subcostal approach: Experience with 154 Patients. J Am Coll Cardial 2:127–135

Shuntgrößenabschätzung mittels Farbdoppler

H. Meyer [1], R. Görg, K. Vyska, W. R. Thies und W. Matthies

Ziel der Studie

In der letzten Dekade ist die Echokardiographie ein fester Bestandteil exakter kardiologischer Diagnostik in der täglichen Routine geworden. Neben morphologischen Informationen gibt diese Methodik Auskunft über die Flußgeschwindigkeiten und damit über die Druckgradienten. Die Farbdopplerechokardiographie (FDE) ermöglicht zusätzlich Einsichten in die Strömungssituationen in Herzbinnenräumen (Shunts). Bis jetzt liefert die FDE jedoch keine quantitative Information. Es war daher Ziel dieser Studie, aufgrund einer theoretischen Analyse Möglichkeiten zur *quantitativen* Erfassung der Shuntvolumina mit der FDE aufweisen zu können.

Ergebnisse

In der vorliegenden Farbdopplerstudie werden besonders die *Bedingungen* für die Gewinnung der Rohdaten und *Fehlerabschätzungen* untersucht. Aufgrund eines mathematischen Algorithmus wird eine *empirische Beziehung* zwischen Farbdopplerbefunden und Herzkatheterbefunden vorgestellt.

Zur Herstellung der Korrelation untersuchten wir 41 Kinder *simultan, meistens jedoch hintereinander* mit beiden Methoden. Wichtig waren uns *gut vergleichbare* Ruhebedingungen.

Das Alter der Kinder lag zwischen 7 Tagen und 16 Jahren, im Durchschnitt betrug es 12 Monate. Ihr Gewicht lag zwischen 3,3 kg und 53 kg, im Mittel bei 8,4 kg. Die Einstelldaten des Farbdopplers sind in Tabelle 1 zu sehen. Sie sind für alle Untersuchungen unverändert beibehalten worden. Die maximale Bildfläche (MAIS = maximum area of imaged shunt) der Farbwolke wurde aus mehreren Schallebenen herausgesucht und mehrfach planimetriert. Mit dem CW-Doppler wurde die maximale Geschwindigkeit im Ventrikelseptumdefekt (VSD) gemessen.

Die maximale Schnittfläche der durch den Shunt hervorgerufenen Farbwolke ähnelt in ihrer idealen Form weitgehend einem Kegelstumpf (s. Abb. 1 und Abb. 2). Die kleinere Fläche des Kegelstumpfes wird dem VSD, seine äußeren

[1] Herzzentrum NRW, Kinderkardiologische Klinik, Georgstr. 11, D-6970 Bad Oeynhausen

Tabelle 1. Einstelldaten des verwendeten Farbdopplers

Ultramark 6 Farbdoppler; 3,5 MHz Schallkopf
Repetitionsrate 6 KHz; 60° Bildausschnitt
Bildrate 15/sec über 9 cm Tiefe bei einem Nyquist Limit von 66 cm/sec;
„MAIS“ aus langer, kurzer Achse, 4-Kammer-Blick
EKG-getriggert planimetriert; maximale Flußgeschwindigkeit im VSD mit Dauerstrahl(CW)-Doppler

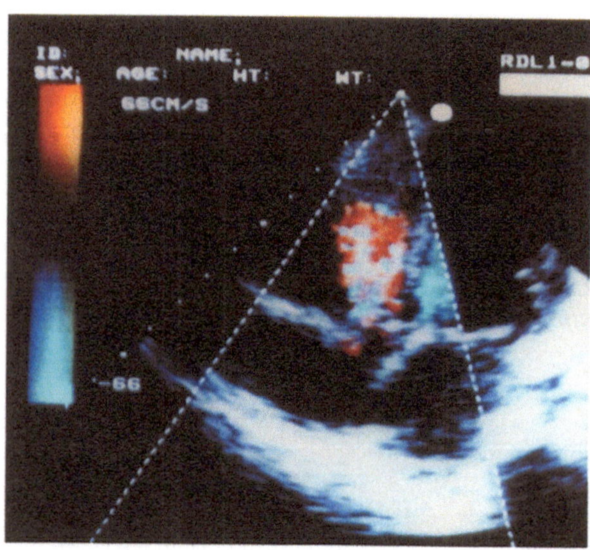

Abb. 1. Originaldarstellung 4-Kammer-Blick. Farbwolke (MAIS) im rechten Ventrikel bei Ventrikelseptumdefekt (VSD)

DER LR-SHUNT DURCH DEN "VSD" STELLT EINEN TURBULENTEN "JET" DAR UND BILDET PHYSIKALISCH EINEN "KEGELSTUMPF":

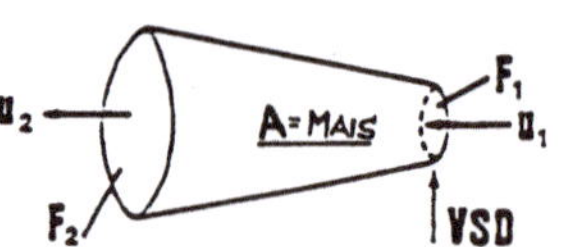

IN IHM GILT DAS IMPULSERHALTUNGSGESETZ; D.H.:
IN ALLEN KEGELSCHNITTEN = "FARBWOLKENFLÄCHEN"(F1-F2) IST DIE GESCHWINDIGKEIT DES BLUTES (u1=Vmax) ZUM QUADRAT MULTIPILIZIERT MIT DER FLÄCHE (F) KONSTANT UND GLEICH!

ES KANN EINE LINEARE BEZIEHUNG ZWISCHEN DER "MAIS"(A) DIVIDIERT DURCH (Vmax) UND DEM SHUNT (Q) ÜBER DEN VSD ERWARTET WERDEN:

Q(Shunt) = A (MAIS) / Vmax (im VSD) . Konstante

Abb. 2. Der mathematische Algorithmus

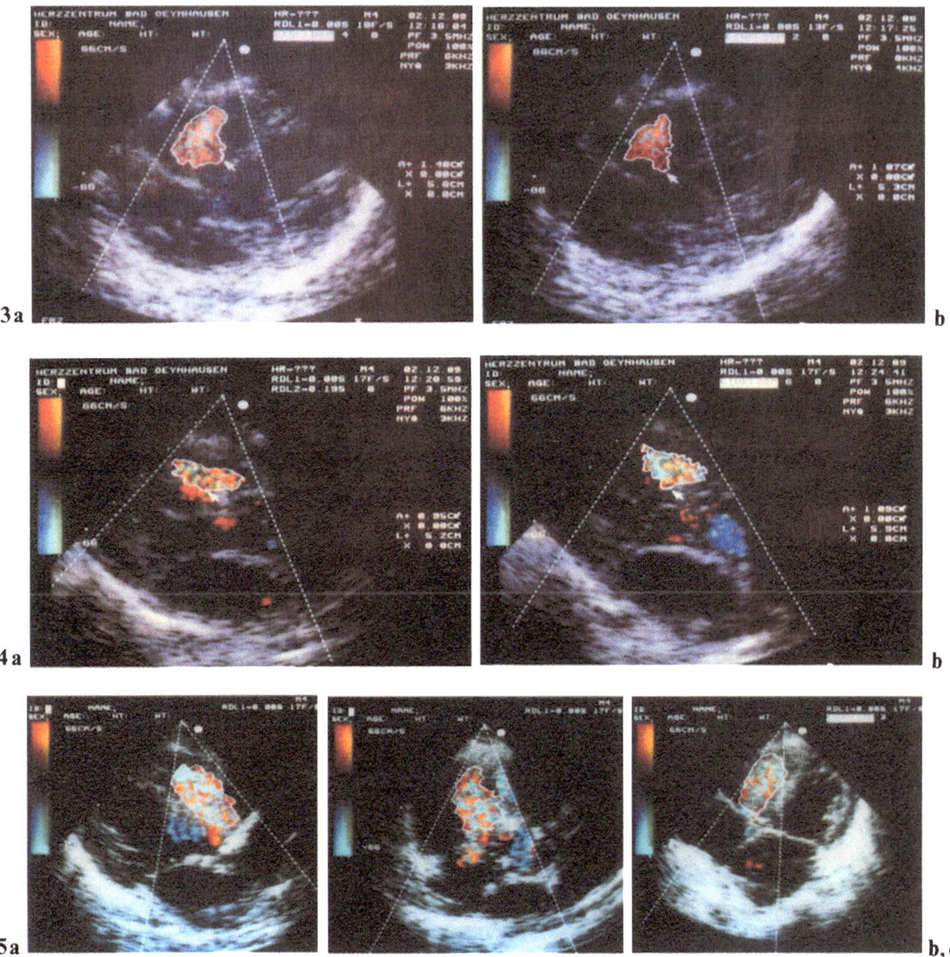

Abb. 3a, b. Repetitionsratenänderung. Bei einer Repetitionsrate von **(a)** 6 kHz betrug die Größe der MAIS 1,48 cm^2, bei Erhöhung der Repetitionsrate auf 8 kHz **(b)** verkleinerte sie sich auf 1,07 cm^2

Abb. 4a, b. Schallwinkelabweichungen. Bei „optimalem" Stand der langen Achse **(a)** betrug die Größe der MAIS 0,95 cm^2, bei einer Winkelabweichung von $+15°$ zur Jetrichtung **(b)** vergrößerte sie sich auf 1,09 cm^2

Abb. 5a–c. Schallebenenvergleich. Die Größe der MAIS betrug hier über die lange Achse **(a)** 4,28 cm^2, über die kurze Achse **(b)** 3,52 cm^2 und bei 4-Kammer-Blick **(c)** 4,77 cm^2

Grenzen werden den gerade noch sichtbaren Rändern der durch Ultraschall erzeugten „Farbwolke" zugeordnet. Diese Farbwolke stellt ein Maß für die *Geschwindigkeitsverteilung* in dem – physikalisch betrachtet – *turbulenten Jet,* d.h. dem *Links-Rechts-Shunt* (LR-Shunt), dar.

Unter Berücksichtigung des *Impulserhaltungssatzes* postulieren wir, daß in allen Kegelschnitten die Flußgeschwindigkeit des Blutes zum Quadrat multipliziert mit der Fläche des Kegelstumpfes konstant und gleich sein muß. Aus einer 8stufigen Ableitung (s. Anhang) ergibt sich die in Abb. 2 unten stehende *Gleichung*. Sie beweist, daß der *Fluß (Q)* durch den VSD proportional dem Quotienten aus der mit dem Farbdoppler erzeugten Farbwolke – bzw. ihrer *maximalen Schnittfläche/MAIS a* – und der mittels *CW-Doppler* im VSD gemessenen *Geschwindigkeit* (v_{max}) ist. Die Konstante ergibt sich aus den apparativen Vorgaben.

Bei der Erstellung der Rohdaten für die Beziehung ist eine *konstante Einstellung desselben* Dopplers und Schallkopfes nötig. Ändert man die *Repetitionsfrequenz* von 6 auf 8 kHz, so ist der Fehler beträchtlich, wie beispielhaft in Abb. 3 demonstriert.

Dagegen bewirken *Schallwinkelabweichungen* von mittlerer Größe nur kleinere Fehler. In Abb. 4 wird der Effekt einer Schallwinkelabweichung von ca. 15° dargestellt.

Wichtig ist allerdings, daß die *maximale Farbwolkenfläche/MAIS* herausgesucht wird. Dazu sind die 3 Hauptschallebenen sicherheitshalber einzustellen (s. Abb. 5). Ansonsten kann der Fehler 10–20% betragen. *Mehrfaches Planimetrieren* hilft, Fehler zu vermeiden. Eine auf die Herzfrequenz bezogene Datenkorrek-

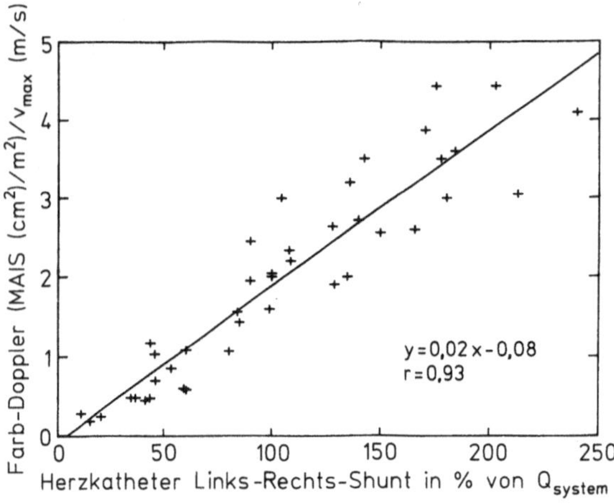

Abb. 6. Die empirische Beziehung zwischen MAIS und oxymetrischem Links-Rechts-Shunt bei VSD in Prozent von Q_{System}

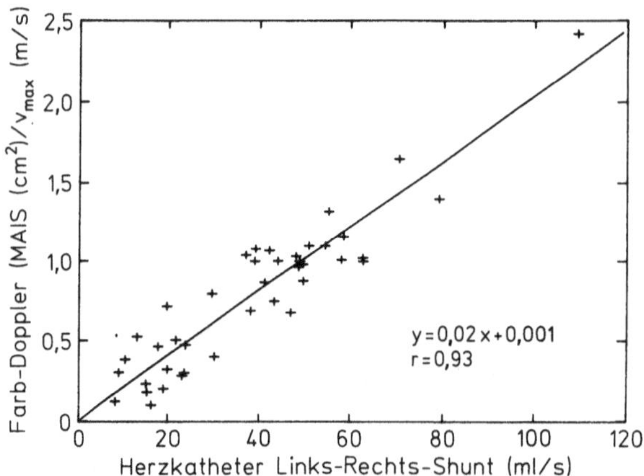

Abb. 7. Die empirische Beziehung zwischen MAIS und oxymetrischem Links-Rechts-Shunt bei VSD in ml/s

tur ist *nur* bei der Ermittlung des Flusses in ml/s erforderlich; bei der Prozentangabe bezogen auf den Fluß des Systems (Q-System) ist sie nicht erlaubt.

In der Abb. 6 ist der LR-Shunt in Prozent des Systemflusses (Q_{System}) auf der x-Achse aufgetragen. Auf der y-Achse ist die maximale Farbfläche (MAIS) bezogen auf die Körperoberfläche dividiert durch die maximale Geschwindigkeit

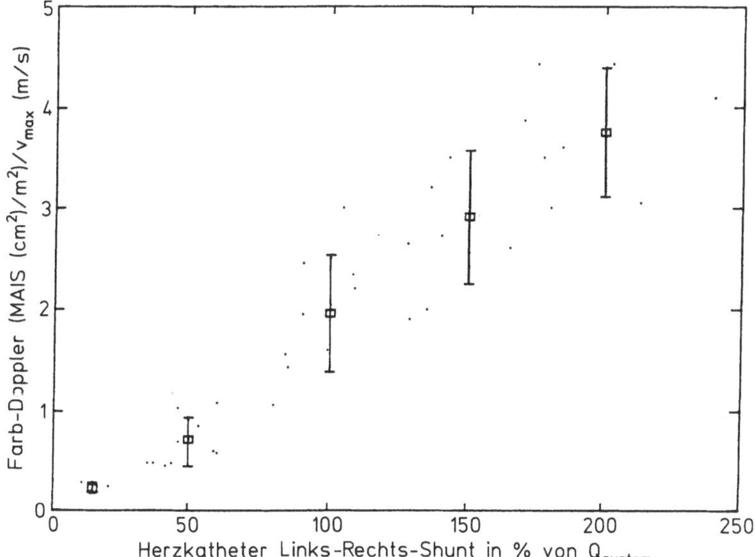

Abb. 8. Mittelwert und gruppenbezogene Standardabweichung beim Farbdoppler

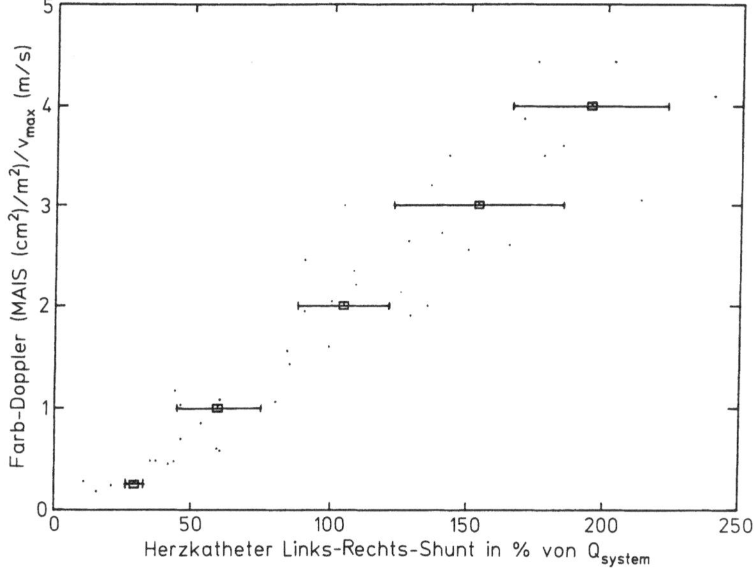

Abb. 9. Mittelwert und gruppenbezogene Standardabweichung beim Herzkatheter

(v_{max}) im VSD dargestellt. Bei größeren Shunts im oberen rechten Bildteil wird die Streuung zusätzlich größer, da das HZV in der Aorta nun nicht mehr als weitgehend konstant angesehen werden kann. Es besteht eine signifikante Korrelation zwischen beiden Größen mit $r = 0.93$ und $p < 0.05$. Die Abb. 7 zeigt die Beziehung zum realen Fluß durch den VSD in *ml/s* auf der x-Achse. Die Streuung ist noch kleiner, da das aortale HZV nicht mitkorreliert wird. Die Beziehungen belegen augenscheinlich die Richtigkeit des mathematischen Algorithmus.

Die *gruppenbezogenen Standardabweichungen* der oxymetrisch bestimmten LR-Shunt-Größe und die Standardabweichungen der dopplersonographisch bestimmten Größe (MAIS $(cm^2)/m^2)/v_{max}(m/s)$ sind in den Abb. 8 und 9 dargestellt. Sie betragen für den Herzkatheterismus ca. $\pm 18\%$ und für den Farbdopplerbefund ca. $\pm 25\%$.

Die vorgestellte empirische Beziehung kann im Prinzip auf jedes Farbdopplerechogerät übertragen werden; dazu sind folgende Analysebedingungen eine Hilfe:

- Ruhebedingungen,
- keine oder gleiche Sedierung in der Ambulanz und im Herzkatheterlabor (ggf. eine herzfrequenzbezogene Datenkorrektur),
- systolischer Links-Rechts-Shunt
  zeitgleiche Mehrfachoxymetrie bei Herzkatheterismus,
- Berücksichtigung der Systolendauer,
- eine exakte Doppleruntersuchung mit Fehlerabschätzung.

Anhang: Theorie

Die durch einen VSD aus der linken Herzkammer in die rechte gepumpte Blutmenge (LR-Shunt) stellt einen turbulenten Jet dar und hat physikalisch betrachtet die Form eines *Kegelstumpfes* (s. Abb. 10). Die kleinere Fläche des Kegelstumpfes wird dem VSD, die äußeren Grenzen werden den gerade noch sichtbaren Rändern der durch Ultraschall erzeugten „Farbwolke" zugeordnet.

Die Messung des Flusses durch den VSD ist nur in ihm möglich, da in dem Jet hinter ihm Einsaugeffekte auftreten; somit ist das Massenerhaltungsgesetz in dem Kegelstumpf nicht anwendbar. In ihm gilt das Impulserhaltungsgesetz, so daß die Geschwindigkeit des geshunteten Blutes im Kegelstumpf zum Quadrat (u^2) multipliziert mit der Fläche (F) in allen Schnittebenen des Kegels *konstant* und *gleich* ist; d.h.: bei kleiner Fläche (F_1) – hier wird sie gedanklich einem kleinen VSD zugeordnet – ist die Geschwindigkeit (u_1) hoch, und bei großer Fläche (F_1), z.B. an der äußeren Grenze des Kegelstumpfes (Farbwolkenränder), klein

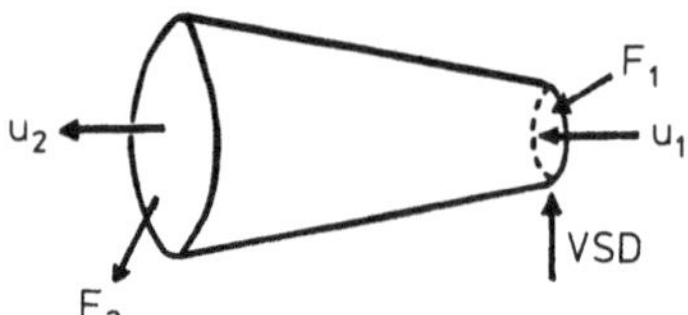

Abb. 10. Geometrische Auffassung des turbulenten Jets bei VSD als Kegelstumpf. F_1 Fläche VSD, F_2 Fläche MAIS, u_1 Flußgeschwindigkeit VSD, u_2 Flußgeschwindigkeit MAIS

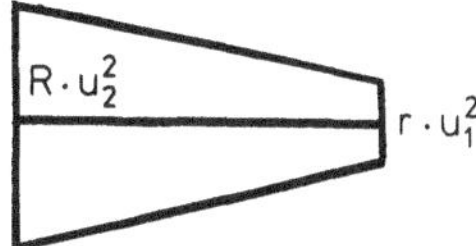

Abb. 11. Vertikaler Kegelschnitt des Jets. *r* Radius VSD, *R* Radius MAIS, u_1 Flußgeschwindigkeit VSD, u_2 Flußgeschwindigkeit MAIS

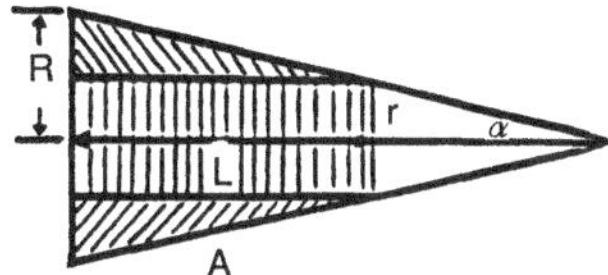

Abb. 12. Geometrische Beschreibung des Kegelschnitts. *r* Radius VSD, *R* Radius MAIS, *L* Länge des Kegelstumpfes, *A* Fläche des Kegelschnittes *(schraffiert)*

(u_2). Diese Gesetzmäßigkeit kann nach Abb. 11 in einer Gleichung ausgedrückt werden:

$$u^2 \cdot F = \text{konstant} \tag{1}$$

Betrachtet man nur den Radius der Flächen F_1 und F_2, so ergibt sich:

$$\begin{aligned} u_1^2 \cdot r^2 &= \text{konstant} \\ u_2^2 \cdot R^2 &= \text{konstant} \end{aligned} \tag{2}$$

Dividiert durchs Quadrat kann somit aufgrund des Erhaltungssatzes gleichgesetzt werden:

$$\begin{aligned} u_1 \cdot r &= u_2 \cdot R \\ R &= r \cdot u_1 / u_2 \end{aligned} \tag{3}$$

„*R*" steht hier für die an den äußeren Grenzen des Kegelstumpfes entstehende *Fläche „F_2"*. Es folgt nun die Beschreibung der *Länge „L"* des Kegelstumpfes; d. h.: die Entfernung von der kleineren Fläche „F_1" (Ränder der Farbwolke) (s. auch Abb. 12):

$$L = (R - r) / \tan \alpha \tag{4}$$

Nach Landau u. Lifchitz ist *experimentell* belegt, daß kegelstumpfförmige turbulente Jets einen *konstanten Öffnungswinkel* von ca. 25° haben. Folglich kann in unserem Fall geschrieben werden:

$$L = (R - r) / \tan 25$$

Die Fläche „*A*" kann dann folgendermaßen ausgedrückt werden:

$$\begin{aligned} A &= 2r \cdot L + \frac{(R-r) \cdot L \cdot 2}{2} \\ &= 2r \cdot L + (R \cdot L - r \cdot L) \\ &= r \cdot L + R \cdot L \\ &= L \cdot (r + R) \end{aligned} \tag{5}$$

Setzt man die Gl. 4 ein, so entsteht der Begriff:

$$A = \frac{(R-r)}{\tan 25^\circ} \cdot (r+R) \tag{6}$$

Nach dem bekannten arithmetischen Gesetz von der Zerlegung von Quadraten ergibt sich aus:

$$R^2 - r^2 = (R-r) \cdot (r+R)$$

Daher kann Gl. 6 auch folgendermaßen geschrieben werden:

$$A = \frac{(R^2 - r^2)}{\tan 25^\circ}$$

Setzt man nun für „R“ Gl. 3 ein, so ergibt sich für die Fläche „A“ folgende Beziehung:

$$\begin{aligned} A &= \left(r^2 \left(\frac{u_1}{u_2} \right)^2 - r^2 \right) / \tan 25^\circ \\ &= r^2 \left(\left(\frac{u_1}{u_2} \right)^2 - 1 \right) / \tan 25^\circ \\ &= r^2 \cdot \frac{u_1^2}{u_2^2} \left(1 - \frac{u_2^2}{u_1^2} \right) / \tan 25^\circ \end{aligned} \tag{7}$$

Die Größe (u_2^2) dieses Ausdrucks soll besonders betrachtet werden. Bei einer üblicherweise gewählten Farbskala am Dopplergerät wird praktisch immer an derselben Stelle im Farbspektrum die *Wahrnehmbarkeitsgrenze* für die Ränder der Farbwolke liegen; sie ist somit eine *Konstante*. Anders ausgedrückt, der Farbwechsel oder Intensitätsverlust zum nicht mehr Sichtbaren kann mit ca. 20% des Farbmaximums (Nyquist-Limit-Einstellung pro Repetitionsfrequenz und Schallkopf) angenommen werden. Unter Berücksichtigung dieser Gegebenheiten kann geschrieben werden:

$$u_2^2 \quad = 20\%^2 \cdot NL^2$$

$$\left(\frac{u_2}{u_1} \right)^2 = \left(\frac{20\% \cdot NL}{u_1} \right)$$

$$\left(\frac{u_2}{u_1} \right)^2 = 20\%^2 . \left(\frac{NL}{u_1} \right)^2$$

Die Größe „NL/u_1“ stellt das Nyquist-Limit (NL, maximal 2 m/s) im Farb-Doppler dar, während die Geschwindigkeit im VSD etwa mit ca. 3 m/s (2–4 m/s) CW-Doppler-Meßwert angegeben werden kann. Somit ergibt sich ein *absoluter Wert kleiner gleich 1*. Der in die Berechnung eingehende resultierende Fehler beträgt:

$$\left(\frac{u_2}{u_1} \right)^2 = 4\% \text{ und weniger}$$

und kann vernachlässigt werden. Entsprechend umgewandelt stellt sich die Gl. 7 wie folgt dar:

$$A = r^2 \cdot u_1^2 \cdot \left(1 - \frac{u_2^2}{u_1}\right) / \tan 25° \cdot u_2^2 \qquad (8)$$

$$A = r^2 \cdot u_1^2 / \tan 25° \cdot u_2^2$$

wobei „tan 25°" und Geschwindigkeit „u_2^2" an der Wahrnehmbarkeitsgrenze (Farbwolkenränder) *Konstanten* sind. Es gilt somit im Beispiel Kegelstumpf für die VSD-Austrittsöffnung „F_1" und dort meßbaren Fluß „Q" die Beziehung:

$$F_1 = \pi \cdot r^2$$

$$Q = F_1 \cdot u_1$$

$$Q = \pi \cdot r^2 \cdot u_1$$

Da „π" eine *Konstante* ist, kann Gl. 8 auch folgendermaßen ausgedrückt werden:

$$A = Q \cdot u_1 \cdot \text{konstant oder } Q = \frac{A}{u_1} \cdot \frac{1}{\text{konstant}}$$

Die vorstehende Beziehung *beweist*, daß der *Fluß „Q"* durch den VSD *proportional dem Quotienten* aus der mit dem Farbdoppler erzeugten Farbwolke (ihrer *maximalen Schnittfläche „A"*) und der mittels CW-Doppler im VSD gemessenen *Geschwindigkeit „u_1"* ist.

Literatur

Hinze JO (1959) Turbulence. MacGraw-Hill, New York

Landau LD, Lifschitz EM (1971) Lehrbuch der theoretischen Physik Bd IV, Hydrodynamik. Akademie Verlag, Berlin, pp 148–154

Wranne B, Ask P, Loyd D (1986) Quantification of heart valve regurgitation by jet intrusion. In: Spencer MP (ed) Cardiac doppler analysis, vol II. Nijhoff, Dorderecht, pp 133–140

Die Bestimmung der Shuntgröße beim Vorhofseptumdefekt mittels Dopplerechokardiographie

H. Dittmann [1], W. Voelker, K.-R. Karsch und L. Seipel

Einleitung

Erste Arbeiten haben gezeigt, daß im Tierexperiment und bei Kindern mit einem intrakardialen Shunt das Shuntvolumen aus dem dopplerechokardiographisch gemessenen Lungenblutfluß und Körperblutfluß exakt bestimmt werden kann (Barron et al. 1984; Dickinson et al. 1985; Donnerstein 1986; Goldberg et al. 1982; Meijboom et al. 1983; Sanders et al. 1983; Valdes-Cruz et al. 1984a, b). Verglichen mit der Situation im Experiment und bei pädiatrischen Patienten spielen Probleme der Praktikabilität bei erwachsenen Patienten eine entscheidende Rolle. Mit der vorliegenden Studie soll daher die Anwendbarkeit und die Genauigkeit dieser Methode bei erwachsenen Patienten mit einem Links-rechts-Shunt infolge eines Vorhofseptumdefektes vom Sekundumtyp durch den Vergleich der dopplerechokardiographisch bestimmten Shuntgröße mit der oxymetrischen Messung geprüft werden.

Methode

Patienten

Prospektiv wurden 24 nicht selektierte Patienten mit einem Vorhofseptumdefekt vom Sekundumtyp echokardiographisch untersucht. Das dopplerechokardiographisch bestimmte Verhältnis aus Lungenfluß und Körperblutfluß wurde mit der oxymetrischen Messung verglichen. Das Alter der 19 Frauen und 5 Männer betrug im Mittel 42,5 ± 15,1 Jahre (19–64 Jahre). 21 Patienten hatten einen Sinusrhythmus und 3 Patienten eine absolute Arrhythmie bei Vorhofflimmern. Das Kontrollkollektiv von 16 gut beschallbaren Patienten ohne eine organische Herzerkrankung umfaßte 6 Frauen und 10 Männer im Alter von 19 bis 47 Jahren (im Mittel 28,0 ± 8,7 Jahre). Das Verhältnis aus Lungenblutfluß und Körperblutfluß wurde in dieser Gruppe jeweils als 1 angenommen.

[1] Medizinische Klinik III, Otfried-Müller-Str. 10, D-7400 Tübingen

Untersuchungsablauf

Das Verhältnis von Lungenblutfluß und Körperblutfluß wurde bei den Patienten mit einem Vorhofseptumdefekt oxymetrisch im Rahmen einer diagnostischen Herzkatheteruntersuchung bestimmt. Es wurde aus den Sauerstoffsättigungen im pulmonal arteriellen, pulmonal venösen, systemisch arteriellen und gemischt venösen Blut bestimmt.

Die echokardiographische Untersuchung wurde innerhalb von 24 h vor oder nach der Herzkatheteruntersuchung vorgenommen. Es wurde ein elektronischer 90°-Sektorscanner (Toshiba SSH 40 A, Toshiba SDS 21 A) verwendet. Die Schallkopffrequenz betrug 2,4 MHz, und die Pulswiederholungsrate des Doppler-Moduls war mit 4 kHz oder 6 kHz gegeben. Die Patienten wurden in Linksseitenlage untersucht. Um atemabhängige Variationen des Blutflusses weitestgehend zu vermeiden, wurden die Patienten zu Beginn der Untersuchung aufgefordert, flach zu atmen. Das Schlagvolumen im linksventrikulären Ausflußtrakt wurde entsprechend der von uns angegebenen Methode (Dittmann et al. 1987) aus dem M-mode echokardiographisch bestimmten Aortenklappenringquerschnitt und der dopplerechokardiographisch im Aortenklappenring gemessenen Strömungsgeschwindigkeit berechnet. Nachdem dopplerechokardiographisch eine Pulmonalinsuffizienz ausgeschlossen werden konnte, wurde das Schlagvolumen im rechtsventrikulären Ausflußtrakt bestimmt (Kitabatake et al. 1984). Hierzu wurden die Dopplerspektralkurven von 5–10 aufeinanderfolgenden Herzzyklen mit maximal erhaltbaren Geschwindigkeiten und einem engen Frequenzband ausgewertet. Bei Patienten mit Vorhofflimmern wurden nur Herzzyklen mittlerer Dauer analysiert.

Statistische Analyse

Invasive und nichtinvasive Daten wurden im gepaarten t-Test verglichen und einer linearen Korrelations- und Regressionsanalyse unterworfen. Die mittlere Abweichung der nichtinvasiven von den invasiven Meßwerten wurde als Mittelwert der prozentualen Fehler errechnet. Testergebnisse mit einer Irrtumswahrscheinlichkeit (p) von weniger als 5% wurden als signifikant gewertet.

Ergebnisse

Mittels Dopplerechokardiographie wurde bei 4 der 24 Patienten (16,7%) mit einem Vorhofseptumdefekt eine Pulmonalinsuffizienz nachgewiesen. Bei 4 anderen Patienten (16,7%) konnte echokardiographisch der rechtsventrikuläre Ausflußtrakt mit dem Pulmonalklappenring nicht vollständig dargestellt werden. Bei 16 Patienten mit einer guten Qualität der Echokardiogramme und der Dopplersignale bestand sowohl aufgrund der invasiven als auch dopplerechokardiographischen Untersuchung kein Anhalt für einen Aorten- oder Pulmonalklappenfehler. In diesem Kollektiv war der dopplerechokardiographisch bestimmte Lungenblutfluß von im Mittel 9,98 ± 2,92 l/min deutlich größer als der Körperblutfluß von 4,14 ± 1,22 l/min ($p < 0{,}001$). Dagegen entsprach im Kontrollkollektiv der Körperblutfluß von 5,11 ± 1,23 l/min dem Lungenblutfluß von 5,16 ± 1,36 l/min. Das mittels Dopplerechokardiographie bestimmte Verhältnis von Lungenblutfluß zu Körperblutfluß betrug im Kontrollkollektiv im Mittel 1,01 ± 0,09 und reichte von 0,83 bis 1,13. Statistisch entsprach es dem angenommenen Verhältnis von Lungenblutfluß zu Körperblutfluß von 1. Demgegenüber betrug die Relation von Lungenblutfluß zu Körperblutfluß bei den Patienten mit einem Vorhofseptumdefekt zwischen 1,31 und 4,46. Sie unterschied sich statistisch nicht von der oxymetrisch bestimmten Relation von Lungenblutfluß zu Körperblutfluß, die zwischen 1,34 und 4,61 betrug.

Die Größe der dopplerechokardiographisch bestimmten Relation von Lungenblutfluß zu Körperblutfluß korrelierte signifikant mit der oxymetrischen Messung ($r = 0{,}82$, $s_{y \cdot x} = 0{,}54$, $y = 0{,}90x + 0{,}14$; Abb. 1). Die Abweichung der nichtinvasiven von der invasiven Messung betrug im Mittel 12,4 ± 1,1%. War das Verhältnis von Lungenblutfluß zu Körperblutfluß geringer als 2,5, lag der prozentuale Fehler der nichtinvasiven Methode zwischen 0% und 7,4%. Er betrug zwischen 5,0% und 33,1% bei einer Relation aus Lungenblutfluß zu Körperblutfluß von größer als 2,5.

Diskussion

Von den 24 prospektiv untersuchten Patienten mit einem Vorhofseptumdefekt waren bei 8 Patienten (33,3%) grundlegende Voraussetzungen für eine dopplerechokardiographische Shuntgrößenbestimmung nicht gegeben. So konnte aufgrund der Überlagerung durch das Lungenparenchym bei 4 Patienten die laterale Begrenzung des Pulmonalklappenringes echokardiographisch nicht identifiziert werden. Weiterhin wurden 4 Patienten aufgrund einer Pulmonalklappeninsuffizienz ausgeschlossen. Mit der verwendeten Methode der Lungenblutflußbestimmung im Pulmonalklappenring führt die Pulmonalinsuffizienz zu einer Überschätzung des Herzminutenvolumens im kleinen Kreislauf, weil neben dem Vorwärtsschlagvolumen auch das in den rechten Ventrikel regurgitierende Blutvolumen als Lungenblutfluß bestimmt wird.

Für die dopplerechokardiographische Messung von Lungenblutfluß und Körperblutfluß waren 16 Patienten geeignet. Bei diesen Patienten war das Verhältnis von Lungenblutfluß zu Körperblutfluß deutlich größer als im Kontrollkollektiv. Auch im Einzelfall kam es zu keiner Überschneidung der Wertebereiche (Abb. 1). Weiterhin zeigte die dopplerechokardiographische Messung bei den Patienten mit Vorhofseptumdefekt keine signifikante Abweichung von dem mittels Oxymetrie bestimmten Verhältnis von Lungenblutfluß zu Körperblutfluß. Die Größe des mit der Dopplerechokardiographie gemessenen Links-rechts-Shunts korrelierte signifikant mit der oxymetrischen Bestimmung.

Entsprechend den Ergebnissen der vorliegenden Studie wurde auch von Kitabatake et al. eine systematische Abweichung der dopplerechokardiographischen Messung von der Referenzbestimmung vermieden (Kitabatake et al. 1984). Im Gegensatz zur vorliegenden Untersuchung nahm bei ihnen die zufällige Abwei-

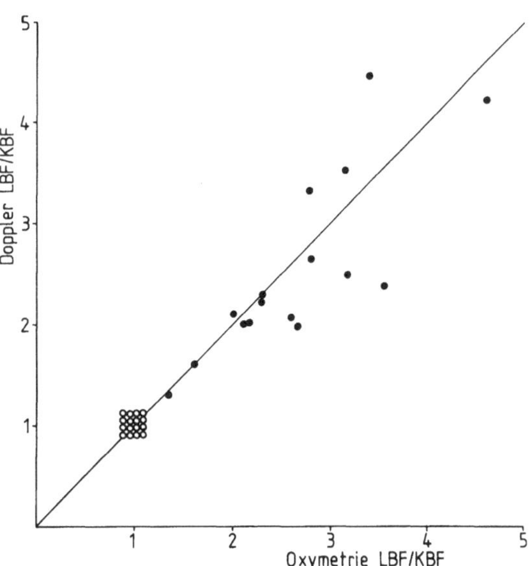

Abb. 1. Vergleich der dopplerechokardiographischen Shuntgrößenbestimmung mit der oxymetrischen Messung. Mit zunehmender Shuntgröße wurde die Abweichung zwischen der oxymetrischen und dopplerechokardiographischen Messung tendenziell größer und betrug maximal 33,1% (*offene Kreise* Kontrollkollektiv, *geschlossene Kreise* Patienten mit Vorhofseptumdefekt, *LBF* Lungenblutfluß, *KBF* Körperblutfluß

chung zwischen der invasiven und dopplerechokardiographischen Shuntgrößenbestimmung mit steigendem Shuntvolumen nicht zu, und die Korrelation war mit 0,92 enger. Dieser Unterschied zwischen unseren Ergebnissen und den Ergebnissen von Kitabatake et al. kann auf dem unterschiedlichen Alter der Kollektive beruhen. Das mittlere Alter der Patienten mit einem Vorhofseptumdefekt war 30 Jahre in der Studie von Kitabatake et al. und 42 Jahre in unserer Untersuchung. Bei jüngeren Patienten kann der Pulmonalklappenring echokardiographisch in der Regel deutlicher abgegrenzt werden als bei älteren Patienten. Daher kann bei jüngeren Patienten ein geringerer zufälliger Fehler bei der Bestimmung des Strömungsquerschnitts resultieren.

Im Einzelfall kann die Abweichung zwischen der invasiven und dopplerechokardiographischen Shuntgrößenbestimmung beträchtlich sein. In der vorliegenden Untersuchung treten die größten Unterschiede zwischen den beiden Methoden bei großen Shuntvolumina auf. Die Abweichung zwischen den beiden Methoden betrug maximal 33,1%. Hingegen war bei kleineren Shuntgrößen die Differenz zwischen beiden Meßmethoden gering (Abb. 1). Geht man von einer Operationsindikation ab einer Relation von Lungenblutfluß zu Körperblutfluß von 2 aus und ist eine pulmonale Hypertonie ausgeschlossen, kann die Entscheidung für eine operative oder konservative Therapie auch mit der Dopplerechokardiographie getroffen werden. In der vorliegenden Untersuchung war lediglich bei einem Patienten die oxymetrisch bestimmte Relation von Lungenblutfluß zu Körperblutfluß größer als 2, nämlich 2,65, und die nichtinvasive Messung betrug demgegenüber 1,98.

Die dopplerechokardiographische Flußbestimmung hängt entscheidend von dem berechneten Gefäßquerschnitt ab. Ungenauigkeiten in der Querschnittsflächenbestimmung ergeben sich daraus, daß die Grenzen der Pulmonalarterie im zweidimensionalen Bild durch die laterale Auflösung des Ultraschallsystems und nicht durch die exaktere axiale Auflösung dargestellt werden.

Mittels gepulster Dopplerechokardiographie kann die Shuntgröße bei nicht selektierten erwachsenen Patienten mit einem Vorhofseptumdefekt vom Sekundumtyp bei zwei Drittel der Patienten durch die Flußbestimmung im Ausflußtrakt des linken und rechten Ventrikels hinreichend genau bestimmt werden. Mit zunehmender Shuntgröße wächst die zufällige Abweichung zwischen der dopplerechokardiographischen und der oxymetrischen Messung. Hierdurch wird jedoch die Entscheidung für eine operative oder konservative Therapie nicht beeinflußt.

Literatur

Barron JV, Sahn DJ, Valdes-Cruz LM, Lima CO, Goldberg SJ, Grenadier E, Allen HD (1984) Clinical utility of two-dimensional Doppler echocardiographic techniques for estimating pulmonary to systemic blood flow ratios in children with left to right shunting atrial septal defect, ventricular septal defect or patent ductus arteriosus. J Am Coll Cardiol 3:169–178

Dickinson DF, Goldberg SJ, Wilson N (1985) A comparison of information obtained by ultrasound examination and cardiac catheterization in pediatric patients with congenital heart disease. Int J Cardiol 9:275–285

Dittmann H, Voelker W, Karsch KR, Seipel L (1987) Vergleich Doppler-echokardiographischer Methoden zur Herzminutenvolumenbestimmung. Z Kardiol 76:433–438

Donnerstein RL (1986) Doppler echocardiographic evaluation of left-to-right shunts in congenital heart disease. Herz 11:277–282

Goldberg SJ, Sahn DJ, Allen HD, Valdes-Cruz LM, Hoenicke H, Carnahan Y (1982) Evaluation of pulmonary and systemic blood flow by 2-dimensional Doppler echocardiography using fast Fourier transform spectral analysis. Am J Cardiol 50:1394–1400

Kitabatake A, Inoue M, Asao M, Ito H, Masuyama T, Tanouchi J, Morita T, Hori M,Yoshima H, Ohnischi K, Abe H (1984) Noninvasive evaluation of the ratio of pulmonary to systemic flow in atrial septal defect by duplex Doppler echocardiography. Circulation 69:73–79

Meijboom EJ, Valdes-Cruz LM, Horowitz S, Sahn DJ, Larson DF, Young KA, Lima CO, Goldberg SJ (1983) A two-dimensional Doppler echocardiographic method for calculation of pulmonary and systemic blood flow in a canine model with a variable-sized left-to-right extracardiac shunt. Circulation 68:437–445

Sanders SP, Yeager S, Williams R (1983) Measurement of systemic and pulmonary blood flow and QP/QS ratio using Doppler and two-dimensional echocardiography. Am J Cardiol 51:952–956

Valdes-Cruz LM, Horowitz S, Mesel E, Sahn DJ, Fisher DC, Larson D, Goldberg SJ, Allen HD (1984a) A pulsed Doppler echocardiographic method for calculation of pulmonary and systemic flow: accuracy in a canine model with ventricular septal defect. Circulation 68:597–602

Valdes-Cruz LM, Horowitz S, Mesel E, Sahn DJ, Fisher DC, Larson D (1984b) A pulsed Doppler echocardiographic method for calculating pulmonary and systemic blood flow in atrial level shunts: validation studies in animals and initial human experience. Circulation 69:80–86

Die Abschätzung der pulmonalen Hypertonie

H. VON BIBRA [1], D. AMBERG, G. KLEIN und H. BLÖMER

Die pulmonale Hypertonie ist eine Herausforderung für die nichtinvasive Diagnostik, denn sie war mit den klinischen Untersuchungsmethoden nur unzureichend beurteilbar.

Echokardiographie

Mit der M-mode-Echokardiographie kam der Versuch, diagnostische Kriterien im veränderten Bewegungsmuster der Pulmonalklappen festzustellen (Weymann et al. 1974). Als solche galten: Das Fehlen der A-Welle, ein flacher EF-Slope und insbesondere der mittsystolische Pulmonalklappenschluß. Sensitivität und Spezifität dieser Parameter erwiesen sich jedoch als zu gering für individuelle Diagnostik. Mit der 2dimensionalen Echokardiographie wurden weitere Parameter erfaßbar: rechtsventrikuläre (RV) Hypertrophie und RV-Dilatation sind unspezifische Zeichen, ein abgeflachtes Septum interventriculare im linksventrikulären (LV) Querschnitt ist nur bei sehr schwerer pulmonaler Hypertonie zu erwarten, und die Dilatation der A. pulmonalis ist wiederum unspezifisch. Dementsprechend fallen Sensitivität und Spezifität der echokardiographischen Kriterien zur Diagnose der pulmonalen Hypertonie nur mäßig aus, wie in Tabelle 1 beispielhaft von der Arbeitsgruppe um Weitzenblum (Oswald-Mammosser et al. 1987) gezeigt wird.

Tabelle 1. Nichtinvasive Methoden zur Diagnose der pulmonalen Hypertonie

	Sensitivität [%]	Spezifität [%]
Röntgenthorax	46	64
EKG	51	86
Echokardiographie	(78	75)
Myokardszintigraphie	66	67

[1] Medizinische Klinik und Poliklinik rechts der Isar, Technische Universität München, Ismaninger Str. 22, D-8000 München 80

Die Sensitivität und Spezifität von 75% müßten dabei noch heruntergerechnet werden in Anbetracht der Tatsache, daß nur bei 82% der Patienten qualitativ ausreichende Ableitungen zu erzielen waren.

Kontinuierlicher Doppler

Der entscheidende Fortschritt kam mit der Entwicklung der Dopplerkardiographie (Skjaerpe u. Hatle 1983). Es ist nun möglich, den systolischen pulmonalarteriellen Druck direkt zu bestimmen. Man mißt hierzu die maximale Geschwindigkeit einer Trikuspidalklappeninsuffizienz mit kontinuierlichem Doppler und rechnet diese mit der vereinfachten Bernoulli-Gleichung in den rechtsatrioventrikulären Druckgradienten um. Currie hat 127 Patienten simultan zur Herzkatheterisation untersucht (Currie et al. 1985) und zeigte eine ausgezeichnete Übereinstimmung der invasiv gemessenen systolischen Druckgradienten zwischen rechtem Ventrikel und Vorhof mit den simultanen Gradienten, die sich aus der dopplerkardiographischen Berechnung ergeben. Grundsätzlich kann aus der Summe dieses Gradienten und des Vorhofdruckes der systolische rechtsventrikuläre Druck berechnet werden, der bei Ausschluß einer Pulmonalstenose als identisch zum gesuchten pulmonalarteriellen Druck gesehen werden kann. Ein gewisses Problem ergibt sich aus der Notwendigkeit, den Vorhofdruck addieren zu müssen, denn dieser stellt eigentlich eine zweite Unbekannte in der Gleichung dar.

Um Lösungsmöglichkeiten abzuschätzen, wurden in unserer Abteilung Patienten simultan zur Herzkatheterisation untersucht (Abb. 1). Links wurde der invasiv gemessene rechtsatriale Mitteldruck (RA) zum dopplerkardiographisch bestimmten atrioventrikulären Gradienten addiert. Die Korrelation zum invasiv

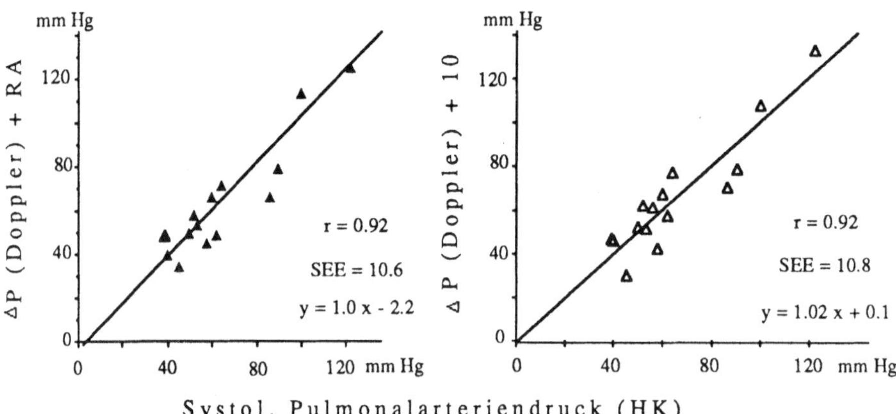

Abb. 1. Identische Korrelationen für den invasiv gemessenen systolischen pulmonalarteriellen Druck *(waagerecht)* mit dem Doppler-sonographisch bestimmten systolischen pulmonalartiellen Druck *(senkrecht)*, *links* berechnet als Summe des Druckgradienten *(ΔP)* zwischen rechten Ventrikel und Vorhof plus dem invasiv bestimmten rechtsatrialen Mitteldruck und *rechts* aus ΔP plus 10 mm Hg

gemessenen systolischen pulmonalarteriellen (pa) Druck ist mit r = 0,92 und einer Standardschätzabweichung SEE von 10,6 mm Hg sehr gut.

Rechts wurde einfach eine Konstante von 10 mm Hg zum atrioventrikulären Druckgradienten addiert. Überraschenderweise ergibt sich eine fast identische Korrelation zum invasiv bestimmten pulmonalarteriellen Druck wieder mit r = 0,92 und SEE 10,6 und der Regressionsgeraden praktisch auf der Identitätslinie. Das soll natürlich nicht beweisen, daß jeder unserer Patienten einen mittleren Vorhofdruck von 10 mm Hg hat. Diese Übereinstimmung weist lediglich auf die Verhältnismäßigkeit der Fehlerquellen hin. Die Bestimmungsfehler des Vorhofdruckes sind numerisch so klein, daß sie offensichtlich eine fast zu vernachlässigende Rolle bei der Bestimmung des systolischen pulmonalarteriellen Druckes spielen. Die wesentlich bedeutsamere Fehlerquelle liegt im atrioventrikulären Druckgradienten, der bei großen Einfallswinkeln zum Refluxjet leicht unterschätzt werden kann, wobei der Fehler durch die Bernoulli-Gleichung quadratisch eingeht. Es ist deshalb unbedingt notwendig, die maximale Refluxgeschwindigkeit aus verschiedensten Anlotungspunkten zwischen apikal und parasternal aufzusuchen, um die größtmögliche Genauigkeit bei der Bestimmung des pulmonalarteriellen Druckes zu erreichen.

Bei der Literaturübersicht (Tabelle 2) ist der Korrelationskoeffizient zumeist ≧0,90, egal welche Bestimmungsmethode für den Vorhofdruck angewendet wurde. In den 3 Studien mit Methodenvergleich sind ebenfalls keine großen Unterschiede festzustellen. SEE ist mit Werten zwischen 5 und 10 klinisch noch akzeptabel. Bei der Interobservervarianz war der Korrelationskoeffizient 0,96. Es steht uns hiermit offensichtlich eine genaue Methode zur Verfügung, den pulmonalarteriellen systolischen Druck nichtinvasiv zu bestimmen. Die einzige wesentliche Limitation besteht in der Notwendigkeit einer analysierbaren Trikuspidalklappeninsuffizienz. Bei wievielen Patienten mit pulmonaler Hypertonie liegt also eine Trikuspidalinsuffizienz vor?

In unserer Klinik wurden 70 Patienten mit Verdacht auf pulmonale Hypertonie nach ihren pulmonalarteriellen Mitteldrucken in 4 Gruppen aufgeteilt (Tabelle 3): Eine Gruppe mit normalen Druckwerten, eine mit leicht erhöhter, eine mit mäßiger und eine mit schwerer pulmonaler Hypertonie. Eine dopplerkardiogra-

Tabelle 2. Korrelation von dopplerkardiographisch bestimmtem Druck (Do 1, Do 2) im Vergleich zur invasiven Druckmessung pulmonalarteriell bzw. RV systolisch

		n	Do 1	r	SEE	Do 2	r	SEE
Skjaerpe u. Harle	(1983)	21	Δp	0,97	8			
Yock u. Popp	(1984)	54	Δp + JVP	0,89	8			
Berger et al.	(1985)	41	Δp	0,97	5			
Hecht et al.	(1986)	1	Δp	0,98	3			
Currie	(1985)	41	Δp + JVP	0,90	8	Δp + 10	0,89	8
Vasquez de Prada et al.	(1987)	44	Δp + RA	0,96	6	Δp	0,91	8
v. Bibra et al.	(1988)	19	Δp + RA	0,92	10	Δp + 10	0,92	10
Hamer et al.	(1988)	22	Δp	0,96	7			

Δp, atrioventrikulärer Druckgradient; JVP, klinisch meßbarer Halsvenendruck; RA, rechtsatrialer Mitteldruck

Tabelle 3. Häufigkeit der Trikuspidalinsuffizienz (*TI*)

	1. Gruppe	2. Gruppe	3. Gruppe	4. Gruppe
PA (mm Hg)	≦18	19–24	25–39	≧40
n	25	12	22	11
TI im Dopplerbefund (%)	20	17	55	91
TI ≧ mittelgradig (RV-Angio) (%)	8	8	32	55

phisch feststellbare Trikuspidalklappeninsuffizienz fand sich bei jeweils 20% der Patienten mit niedrigen Druckwerten, bei 55% mit mäßiger pulmonaler Hypertonie und bei 91% mit schwerer pulmonaler Hypertonie. In anderen Worten: Während die dopplerkardiographische Bestimmung des pulmonalarteriellen Druckes bei 90% der Patienten mit schwerer pulmonaler Hypertonie angewendet werden kann, entfällt sie bereits bei 45% der Patienten mit mäßiger pulmonaler Hypertonie, ganz zu schweigen von den Patienten mit niedrigeren oder normalen Druckwerten. Es ist also notwendig, eine unabhängige Methode zur Beurteilung des pulmonalarteriellen Druckes zu erarbeiten, die für alle Patienten anzuwenden ist.

Gepulster Doppler: Beschleunigungszeit

Pulmonale Flußmuster, die mit gepulstem Doppler bei normalen pulmonalen Druckwerten und bei Hypertonie aufzunehmen sind, zeigen im wesentlichen 2 unterschiedliche Kriterien. Während sich das Geschwindigkeitsmaximum bei Normotonie in der Mitte der Systole befindet, ist es bei erhöhten Druckwerten in das erste Drittel vorverlegt. Gleichzeitig kann es im letzten Drittel zum Sistieren von Vorwärtsfluß oder gar zur Ausbildung eines Refluxes kommen (Okamoto et al. 1984). Zur Beurteilung der pulmonalen Hypertonie hat sich insbesondere die Beschleunigungszeit bewährt. Sie wird vom Beginn der rechtsventrikulären Ejektion und dem Geschwindigkeitsmaximum begrenzt (Abb. 2). Das Flußmuster links ergab sich bei Plazieren des Meßvolumens zentral in der Pulmonalklappenebene. Das Flußmuster rechts wurde bei einem Patienten mit pulmonaler Hypertonie abgeleitet und zeigte eine deutlich kürzere Beschleunigungszeit.

Die Korrelationen der Beschleunigungszeit zum pulmonalarteriellen Mitteldruck verändern sich in Abhängigkeit vom Ableitungsort (Abb. 3). Die beste Korrelation mit $r = -0{,}77$ besteht zentral in der Pulmonalklappenebene und eine ähnlich gute zentral im rechtsventrikulären Ausflußtrakt. Weiter distal im Truncus pulmonalis ist die Korrelation nur noch mäßig gut und inferiorwärts unbrauchbar.

In Abb. 4 ist die Korrelation der Beschleunigungszeit zum pulmonalarteriellen Mitteldruck zentral aus der Pulmonalklappenebene für alle 70 Patienten aufgezeigt. Der Korrelationskoeffizient beträgt −0,77, die Streuung ist mit SEE von 17 ms ziemlich groß. Als weitere Determinante für diese Korrelation fand sich abgesehen vom Ableitungsort das Lebensalter. Die Patientengruppe mit mehr als 60 Jahren hatte signifikant niedrigere Beschleunigungszeiten bei gleichem pulmonalarteriellen Mitteldruck als die jüngeren Gruppen. Als nicht signifikant erwie-

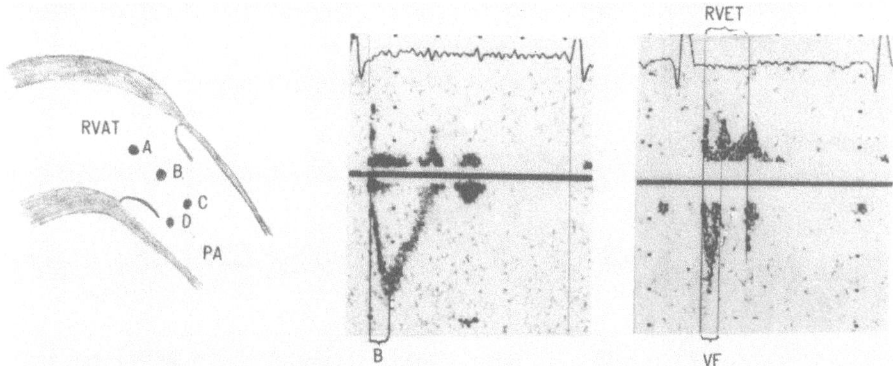

Abb. 2. Geschwindigkeitsprofile des pulmonalen Flußmusters bei Ableitungsort B (*links* normal, *rechts* pulmonale Hypertonie). Die Beschleunigungszeit *(B)* reicht vom Beginn der rechtsventrikulären Ejektion bis zum Maximum der Flußgeschwindigkeit

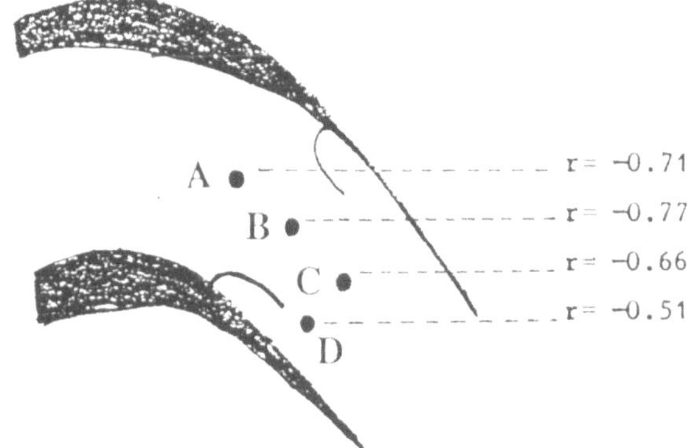

Abb. 3. Die Auswirkung verschiedener Meßpositionen auf die Bestimmung der pulmonalen Beschleunigungszeit und deren Korrelation zum pulmonalarteriellen Mitteldruck

sen sich Herzfrequenz, Herzzeitvolumen und Anwesenheit einer signifikanten Trikuspidalklappeninsuffizienz (von Bibra et al. 1987). In der Literatur (Tabelle 4) fanden sich für die Korrelation zwischen Beschleunigungszeit und pulmonalarteriellen Mitteldruck Koeffizienten zwischen 0,72 und 0,82.

Außer den 2 letzten Studien fanden alle diese Untersuchungen unter nicht simultanen Meßbedingungen statt. In unserer Klinik wurden deshalb 19 Patienten simultan zur invasiven Druckbestimmung untersucht (Abb. 5) und mit einem nach Druck und Alter gematchten Kollektiv einer früheren, nicht simultanen Studie verglichen. Die Verteilung der Meßwerte stimmt gut überein. Nicht überraschend ist für die simultane Untersuchung eine niedrigere Streuung SEE = 8 im Vergleich zu SEE = 12 festzustellen. Die Interobservervarianz ist mit einem Korrelationskoeffizienten von 0,87 brauchbar (von Bibra et al. 1988).

Sicherlich ist die Beschleunigungszeit wegen der hohen Streubreite nur zur semiquantitativen Beurteilung der pulmonalen Hypertonie geeignet. Bei uns hat es sich bewährt, mittels einer Beschleunigungszeit ≤ 90 ms Patienten mit pulmonalen Druckwerten ≥ 25 mm Hg zu differenzieren. Sensitivität und Spezifität hierfür sind $\geq 91\%$. Nimmt man eine Beschleunigungszeit ≤ 70 ms, um schwere pul-

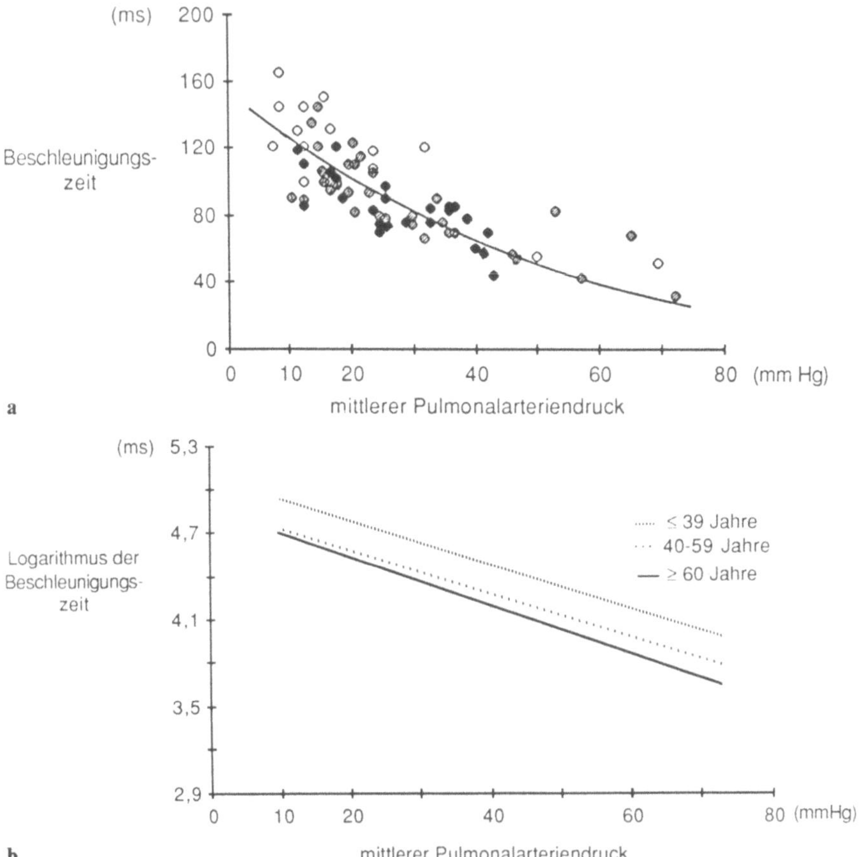

Abb. 4. a Korrelation der Beschleunigungszeit zum mittleren Pulmonalarteriendruck. $\ln B = -0{,}018PA + 5{,}0$, $r = -0{,}82$, SEE $= 0{,}18$. ◇ = ≦39 Jahre, ◈ = 40–59 Jahre, ◆ = >60 Jahre.
b Die linearen Regressionskurven für die logarithmierte Beschleunigungszeit und den mittleren pulmonalarteriellen Druck für 3 Altersgruppen. Jüngste Gruppe signifikant unterschiedlich zu den älteren

Tabelle 4. Beschleunigungszeit in Korrelation zum pulmonalarteriellen Mitteldruck

		n	Meßort	Alter (in Jahren)	r
Kitabatake et al.	(1983)	33	RVAT	44	−0,82
Kosturakis et al.	(1984)	6	PA	5	−0,82
Okamoto et al.	(1984)	53	PA	41	−0,78 (/ET)
v. Bibra et al.	(1985)	70	PK	52	−0,77
Matsuda et al.	(1986)	67	PA	49	−0,75
Isobe et al.	(1986)	82	RVAT	47	−0,79
Martin-Duran et al.	(1986)	51	RVAT	52	−0,77
Dabestani et al.	(1987)	39	PA	51	−0,87
Marchandise et al.	(1987)	44	PA	57	−0,72
Graettinger et al.	(1987)	9 s	PA	62	−0,90 (/ET)
v. Bibra et al.	(1988)	19 s	PK	55	−0,81

RVAT, rechtsventrikulärer Ausflußtrakt; PA, A. pulmonalis; PK, Pulmonalklappenebene

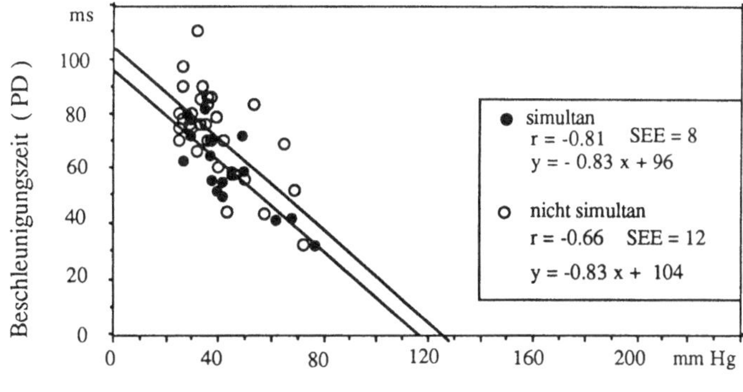

Abb. 5. Vergleich von simultanen und nicht simultanen Messungen der pulmonalen Beschleunigungszeit in Korrelation zum invasiv gemessenen *(HK)* pulmonalarteriellen Mitteldruck

Tabelle 5. Sensitivität und Spezifität der Beschleunigungszeit für die Diagnose pulmonale Hypertonie

		n	B< [ms]	PA> [mmHg]	Sensitivität [%]	Spezifität [%]
Kosturakis et al.	(1984)	32	106	30 s	79	100 (Kinder)
v. Bibra et al.	(1985)	70	90	25	91	91
			70	40	85	92
Matsuda et al.	(1986)	67	90	25	100	100
Isobe et al.	(1986)	82	112	20	93	97
Dabestani et al.	(1987)	39	110	20	87	88
Marchandise et al.	(1987)	44	100	20	100	100 (OA.)

OA., obstruktive Atemwegserkrankung

monale Druckwerte ≦40 mm Hg zu differenzieren, beträgt die Sensitivität 85% und die Spezifität 92% (von Bibra et al. 1987). In der Literatur finden sich für die jeweils angegebenen Zielgruppen mit meist niedrigeren Druckwerten Sensitivität und Spezifität im Bereich von 85–100% (Tabelle 5).

Zusammenfassend kann mit dem indirekten Parameter Beschleunigungszeit eine semiquantitative Beurteilung der pulmonalen Hypertonie durchgeführt werden. Diese Methode ist bei ca. 95% aller Patienten anwendbar. Die genauere quantifizierende Bestimmung des pulmonalarteriellen systolischen Druckes aus der maximalen Refluxgeschwindigkeit einer Trikuspidalklappeninsuffizienz kann bei ca. 75% der Patienten angewendet werden und ist dann natürlich vorzuziehen.

Literatur

Berger M, Haimowitz A, van Tosh A, Berdorff C, Goldberg E (1985) Quantitative assessment of pulmonary hypertension in patients with tricuspid regurgitation using continuous wave doppler ultrasound. J Am Coll Cardiol 6:359–365

von Bibra H, Busch U, Klein G, Sebening H (1985) Assessment of pulmonary hypertension by dopplercardiography. Eur Heart J 6:4

von Bibra H, Ulm K, Klein G, Sebening H, Blömer H (1987) Die Diagnose der pulmonalen Hypertonie mittels gepulster Dopplerkardiographie. Z Kardiol 76:149–158

von Bibra H, Amberg D, Petrik M, Klein G, Blömer H (1988) Beurteilung der pulmonalen Hypertonie mittels zweier Dopplerverfahren simultan zur invasiven Druckmessung. Z Kardiol 77(Suppl 1):133

Currie PJ, Seward JB, Chan KL, Fyfe DA, Hagler DJ, Mair DD, Reeder GS, Nishimura RA, Tajik AJ (1985) Continuous wave Doppler determination of right ventricular pressure: a simultaneous Doppler catheterization study in 127 patients. J Am Coll Cardiol 6:750–756

Dabestani A, Mahan G, Gardin J, Takenaka K, Burn C, Allfie A, Henry W (1987) Evaluation of pulmonary artery pressure and resistance by pulsed Doppler echocardiography. Am J Cardiol 59:662–668

Graettinger W, Greene E, Voyles W, Albuquerque N (1987) Doppler predictions of pulmonary artery pressure, flow, and resistance in adults. Am Heart J 113:1426–1437

Hamer H, Takens B, Posma J, Lie K (1988) Noninvasive measurement of right ventricular systolic pressure by combined color-coded and continuous wave Doppler ultrasound. Am J Cardiol 61:668–671

Hecht S, Berger M, Berdorff R, van Tosh A, Stimola J (1986) Use of continuouswave Doppler ultrasound to evaluate and manage primary pulmonary hypertension. Chest 90:781–783

Isobe M, Yazaki Y, Takaku F, Koizumi K, Hara K, Tsuneyoshi H, Yamaguchi T, Machi K (1986) Prediction of pulmonary arterial pressure in adults by pulsed Doppler echocardiography. Am J Cardiol 57:316–321

Kitabatake A, Inoue M, Aseo M, Masuyama T, Tanouchi J, Morita T, Misihima M, Uematsu M, Shumazu T, Hori M, Abe H (1983) Noninvasive evaluation of pulmonary hypertension by pulsed doppler technique. Circulation 68:302–309

Kosturakis D, Goldberg SJ, Allen HD, Loeber C (1984) Doppler echocardiographic prediction of pulmonary arterial hypertension in congenital heart disease. Am J Cardiol 53:1110–1115

Marchandise B, de Bruyne B, Delaunois L, Kremer R (1987) Noninvasive prediction of pulmonary hypertension in chronic obstructive pulmonary disease by Doppler echocardiography. Chest 91:361–365

Martin-Duran R, Larman M, Trugeda A, Vazquez de Prada J, Ruano J, Torres A, Figueroa A, Pajaron A, Nistal F (1986) Comparison of Doppler-determined elevated pulmonary arterial pressure with pressure measured at cardiac catherization. Am J Cardiol 57:859–863

Matsuda M, Sekiguchi T, Sugishita Y, Kuwako K, Iita K, Ito J (1986) Reliability of noninvasive estimates of pulmonary hypertension by pulsed Doppler echocardiography. Br Heart J 56:158–164

Okamoto M, Miyatake K, Kinoshita N, Sakakibara H, Nimura Y (1984) Analysis of blood flow in pulmonary hypertension with the pulsed doppler flowmeter combined with cross sectional echocardiography. Br Heart J 51:407–415

Oswald-Mamosser M, Oswald T, Nyankiye E, Dickele M, Grange D, Weitzenblum E (1987) Non-invasive diagnosis of pulmonary hypertension in chronic obstructive pulmonary disease. Eur Respir Dis 71:419–429

Quinones MA (1985) Doppler evaluation of right sided lesions and pulmonary hypertension. In: Nanda NC (ed) Doppler echocardiography. Igaaku-Shoin, Tokyo New York, pp 262–292

Skjaerpe T, Hatle L (1983) Noninvasive estimation of pulmonary artery, pressure by Doppler ultrasound in tricuspid regurgitation. In: Spencer M (ed) Cardiac Doppler Diagnosis. Nijhoff, The Hague, pp 247–254

Tahara M, Tanaka H, Nakao S, Yoshimura H, Sakurai S, Tei C, Kashima T (1981) Hemodynamic determinants of pulmonary valve motion during systole in experimental pulmonary hypertension. Circulation 64:1249–1255

Vasquez de Prada J, Ruano J, Martin-Duran R, Larman M, Zueco J, Ortiz de Murua J, Torres A, Figuera A (1987) Noninvasive determination of pulmonary arterial systolic pressure by continuous wave Doppler. Int J Cardiol 16:177–184

Weyman AE, Dillon JC, Feigenbaum H, Chang S (1974) Echocadiographic patterns of pulmonic valve motion with pulmonary hypertension. Circulation 50:905–910

Yock PG, Popp RL (1984) Noninvasive estimation of right ventricular systolic pressure by Doppler ultrasound in patients with tricuspid regurgitation. Circulation 70:657–662

Möglichkeiten und Grenzen in der Diagnostik der Aortenisthmusstenose mittels echokardiographischer Verfahren

H. STERN [1], H. LUSSER, K. D. MÜLLER, M. VOGEL, I. STEINBAUER-ROSENTAL und K. BÜHLMEYER

Einleitung

Die Echokardiographie nimmt seit einigen Jahren einen breiten Raum in der prä- und postoperativen Diagnostik angeborener Herz- und Gefäßfehler ein. Die prinzipielle Darstellbarkeit einer Aortenisthmusstenose (CoA) mittels zweidimensionaler Echokardiographie wurde in mehreren Arbeiten Ende der 70er/Anfang der 80er Jahre nachgewiesen (Sahn et al. 1977; Smallhorn et al. 1983; Huhta et al. 1984). Die später eingeführte Dopplerechokardiographie gab zusätzlich zum zweidimensionalen Bild Informationen über Flußprofil und Druckgradienten an der Enge (Whyse at al. 1984; Shaddy et al. 1986; Houston et al. 1987). Die noch verbleibende Aufgabe besteht wohl darin, die Grenzen der Methode bei Diagnose und Graduierung der CoA zu definieren. Dies soll im folgenden anhand einer größeren Patientengruppe, die zwischen Januar 1985 und Januar 1989 in unserer Klinik mit dem zur Zeit üblichen technischen Standard untersucht wurde, unternommen werden.

Systematik

Patienten mit CoA müssen prinzipiell in 2 Gruppen mit unterschiedlicher Beziehung der Enge zum Ductus Botalli unterteilt werden. Beide Gruppen unterscheiden sich erheblich in ihren klinischen und pathologisch-anatomischen Eigenschaften.

1. Prä- und juxtaduktal: Vor allem Neugeborene und Säuglinge betroffen, häufig assoziierte kardiale Fehlbildungen, häufig duktusabhängig.
2. Postduktal: Vor allem ältere Kinder und Erwachsene betroffen, meist isoliertes Auftreten.

Während in der Kinderkardiologie beide Formen der CoA vertreten sind, tritt bei Erwachsenen fast ausschließlich die postduktale Form auf. Es ist anzunehmen, daß beide Varianten nicht unterschiedlich bei Geburt angelegt sind, sondern die prä- und juxtaduktale Form im Laufe der ersten Lebensjahre in die postduktale CoA übergeht (Elzenga u. Gittenberger-de Groot 1983). Entsprechend

[1] Deutsches Herzzentrum München, Lothstr. 11, D-8000 München 2

ihren unterschiedlichen Voraussetzungen sind die Anforderungen an die Echokardiographie in beiden Gruppen sehr verschieden. Kommt es bei der präduktalen CoA z. B. darauf an, begleitende kardiale Fehlbildungen zu erkennen, ist bei den älteren Patienten mit postduktaler CoA häufig die technische Darstellung des Aortenisthmus schwierig.

Konventionelles 2D-Echo

Als Forderung an das 2D-Echo ist zu stellen, daß die Morphologie wie der Grad der Einengung sicher diagnostiziert werden (Abb. 1). Der Anlotungspunkt ist fast ausschließlich suprasternal und bietet meistens leider nur ein kleines Echofenster. Nur bei Säuglingen kann noch hoch parasternal und subkostal angelotet werden. Dies führt bei älteren Kindern und Erwachsenen zu einem Anteil von bis zu 60%, bei dem der Isthmusbereich mittels konventionellem Echo nicht sicher eingesehen werden kann (Stern et al. 1987, 1988; Simpson et al. 1988). In diesen Fällen muß auf weitere nichtinvasive Methoden (transösophageales Echo, NMR) oder die Angiographie zurückgegriffen werden.

Eine der wesentlichen Fehlerquellen besteht in der Darstellung eines Gefäßanschnittes, der eine Engstelle simulieren kann. Es ist deshalb zu fordern, daß auch der poststenotische Bereich klar abgebildet wird, um falsch positive Resultate zu vermeiden. Zusätzlich muß v. a. bei Kindern auf begleitende Fehlbildungen geachtet werden. Hierzu zählen die bikuspidale Aortenklappe (ca. 50%), offener Ductus Botalli (40%), Ventrikelseptumdefekte (27%) sowie zahlreiche weitere, manchmal komplexe Fehlbildungen. Abbildung 2 zeigt ein 4 Monate altes Kind mit Taussig-Bing-Komplex und hypoplastischem distalen Aortenbogensegment.

Transösophageale Echokardiographie

Das transösophageale Echo ist die einzige Methode, bei der sich nicht nur Durchmesser, sondern auch Querschnittsflächen der Aorta bestimmen lassen. Der Grad der Enge kann hiermit genauer berechnet werden (Stern et al. 1987). Abbildung 3 zeigt ein typisches Beispiel. Von Nachteil ist die Fixierung des Endoskops, so daß in der sagittalen Ebene praktisch nicht anguliert werden kann. Sogenannte Pseudokoarktationen, die lediglich ein „kinking“ der Aorta ohne Druckgradient darstellen, können damit schwer erkannt werden. Die Anwendung in der Kinderkardiologie ist wegen der Belastung der Kinder und der Kleinheit der anatomischen Verhältnisse sehr begrenzt.

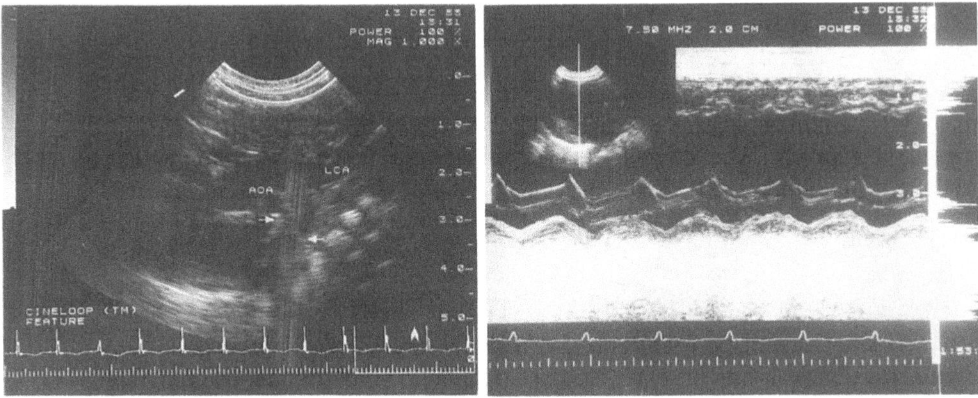

Abb. 1. Umschriebene hochgradige präduktale Aortenisthmusstenose bei einem Frühgeborenen (Gewicht 1900 g) mit offenem Ductus Botalli *(linker Pfeil)*. *Rechts* ein M-Mode des linken Ventrikels (LV) zur Darstellung der eingeschränken LV-Funktion

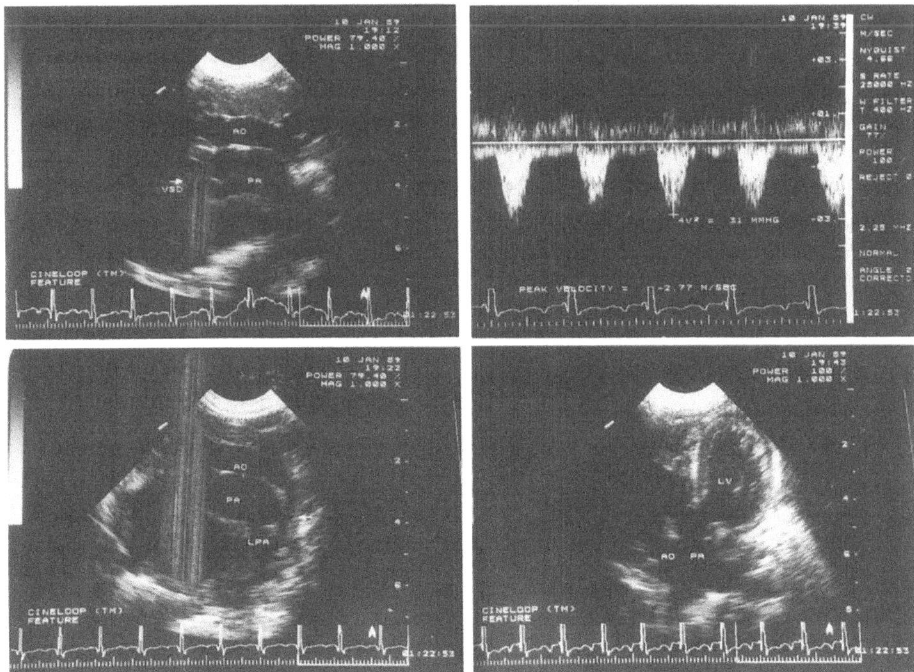

Abb. 2. Aortenisthmusstenose (CoA) mit tubulärer Hypoplasie des distalen Aortenbogens *(unten links)* bei einem 4 Monate alten Kind mit Taussig-Bing-Komplex. Parallelverlauf der großen Gefäße als Ausdruck der Tarnpositionsstellung *(oben links)*, Überlagerung des Ductus- und CoA-Flows im Doppler *(oben rechts)* und subpulmonaler Ventrikelseptumdefekts *(unten rechts)*

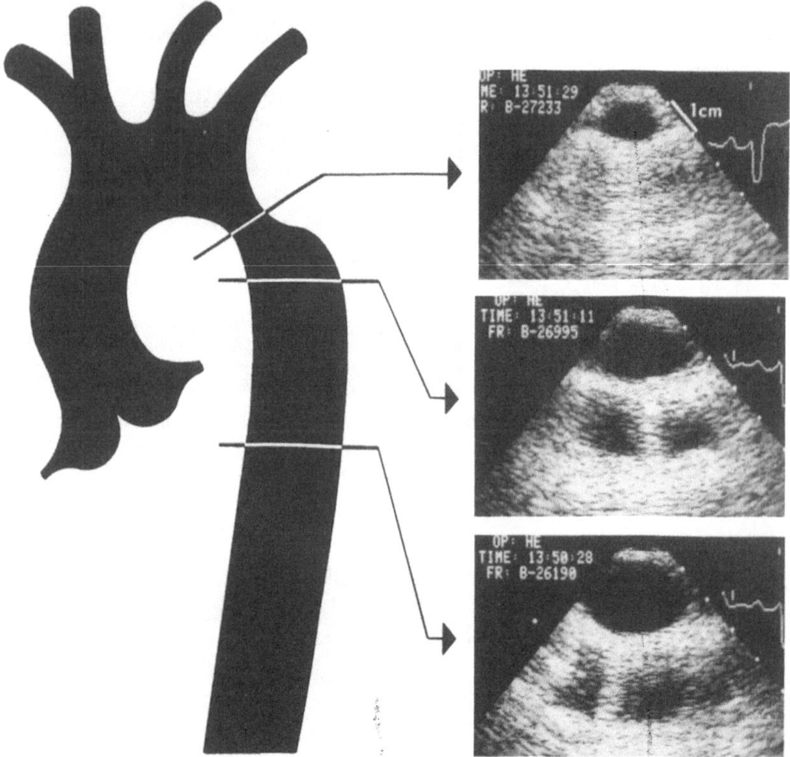

Abb. 3. Sequenz einer transösophagealen Untersuchung eines Erwachsenen mit Aortenisthmusstenose

Dopplerechokardiographie

Das Dopplerecho erweiterte die Aussage des konventionellen transthorakalen 2D-Echos in der Diagnostik der CoA um die Möglichkeit der Druckgradientenangabe. Es kann somit unabhängig von der Bestimmung der Gefäßdurchmesser durch das 2D-Echo die Schwere einer Isthmusstenose mit dem Continous-wave-Doppler eingeschätzt werden. Abbildung 4 zeigt ein solches Beispiel bei einem 5jährigen Jungen mit nativer CoA.

Auch für das Dopplerecho gelten bei der Graduierung der CoA eine Reihe von Einschränkungen. Zum einen kann die modifizierte Bernoulli-Gleichung „$\Delta P = 4 \times v^2$" nur bei umschriebenen Stenosen angewendet werden. Dies war bei 132 Patienten mit CoA in unserer Klinik lediglich in 74% der Fall. Bei den übrigen handelt es sich um zusätzliche hypoplastische Aortenbogensegmente oder tubuläre Engen. Bei Kenntnis der Stenosenlänge kann zwar auch der Druckgradient berechnet werden, die Kompliziertheit der Formel erschwert jedoch den Gebrauch im klinischen Alltag. Eine weitere Einschränkung des Dopplerechos besteht im Vorliegen von Links-rechts- oder Rechts-links-Shunts, die den Fluß

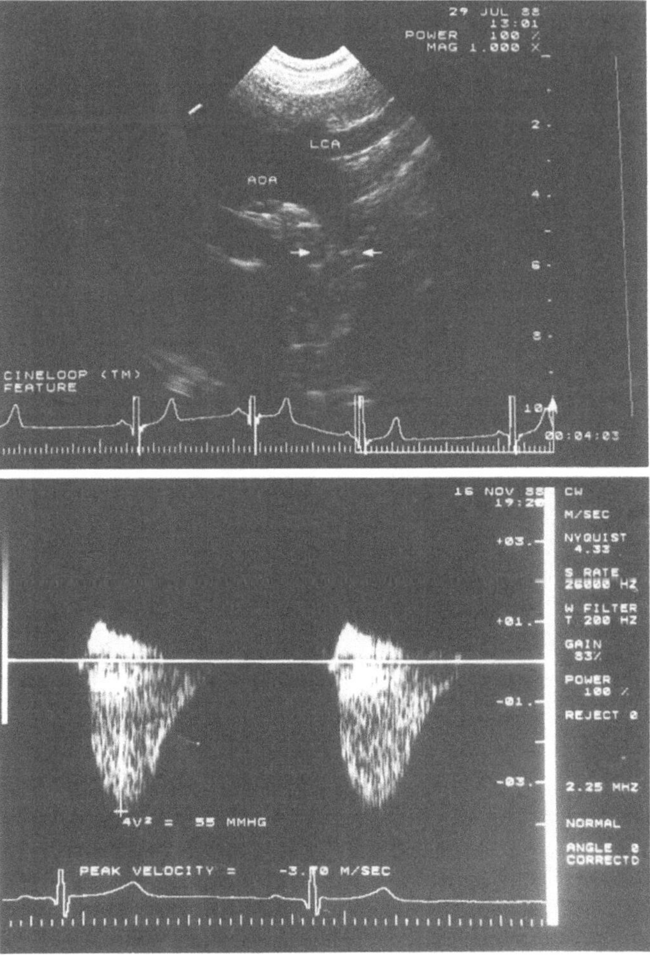

Abb. 4. 2D- *(oben)* und Doppler-Echo *(unten)* bei einem 5jährigen Jungen mit isolierter Aortenisthmusstenose

über die Enge modifizieren und somit Rückschlüsse auf die Schwere der CoA verfälschen. Ähnliches gilt bei vorgeschalteten Aortenstenosen. In unserem Patientenkollektiv von 132 Kindern lagen intra- oder extrakardiale Shunts in 62%, eine assoziierte Aortenstenose in 10% der Kinder vor. Nicht berücksichtigt ist hierbei ein Links-rechts-Shunt auf Vorhofebene über ein Foramen ovale bei hochgradiger CoA. Eine isolierte, umschriebene Isthmusstenose lag lediglich in 28% der Fälle vor, und nur hierfür gilt die Anwendbarkeit der Dopplergradientenmessung der üblichen Form ohne Einschränkung.

Zwar kann bei Überlagerung der Dopplersignale von Isthmusstenose und offenem Ductus Botalli häufig noch ein glaubwürdiger Gradient berechnet werden (Abb. 5), jedoch muß hierbei mit falsch hohen Gradienten durch einen drucktrennenden Ductus gerechnet werden (Houston et al. 1987).

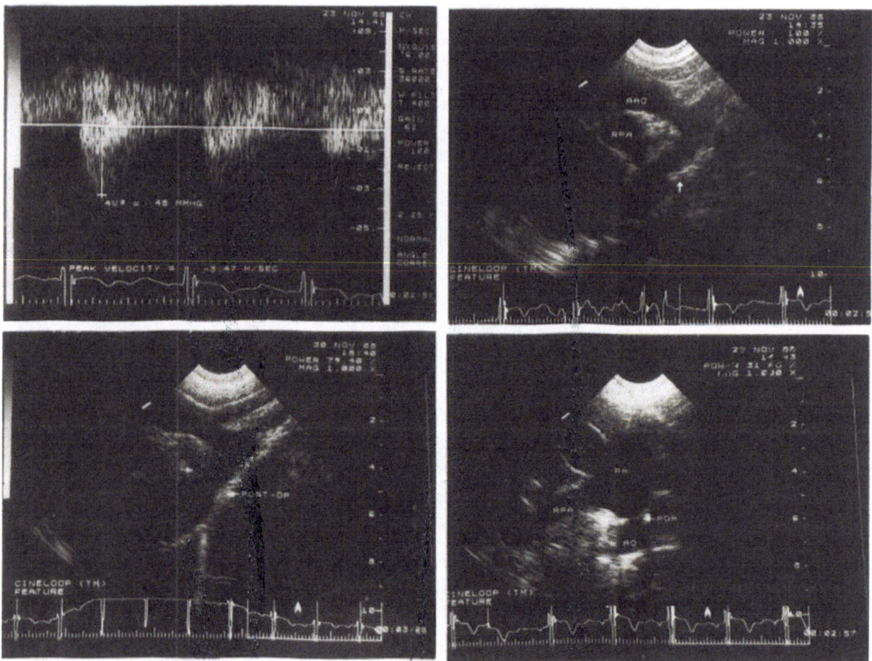

Abb. 5. Überlagerung des Dopplersignals *(oben links)* einer Aortenisthmusstenose (CoA) mit dem eines drucktrennenden Ductus *(Pfeil unten rechts)* bei einem 8jährigen Mädchen mit CoA *(oben rechts)*

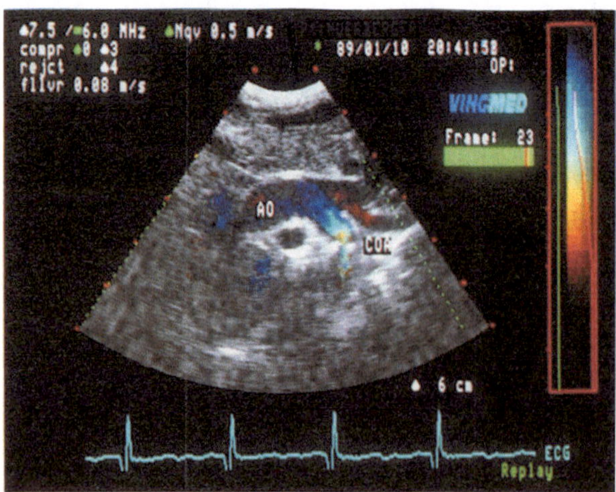

Abb. 6. Typisches Farbdopplerecho bei einem Säugling mit Rekoarktation

Farbdoppler

Wie bei anderen Bereichen bietet der Farbdoppler die angenehme Eigenschaft der gleichzeitigen Darstellung von Anatomie und Dopplerflußinformation (Abb. 6). Bei der Diagnose der Isthmusstenose scheint es lediglich den einen Vorteil gegenüber dem konventionellen Doppler zu geben, daß sicher zwischen einer hochgradigen Enge und einer Isthmusatresie unterschieden werden kann. Der kleine residuelle Durchlaß bei hochgradigen Stenosen wurde im konventionellen Doppler häufig nicht erkannt.

Sicherheit der Echodiagnose

Die Beurteilungen der Isthmusstenosen durch die routinemäßige Echokardiographie vor Durchführung der Angiographie in unserer Klinik sind in Tabelle 1 wiedergegeben. Immerhin wurden 10% der Isthmusstenosen erst durch die Angiographie nachgewiesen. Dies sagt nichts über die prinzipielle Darstellbarkeit der Stenosen bei diesen Patienten aus. Die Zahlen geben lediglich die diagnostische Sicherheit in einem Echoroutinebetrieb wieder. Die häufigsten Gründe für das Übersehen einer CoA waren:

- vorgeschaltete kritische Aortenklappenstenosen. Hier bestanden nur kurze Untersuchungszeiten bei schwer kranken Patienten, und die Ursache der erheblich eingeschränkten linksventrikulären Funktion schien mit Nachweis der Klappenstenose hinreichend erklärt.
- Komplexe Herzfehler,
- totale Lungenvenenfehlmündung mit ebenfalls massiv volumenbelastetem rechten Vorhof/Ventrikel und Pulmonalarterie bei scheinbarem Sammelgefäß in der manchmal schwer zugängigen Region posterior des linken Vorhofes.

Die Aortenisthmusstenose stellt somit eine Fehlbildung dar, die mittels echokardiographischer Verfahren im Prinzip zu diagnostizieren und zu graduieren ist. In klarer Abhängigkeit von der Art der untersuchten Patientengruppe muß jedoch mit einer Einschränkung der Aussagekraft bezüglich voller Darstellung im konventionellen 2D-Echo und sicherer Messung des Dopplergradienten in bis zu 60% der Fälle gerechnet werden.

Tabelle 1. Sicherheit der Echodiagnose einer Aortenisthmusstenose (*CoA*) bei 115 echographisch auswertbaren Patienten (Deutsches Herzzentrum, Januar 1985 bis Januar 1989)

Diagnose der CoA mittels transthorakaler Echokardiographie in %	
Sicher	68
Wahrscheinlich	13
Nicht beurteilbar	4
Nicht erkannt	10
Fehldiagnose CoA bei Atresie	3
Fehldiagnose CoA bei unterbrochenem Aortenbogen	1

Literatur

Elzenga NJ, Gittenberger-de Groot AE (1983) Localized coarctation of the aorta. An age dependent spectrum. Br Heart J 49:317–23

Houston AB, Simpson IA, Pollock JCS, Jamieson MPG, Doig WB, Coleman EN (1987) Doppler ultrasound in the assessment of severity of coarctation of the aorta and interruption of the aortic arch. Br Heart J 57:38–43

Huhta JC, Gutgesell HP, Latson LA, Huffines FD (1984) Two-dimensional echocardiographic assessment of the aorta in infants and children with congenital heart disease. Circulation 70:417–424

Sahn DJ, Allen HD, McDonald G, Goldberg SJ (1977) Real-time cross-sectional echocardiographic diagnosis of coarctation of the aorta: a prospective study of the echocardiographic-angiographic correlations. Circulation 56:762–769

Shaddy RE, Snider AR, Silverman NH, Lutin W (1986) Doppler findings in patients with coarctation of the aorta. Circulation 73:82–88

Simpson IA, Chung KJ, Glass RF, Sahn DJ, Sherman FS, Hesselink J (1988) Cine magnetic resonance imaging for evaluation of anatomy and flow relations in infants and children with coarctation of the aorta. Circulation 78:142–148

Smallhorn JF, Huhta JC, Adams PA, Anderson RH, Wilkinson JL, Macartney FJ (1983) Cross-sectional echocardiographic assessment of coarctation in the sick neonate and infant. Br Heart J 50:349–361

Stern H, Erbel R, Schreiner G, Henkel B, Meyer J (1987) Coarctation of the aorta: quantitative analysis by transesophageal echocardiography. Echocardiography 4:387–395

Stern H, Locher D, Wallnöfer K, Weber F, Scheid KF, Bühlmeyer K (1988) Vergleichende Quantifizierung der Aortenisthmusstenose mittels Kernspintomographie, Echokardiographie und Angiographie (Abstract). Z Kardiol 77(Suppl 1):17

Wyse RK, Robinson PJ, Deanfield JE, Tunstall Pedoe DS (1984) Use of continuous wave Doppler ultrasound velocimetry to assess the severity of coarctation of the aorta by measurement of aortic flow velocities. Br Heart J 52:278–283

Angeborene Vitien: Kritische Wertung der Stellung der Echokardiographie

D. A. REDEL [1]

Die weitaus größte Gruppe der angeborenen Herzfehler wird von *Shuntvitien* repräsentiert, die entweder isoliert oder in Kombination mit anderen Vitien auftreten. Hierbei ist im Kindesalter der *Ventrikelseptumdefekt* weitaus am häufigsten.

Die *zweidimensionale Echokardiographie* hat sich bei solitären Defekten mit einem Durchmesser von über 2 mm als eine äußerst sensitive und spezifische Methode erwiesen (Bierman et al. 1980; Sutherland et al. 1982). Bei kleineren Defekten, die zudem häufig multipel sind, reicht das räumliche Auslösungsvermögen dieses strukturgebenden Verfahrens jedoch für eine zuverlässige Diagnostik nicht aus (Jaffe et al. 1979). Diese diagnostische Lücke wird durch die gepulste Doppler-Echokardiographie geschlossen, die aufgrund ihrer Fähigkeit, pathologische Strömungen mit hoher Empfindlichkeit nachzuweisen, auch bei kleinen Defekten zuverlässig anwendbar ist (Stevenson et al. 1978). Für die *Klinik* ist dieses Verfahren aber erst durch die Einführung der *Farbdopplerechokardiographie* nutzbar geworden (Redel et al., im Druck), wie u. a. auch die diagnostischen Ergebnisse bei kleinen multiplen Ventrikelseptumdefekten zeigen (Sutherland 1987).

Eine *Quantifizierung* der Größe des *Links-rechts-Shunts,* ausgedrückt als das Verhältnis von Lungendurchfluß (Qp) zu Körperdurchfluß (Qs), ist theoretisch über eine Messung der Zeitvolumina in beiden Herzhälften möglich. Hier scheint die Dopplerechokardiographie durch das *Duplexkonzept* (Baker 1983) einen Ansatz zur Quantifizierung zu bieten, indem der Radius der A. pulmonalis und der Aorta bzw. des Mitralostiums durch die zweidimensionale Echokardiographie und das Geschwindigkeits-Zeit-Ingetral durch die Dopplermessung bestimmt werden (Donnerstein 1986). In der klinischen Routinediagnostik hat sich diese Methode allerdings nicht durchsetzen können (Sahn, persönliche Mitteilungen 1988). Dies liegt vor allem daran, daß die Flußprofile über die in Frage kommenden Gefäßquerschnitte nicht flach sind, wie das für eine Messung mit dem eintorigen Doppler unbedingt erforderlich wäre, sondern daß die radiäre Verteilung der Geschwindigkeitsvektoren erheblich von dieser idealen Anordnung abweicht. Dieser Sachverhalt wurde für die Aorta 1979 von Farthing u. Peronneau beschrieben, unsere Arbeitsgruppe beschrieb dies 1985 für das Flußprofil der A. pulmonalis (Redel u. Jünck 1985) (s. Abb. 1). Die Situation an der Mitralis wurde 1987 von Samstad et al. entsprechend dargestellt. Darüber hinaus ändert sich das Geschwindigkeitsprofil während des Herzzyklus fortlaufend, wie vorläufige Er-

[1] Universitäts-Kinderklinik und Poliklinik, Abteilung für Kinderkardiologie, Adenauerallee 119, D-5300 Bonn 1

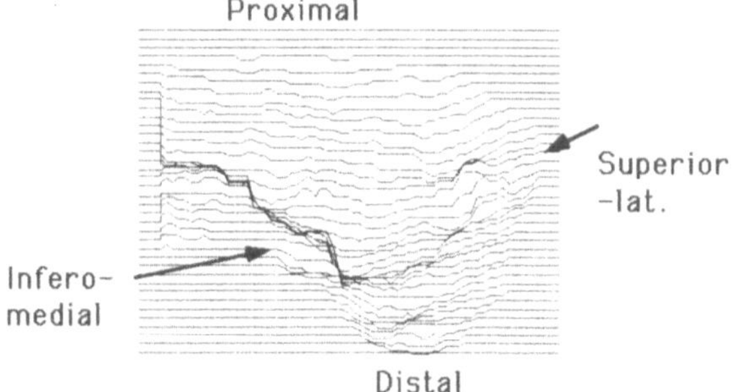

Abb. 1. 3D-Plot des normalen Flußprofils im Pulmonalisstamm

gebnisse unserer Arbeitsgruppe zeigen (Redel et al. im Druck). Bedingt durch das nicht flache Flußprofil muß eine Reihe von Einzelmessungen pro Flußquerschnitt durchgeführt werden, bevor ein statistisch repräsentativer Mittelwert für das Geschwindigkeits-Zeit-Integral gebildet werden kann. Der hierfür erforderliche zeitliche Aufwand ist für die *klinische Routine* viel zu groß.

Auf der Suche nach einem klinisch brauchbaren quantitativen Parameter beschrieb unsere Arbeitsgruppe 1986 (Redel et al.) beim *Ventrikelseptumdefekt* die planimetrische Erfassung der *Turbulenzfläche* im rechten Ventrikel, erfaßt durch die *Farbdopplerechokardiographie,* als eine Methode zur Quantifizierung der Shuntgröße. Beim Vorliegen eines ausschließlichen Links-rechts-Shunts und einer systolischen Druckdifferenz von mindestens 35 mm Hg zwischen links und rechts ergab sich eine gute Korrelation der auf die Körperoberfläche normierten Turbulenzfläche mit dem Verhältnis Qp/Qs (s. Abb. 2). Die von uns veröffentlichten Ergebnisse wurden inzwischen von anderen Arbeitsgruppen bestätigt

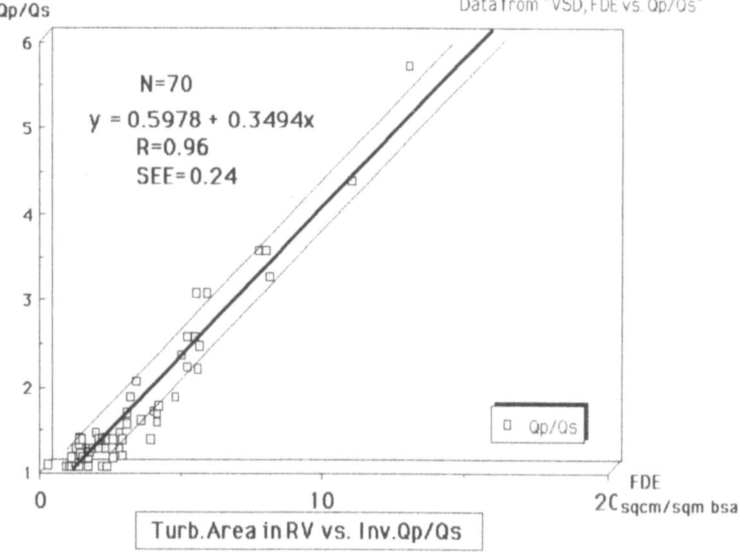

Abb. 2. Korrelation von Turbulenzfläche *(Turb. Area)* mit Shuntgröße bei Ventrikelseptumdefekten

(Nesser et al. 1986; Meyer et al. 1988). Wie sich später herausstellte, ist die Verwendung dieses Parameters u. a. auch vom Algorithmus der Farbdarstellung im verwendeten Echogerät abhängig, so daß die Ergebnisse, die mit Geräten verschiedener Hersteller gewonnen worden sind, nicht ohne weiteres miteinander verglichen werden können.

Ein weiterer wichtiger Parameter zur hämodynamischen Beurteilung von Ventrikelseptumdefekten ist der *Druck in der A. pulmonalis*. Ist dieser erhöht, dann kommt dem Defekt eine erhebliche hämodynamische Bedeutung zu. Steigt der Pulmonalisdruck im Spontanverlauf eines Defektes an, ist mit der Komplikation einer Widerstandserhöhung im Lungenkreislauf zu rechnen, die im Laufe der Zeit zu einer fixierten pulmonalen Hypertension führen kann. Murphy et al., Silbert et al. sowie Matsuoka u. Haykawa beschrieben 1986 die nichtinvasive Bestimmung der systolischen Druckdifferenz über den Ventrikelseptumdefekt bei Kindern mit Hilfe der *Continuous-wave-Doppler-Technik* (CW-Technik). Diese Autoren fanden gute Korrelationen mit den invasiv bestimmten Druckdifferenzen. Die beschriebene Methodik wurde allerdings nicht unter *klinischen Bedingungen* eingesetzt. Wir führten unter diesen Bedingungen Untersuchungen an 48 Kindern mit einer apparativen Kombination von CW- und Farbdopplerechokardiographie durch (Redel 1989). Der Farbdoppler diente zur bildlichen Darstellung des Shuntjets im rechten Ventrikel, mit dessen Verlaufsrichtung dann der CW-Strahl zur Deckung gebracht wurde, um die Messung der Shuntgeschwindigkeiten unter einem möglichst kleinen Dopplerwinkel durchführen zu können. Nach der vereinfachten Bernoulli-Gleichung wurde hieraus die systolische Druckdifferenz zwischen beiden Ventrikeln berechnet. Der statistische Vergleich der Daten unseres Kollektivs mit den Ergebnissen der Druckmessung im rechten Ventrikel durch Herzkatheteruntersuchung ergab, daß bei 6 Patienten die nichtinvasiv bestimmten Druckdifferenzen im Vergleich zu den Katheterdaten zu niedrig lagen. Bei diesen Patienten war der Winkel zwischen dem CW-Strahl und der Richtung des Shuntjets stets größer als 30°, so daß die Fehlmessungen durch den zu großen Dopplerwinkel erklärbar waren. Bei den restlichen 42 Patienten betrug der Korrelationskoeffizient $r = 0{,}95$, der Standardschätzfehler (SEE) lag bei 11 mm Hg. Hieraus kann geschlossen werden, daß durch den kombinierten Einsatz von Farb- und CW-Dopplerechokardiographie im *klinischen Einsatz* die systolische Druckdifferenz zwischen beiden Ventrikeln zuverlässig bestimmt werden kann. Fehlmessungen als Folge eines zu großen Dopplerwinkels lassen hiermit sich vermeiden.

Vorhofseptumdefekte vom Ostium secundum und Ostium primum Typ sind bei Kindern durch die *zweidimensionale Echokardiographie* zuverlässig diagnostizierbar. Es muß allerdings berücksichtigt werden, daß im apikalen Vierkammerblick Echoausfälle auch bei intaktem interatrialem Septum auftreten können (Schapiro et al. 1979). Bei Säuglingen und Kleinkindern ist daher die subkostale Position wesentlich besser für eine zuverlässige Diagnostik geeignet (Bierman u. Williams 1979). Bei Erwachsenen hat sich die *transösophageale Echokardiographie* als eine zuverlässige Methode zur Diagnostik von Vorhofseptumdefekten erwiesen (Reifart u. Strohm 1982). Die *Farbdopplerechokardiographie* bestätigt die Befunde der strukturabbildenden Ultraschalldiagnostik und erlaubt darüber hinaus die zuverlässige Darstellung von Defekten vom Sinus-venosus-Typ (Wipper-

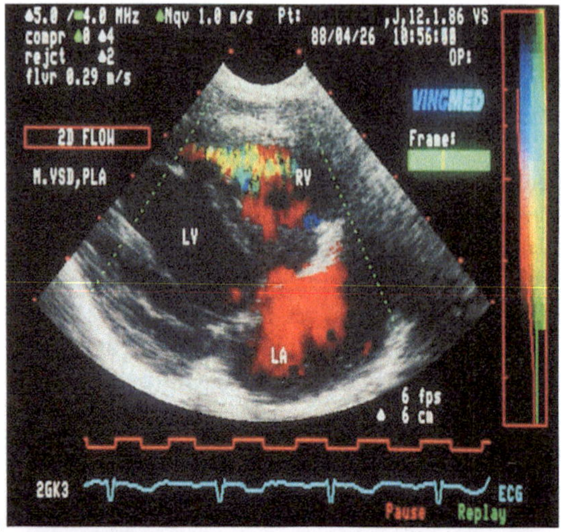

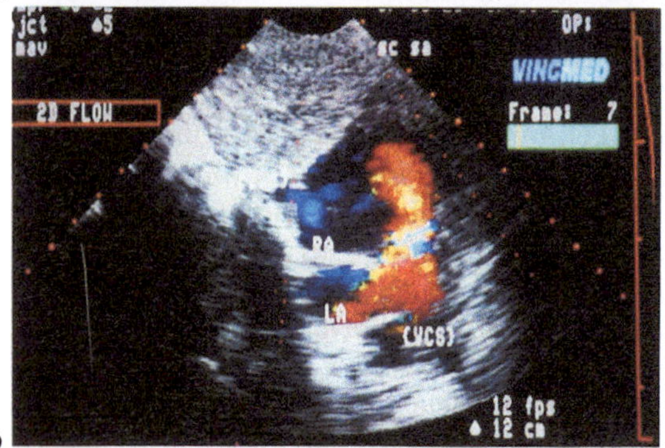

Abb. 3 a, b. Farbdopplerechokardiographie eines Vorhof- und eines Ventrikelseptumdefektes. **a** Dieser hämodynamisch bedeutsame Ventrikelseptumdefekt war im 2dimensionalen Echo nicht darstellbar, da er im trabekulierten Teil des apikalen Ventrikelseptums im Nahfeld des Schallkopfes liegt. Im Farbdoppler wird sein turbulenter Links-rechts-Shunt in Systole durch die *gelbgrüne Farbfläche* dargestellt, die sich von der Herzspitze aus in das Cavum des rechten Ventrikels erstreckt. **b** Ein Vorhofseptumdefekt vom Sinus venosus Typ läßt sich im 2dimensionalen Echokardiogramm wegen seiner Länge am Dach des rechten Vorhofs nicht von einem artefiziellen Echoausfall („drop out") abgrenzen. Nur mit Hilfe des Farbdopplers ist es möglich, den Links-rechts-Shunt darzustellen, der durch den oberen Teil des Vorhofseptums nahe der Einmündung der oberen Hohlvene vom linken in den rechten Vorhof geht. Die Schnittebene entspricht der subkostalen langen Achse der oberen Hohlvene

mann et al. 1986). Bei der Kombination von mehreren Vorhofseptumdefekten sowie bei gleichzeitigem Vorliegen von Vorhof- und Ventrikelseptumdefekten ist die Farbdopplerechokardiographie zudem unentbehrlich für die Darstellung dieser multiplen Shunts (s. Abb. 3).

Die *Quantifizierung* der Größe des Links-rechts-Shunts beim Vorhofseptumdefekt über die Planimetrie der shuntbedingten Farbfläche im rechten Vorhof ist wesentlich problematischer als beim Ventrikelseptumdefekt, wenn auch in der

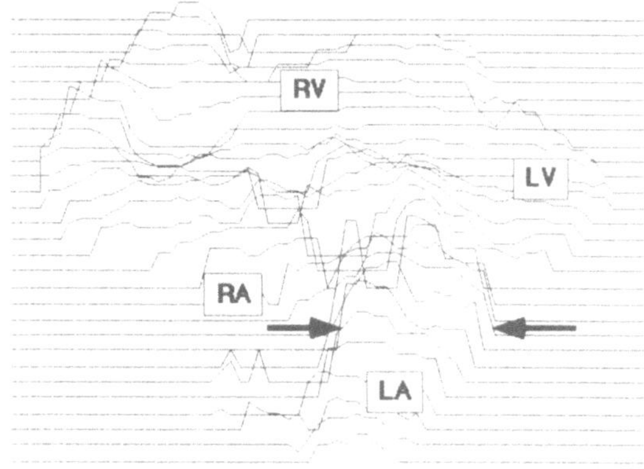

Abb. 4. Verteilung der Geschwindigkeitsvektoren im Shuntfeld eines Vorhofseptumdefektes vom Ostium secundum-Typ in der späten Systole, subkostaler Vierkammerblick. Der Defekt wird von den *Pfeilen* angegeben

Literatur z. T. über gute Korrelationen berichtet wird (Kyo et al. 1984). So ändert sich die Shuntgeschwindigkeit interatrialer Links-rechts-Shunts praktisch ständig, außerdem wechselt die Shuntrichtung in der frühen Systole kurzzeitig. Weiterhin ist die Shuntgeschwindigkeit, bedingt durch die niedrige Druckdifferenz zwischen beiden Vorhöfen, erheblich niedriger als beim Ventrikelseptumdefekt. Hierdurch weisen die örtlichen Geschwindigkeitsvektoren des in den rechten Vorhof geshunteten Blutes höchst unterschiedliche Werte auf, was eine pauschalierende Planimetrie dieser Fläche als Quantifizierungsparameter zur Erfassung der Shuntgröße als weniger erscheinen läßt (s. Abb. 4). Diese Gegebenheiten spiegeln sich auch in den Ergebnissen unserer vergleichenden Untersuchungen mittels Farbdoppler und oxymetrischer Shuntbestimmung durch Herzkatherismus wider: Der Korrelationsfaktor betrug $r = 0{,}82$, der SEE der Farbfläche lag bei 1,24 cm^2. Demgegenüber war die Korrelation der Dimensionsmessungen im M-mode-Echokardiogramm (Quotient aus rechtsventrikulärem und linksventrikulärem enddiastolischem Durchmesser) mit den Katheterergebnissen ähnlich zuverlässig ($r = 0{,}76$) (Le u. Redel 1985).

Shuntvitien können schon bei Kindern zu einer Erhöhung des Druckes in der Arteria pulmonalis führen *(pulmonale Hypertension)*. Bei Säuglingen besteht in der Regel eine *durchflußbedingte pulmonale Hypertension.* Hierbei ist der systolische Druck weitaus stärker erhöht als der diastolische, der Lungengefäßwiderstand ist normal. Bei längerem Bestehen eines Links-rechts-Shunts auf Ventrikel- oder Arterienebene ist die Entwicklung einer *widerstandsbedingten pulmonalen Hypertension* zu befürchten, die schließlich zum *Eisenmenger-Komplex* (Perloff 1970) führt. Um eine solche Entwicklung frühzeitig zu erkennen, ist es daher schon im Kindesalter wichtig, möglichst häufig den Pulmonalisdruck – wenn möglich nichtinvasiv und belastungsfrei – zu messen. Bei Vorliegen eines Shunts auf Ventrikelebene läßt sich mit Hilfe der Dopplerechokardiographie aus der Shuntgeschwindigkeit und dem systolischen Blutdruck am Arm der systolische Druck im rechten Ventrikel bzw. in der A. pulmonalis errechnen (Bremer 1989). Bei nichtshuntbedingten Formen der pulmonalen Hypertension besteht häufig eine Trikuspidalinsuffizienz, über die es möglich ist, mit Hilfe des CW-Dopplers unter Anwendung des vereinfachten Bernoulli-Prinzips den rechtsventrikulären Druck zu errechnen (Yock u. Popp 1984). Bei simultanen Messungen erwies sich diese Methode als äußerst zuverlässig in der Bestimmung des systolischen Drukkes im rechten Ventrikel (Currie et al. 1985). Sollte es nicht möglich sein, auf diesem Wege den rechtsventrikulären Druck zu bestimmen, stehen die Zeitintervalle der Dopplerkurve für eine diagnostische Anwendung zur Verfügung (s. Beitrag v. Bibra). Bisher liegen noch keine Ergebnisse über derartige Messungen an einer größeren Zahl von Kindern vor, so daß nicht klar ist, ob die Methode auch in dieser Altersgruppe verwertbare diagnostische Resultate liefert.

Mit den gegenwärtig zur Verfügung stehenden Ultraschall-Doppler-Methoden ist es zwar möglich, auf verschiedenen Wegen den systolischen (und diastolischen) Druck in der A. pulmonalis zu errechnen (s. o.), es ist aber nicht möglich, den *Lungengefäßwiderstand* zu berechnen, so daß die bei angeborenen Herzfehlern häufig notwendige Differenzierung zwischen durchfluß- und widerstandsbedingtem Lungenhochdruck nach wie vor nur durch die *Herzkatheterisierung* erfolgen kann.

Die *Artenisthmusstenose* läßt sich nach Angaben aus der Literatur (Smallhorn et al. 1983; Huhta et al. 1984) mit Hilfe der *zweidimensionalen Echokardiographie* diagnostizieren und in ihren verschiedenen Formen mit evtl. begleitenden Fehlbildungen erkennen (Weyman et al. 1978). Für die *klinische Routinediagnostik* ist jedoch die apparative *Kombination* von 2dimensionaler und Dopplerechokardiographie wesentlich besser geeignet als die zweidimensionale Echokardiographie alleine (Redel et al. 1983). Auch die *Dopplerechokardiographie* alleine weist eine nur ungenügende diagnostische Sensitivität bei einem Herzfehler auf (Houston et al. 1987). Die *Farbdopplerechokardiographie* ist nach unserer Erfahrung eine sehr sensitive und spezifische Methode zur Diagnose der Aortenisthmusstenose in jedem Lebensalter und ermöglicht darüber hinaus die Diagnostik begleitender Herzfehler mit einem hohen Grad an Zuverlässigkeit (Lu et al. 1987).

Zusammenfassend bietet die Echokardiographie eine Reihe von Verfahren zur nichtinvasiven Diagnostik von Herzfehlern bei Kindern und Erwachsenen an: die *zweidimensionale Echokardiographie* leistet gute Dienste in der *qualitativen* Diagnostik von Herzfehlern mittleren und höheren Schweregrades. Vitien geringeren Schweregrades lassen sich jedoch wesentlich zuverlässiger mit Hilfe des *integrierten* Gebrauchs der Dopplermethoden diagnostizieren – hier ist besonders die Farbdopplerechokardiographie zu nennen. Dies gilt sowohl für den CW-Doppler hinsichtlich des Druckgradienten von Klappenstenosen sowie der rechtsventrikulären Druckmessung als auch für den Farbdoppler bei Klappenregurgitationen und die Größe des Links-rechts-Shunts bei Ventrikelseptumdefekten. Aber auch das M-mode-Verfahren ist eine durchaus brauchbare Methode zur Einschätzung der Shuntgröße beim Vorhofseptumdefekt.

Durch die *integrative Anwendung der verschiedenen Methoden* läßt sich die diagnostische Ausbeute der Echokardiographie sowohl hinsichtlich der erreichbaren qualitativen als auch der quantitativen diagnostischen Ergebnisse optimieren. Damit stellt die Echokardiographie eine äußerst attraktive Methode für eine zuverlässige nichtinvasive und belastungsfreie Diagnostik von Herzerkrankungen im Kindes-, Jugendlichen- und Erwachsenenalter dar.

Literatur

Baker DW (1983) The philosophy behind the wedding of echo imgaging and pulsed Doppler flow detection. In: Peronneau P, Diebold B (eds) Cardiovascular applications of doppler echocardiography. Inserm, Paris, p 115

Bierman FZ, Williams RG (1979) Subxyphoid two-dimensional imaging of the interatrial septum in infants and neonates with congenital heart disease. Circulation 60:80

Biermann FZ, Fellows K, Williams RG (1980) Prospective identification of ventricular septal defects in infancy using subxiphoidal two-dimensional echocardiography. Circulation 62:807

Bremer D (1989) Bestimmung der systolischen Druckdifferenz zwischen rechtem und linkem Ventrikel und des absoluten systolischen Druckes in der A. pulmonalis. Med Dissertation Universität Bonn, in Vorbereitung

Currie PJ, Seward JB, Chan KL, Fyfe DA, Hagler DJ, Mair DD, Reeder GS, Nishimura RA, Tajik AJ (1985) Continuous wave Doppler determination of right ventricular pressure: a simultaneous Doppler-catheterization study in 127 patients. J Am Coll Cardiol 6:750

Donnerstein RL (1986) Doppler echocardiographic evaluation of left-to-right shunts in congenital heart disease. Herz 11:277

Farthing S, Peronneau P (1979) Flow in the thoracic aorta. Cardiovasc Res 13:607

Houston AB, Simpson IA, Pollock JCS, Jamieson MPG, Dig WB, Coleman EN (1987) Doppler ultrasound in the assessment of severity of coarctation of the aorta and Interruption of the aortic arch. Br Heart J 57:38

Huhta JC, Gutgesell HP, Latson LA, Huffines FD (1984) Two-dimensional echocardographic assessment of the aorta in infants and children with congenital heart disease. Circulation 70:417

Jaffe EC, Atkinson P, Taylor JW (1979) Physical parameters affecting the visibility of small ventricular septal defects using two-dimensional echocardiography. Invest Radiol 14:149

Kyo S, Omoto R, Takamoto S, Takanawa E (1984) Clinical significance of color flow mapping real-time two-dimensional Doppler echocardiography (2D-Doppler) in congenital heart disease. Circulation 70 (Supp. II):37

Le TP, Redel DA (1985) Bestimmung des Links-rechts-Shunts bei Vorhofseptumdefekt vom Ostium secundum Typ mittels Farb-Doppler-Echokardiographie. Z Kardiol 74 Suppl V:78 (Abstract)

Lu JH, Redel DA, Le TP, Wippermann CF (1987) Detection and imaging of aortic coarctation using color flow mapping. Heart Vessels (Suppl. 3)33 (Abstract)

Matsuoka Y, Haykawa K (1986) Noninvasive estimation of right ventricular systolic pressure in ventricular septal defect by a continuous wave Doppler technique. Jpn Cir J 50:1062

Meyer H, Vyska K, Matthies W, Thies WR, Görg R (1988) Quantitative Shuntbestimmung mit der Farb-Doppler-Echokardiographie (20. Jahrestag d Dtschen Ges f Pädiatr Kardiologie. 3.–4. 10. 1988 in Münster)

Murphy DJ, Ludomirsky A, Huhta JC (1986) Continous-wave Doppler in children with ventricular septal defect: noninvasive estimation of interventricular pressure gradient. Am J Cardiol 57:428

Nesser HJ, Redel DA, Markt B, Hohenauer L (1986) Shunt estimation in mild and moderate ventricular septal defects: color flow imaging versus radionuclide angiography (2nd Intern Congress on Cardiac Doppler. Kyoto, Japan, Nov. 25–29, 1986)

Perloff JK (1970) The clinical recognition of congenital heart disease. Saunders, Philadelphia p 316

Redel DA (im Druck) Das normale Flußprofil des Herzens, dargestellt mit der Flächen-Doppler-Echokardiographie (Internat Symposium über Echokardiographie in Bad Nauheim 20.–21. 1. 1989)

Redel DA (1989) Hemodynamic quantitation of ventricular septal defects using continuous wave and color flow Doppler (4th International Congress on Cardiac Doppler. Anaheim, California, March 16–18, 1989)

Redel DA, Jünck H (1985) Description of blood flow velocity profiles inside the human pulmonary artery. J Cardiovasc Ultrason IV:4

Redel DA, Alyousef S, Fehske W, Goltz K (1983) Zweidimensionale und dopplerechokardiographische Befunde bei der Aortenisthmusstenose. Herz Kreisl 15:639

Redel DA, Wippermann CF, Weinsheimer H (1986) Shuntbestimmung beim Ventrikelseptumdefekt mit Farb-Doppler-Echokardiographie. Z Kardiol 75 (Suppl 4):20

Redel DA, Wippermann CF, Lu JH (im Druck) Diagnostik von Ventrikelseptumdefekten mit Hilfe der Farb-Doppler-Echokardiographie. Herz Kreisl

Reifart N, Strohm WD (1982) Detection of atrial septum defect by transesophageal twodimensional echocardiography with a mechanical sector scanner. In: Hanrath P, Bleifeld W, Souquet J (eds) Cardiovascular diagnosis by ultrasound. Nijhoff, The Hague, p 247

Samstad S, Toro H, Rossvoll O, Linker D, Angelsen B, Skjaerpe T (1987) Instantaneous flow velocity profiles from raw Doppler color flow data applied to early mitral flow in normals. Heart Vessels (Suppl 3):23

Schapiro JN, Martin RP, Fowles RE, Popp RL (1979) Single and two-dimensional features of the interatrial septum in normal subjects and patients with an atrial septal defect. Am J Cardiol 43:816

Silbert DR, Brunson SC, Schiff R, Diamant S (1986) Determination of right ventricular pressure in the presence of a ventricular septal defect using continuous wave Doppler ultrasound. JACC 8:379

Smallhorn JF, Huhta JC, Adams PA, Anderson RH, Wilkinson JL, Macartney FJ (1983) Cross-sectional echocardiographic assessment of coarctation in the sick neonate and infant. Br Heart J 50:349

Stevenson GJ, Kawabori I, Dooley T, Guntheroth WG (1978) Diagnosis of ventricular septal defect by pulsed Doppler echocardiography. Circulation 58:322

Sutherland GR (1987) Does colour flow mapping consistently predict multiple VSDs? Heart Vessels(Suppl 3):32

Sutherland GR, Godman MJ, Smallhorn JF, Guiteras P, Anderson RH, Hunter S (1982) Ventricular septal defects. Two dimensional echocardiographic and morphologic correlations. Br Heart J47:316

Weyman AE, Caldwell RL, Hurwitz RA, Girod DA, Dillon JC, Feigenbaum H, Green D (1978) Cross-sectional echocardiographic detection of aortic obstruction 2. Coarctation of the aorta. Circulation 57:498

Wippermann CF, Redel DA, Heldmann M, Le TP (1986) Diagnostik interatrialer Shunts mittels Farb-Doppler-Echokardiographie. Z Kardiol 75 (Suppl 4):19

Yock PG, Popp RL (1984) Non-invasive estimation of right ventricular systolic pressure by Doppler ultrasound in patients with tricuspid regurgitation. Circulation 70:675

Klappenstenosen

Zweidimensionale Echokardiographie bei Patienten mit Mitralstenose

G. KRONIK [1]

Die Mitralstenose ist von extrem seltenen Ausnahmen (z. B. exzessive Ringverkalkung) abgesehen stets rheumatischer Genese. Ihre *Diagnose* wird im zweidimensionalen Echokardiogramm durch den Nachweis der charakteristischen „Domstellung" der Klappe im Längsschnitt mit nach innen gebogenen Segelspitzen (Abb. 1a) gestellt. Im M-mode-Echokardiogramm ist der abgeflachte EF-Slope des vorderen Segels und die eingeschränkte, oft sogar parallele Bewegung des hinteren Segels charakteristisch [1] (Abb. 1b). Diese Zeichen erlauben die Diagnose und den Ausschluß einer Mitralstenose mit fast 100%iger Sicherheit, wobei auch minimale Grade von Segelverklebung erkannt werden können. Die bildgebende Echokardiographie ist diesbezüglich allen anderen Methoden einschließlich der Herzkatheterdiagnostik klar überlegen.

Die *Quantifizierung* der Mitralstenose kann mittels zweidimensionaler Echokardiographie durch planimetrische Vermessung des im Querschnitt dargestellten Mitralostiums erfolgen (Abb. 2). Die Messung muß an der engsten Stelle des Mitraltrichters durchgeführt werden, wozu ein systematisches Abschwenken der Klappe von der Basis bis zu den Papillarmuskeln erforderlich ist (Abb. 3). Die Messung muß frühdiastolisch erfolgen, weil es – vor allem bei leichten Stenosen – in der späten Diastole mit abnehmendem Druckgradienten zu einem partiellen Klappenschluß kommen kann. Die Größe des gemessenen Mitralostiums ist auch von der Einstellung der Echoverstärkung abhängig (Abb. 4). Bei zu hoher Echoverstärkung werden die Ränder des Ostiums überstrahlt, und die Öffnungsfläche erscheint zu eng. Bei zu schwacher Verstärkung können umgekehrt schwach reflektierende Klappenanteile nicht mehr dargestellt werden, so daß das Ostium zu groß gemessen wird. Leider gibt es keine allgemein gültigen Richtlinien für die korrekte Tiefenverstärkung. Diese muß vielmehr im Einzelfall vom Untersucher auf Grund von Erfahrungswerten festgelegt werden.

Die Genauigkeit der Messung der Öffnungsfläche ist geringer bei allgemein ungünstigen Untersuchungsbedingungen, bei stark verkalkten Klappen und bei atypisch bizarr konfiguriertem Ostium: Massive Klappenverkalkungen machen die Einstellung der Tiefenverstärkung besonders schwierig, und Unsicherheiten, ob schwache Echos durch tatsächlich vorhandene Struktur oder Reverberationen von Klappenkalk bedingt sind, bleiben häufig bestehen (Abb. 5). Die Konturierung des Mitralostiums erfolgt häufig in leicht idealisierender Weise (Weglassen bizarrer Zacken, Ergänzung kleiner Lücken) unter der Annahme einer mehr

[1] Allgemeines öffentliches Krankenhaus, Abteilung für Innere Medizin, Mitterweg 10, A-3500 Krems a. d. Donau

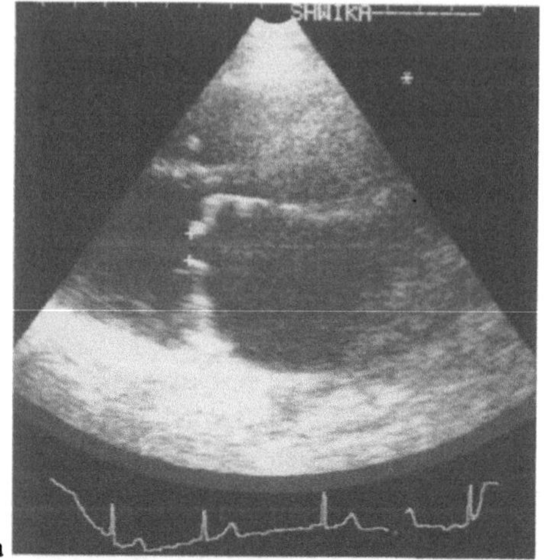

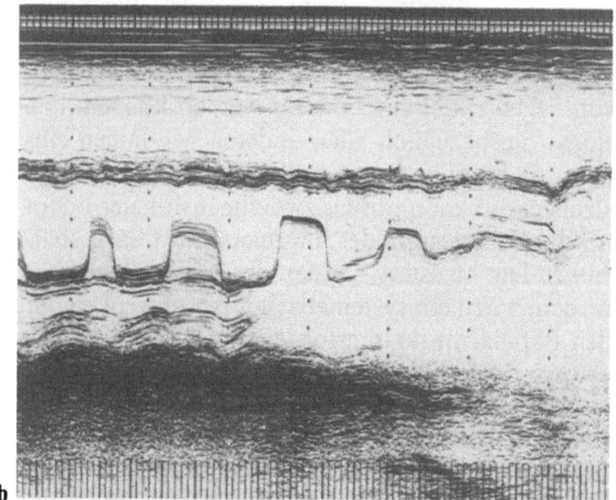

Abb. 1. Domstellung der Mitralklappe im Längsschnitt (**a**) und typisches Bewegungsbild im M-mode-Echokardiogramm bei Mitalstenose (**b**)

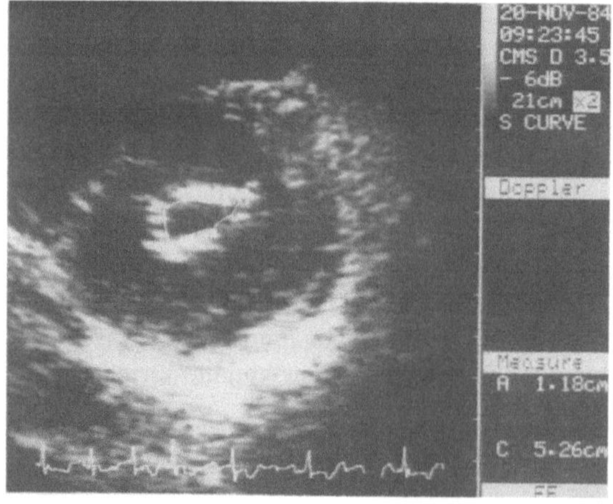

Abb. 2. Darstellung der Mitralöffnungsfläche im Querschnitt

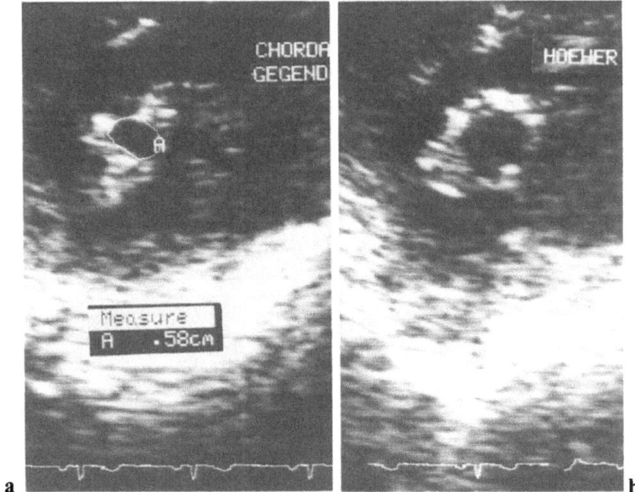

Abb. 3. a Chordaler Typ der Mitralstenose mit tief (im Bereich der Sehnenfäden) gelegener, sehr enger Öffnungsfläche. Ein weiter basal geführter Schnitt zeigt eine viel zu große, aber ebenfalls rundlich konfigurierte Schnittfigur, die rein morphologisch durchaus einer Öffnungsfläche entsprechen könnte (**b**). Derartige Fehler können durch systematisches Abschwenken des Mitraltrichters vermieden werden

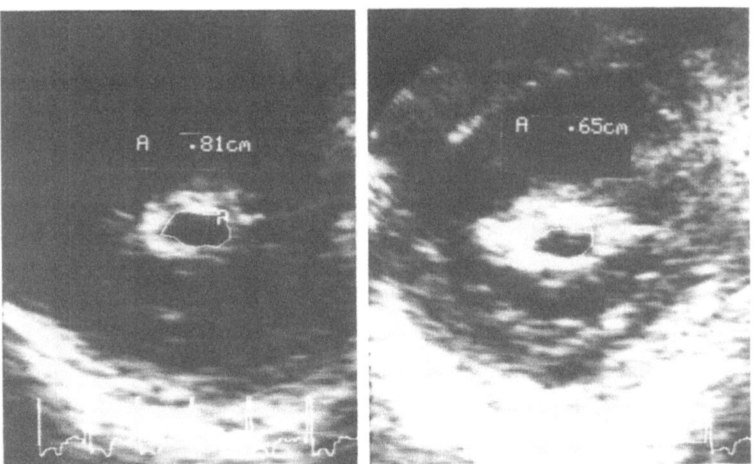

Abb. 4. Einfluß unterschiedlicher Echoverstärkung auf die planimetrisch gemessene Mitralöffnungsfläche

oder weniger rundlich-oval konfigurierten Öffnungsfläche. In Einzelfällen zeigt das Ostium jedoch deutliche Abweichungen von dieser idealisierenden Grundform. Dies gilt besonders für Patienten mit Zustand nach Kommissurotomie. Der exakte Verlauf der Konturen solcher Öffnungsflächen ist nicht immer verläßlich darstellbar. Im Einzelfall sind dann auch große Fehler möglich (Abb. 6).

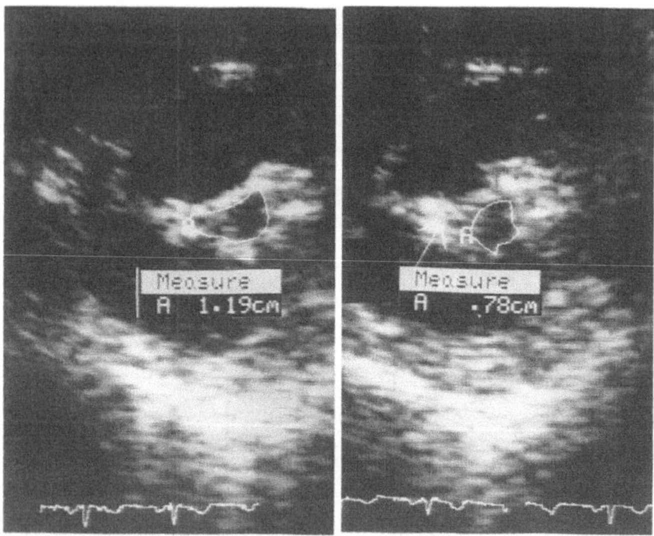

Abb. 5. Unsicherheiten bei der Konturierung des Ostiums bei partiell verkalkter Klappe. Es ist nicht eindeutig zu entscheiden, ob die zarten Echos im Bereich der inferomedialen Kommissur (*links* im Bild) Reverberationen oder Segelgewebe entsprechen

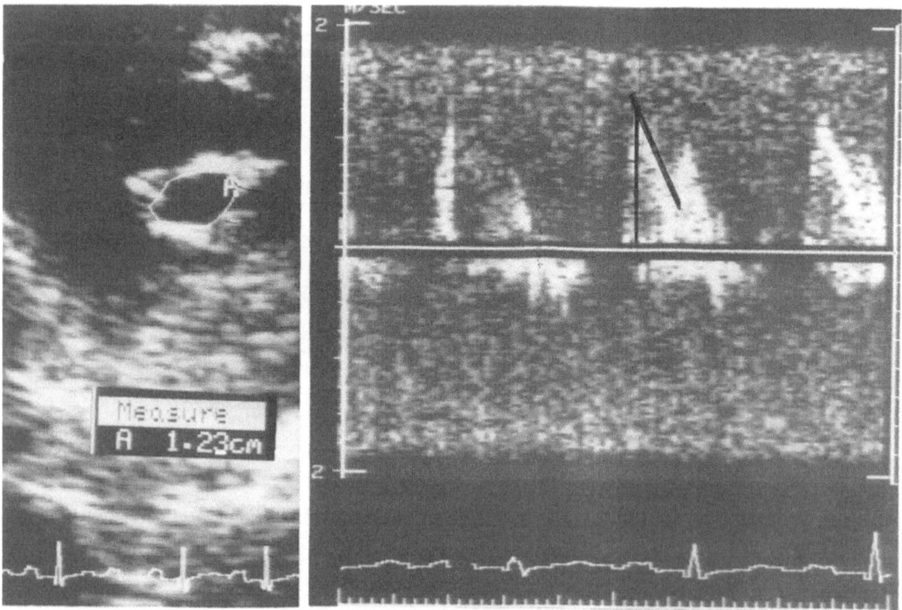

Abb. 6. Falsche planimetrische Vermessung des Mitralostiums bei Zustand nach Kommissurotomie. Die schlitzförmige Fortsetzung des Mitralostiums nach anterolateral ist nicht dargestellt und wurde unter der Annahme eines oval konfigurierten Ostiums bei der Planimetrie nicht berücksichtigt. Die so bestimmte Öffnungsfläche von 1,2 cm^2 würde einer mittelschweren Stenose entsprechen. Die Dopplersonographie (niedrige Strömungsgeschwindigkeit, kurze Gradientenhalbwertszeit) zeigt jedoch in Übereinstimmung mit der Klinik eindeutig eine leichte Stenose

Tabelle 1. Die Mitralöffnungsfläche im 2D-Echokardiogramm: Übereinstimmung mit Referenzmethoden

Autor	n	Referenzmethode	r	SEE [cm^2]
Nichol [2]	25	Katheter	0,95	0,3
Grube [3]	70	Katheter	0,96	–
Spinnler [4]	51	Katheter	0,89	–
Niehus [5]	15	Katheter	0,91	–
Speiser [6]	40	Katheter	0,88	–
Schweizer [7]	40	Anatomisch	0,92	0,25
Reifart [8]	31	Anatomisch	0,44	0,29
Henry [9]	18	Anatomisch	0,92	–
Gonzales [10]	31	Doppler	0,89	–
Kronik [11]	53	Doppler	0,88	0,34
Mittelwert	374		0,86	0,3

Die Verläßlichkeit der zweidimensionalen Echokardiographie bei der Bestimmung der Mitralöffnungsfläche wurde in mehreren Untersuchungen getestet (Tabelle 1). Die Ergebnisse dieser Studien können wie folgt zusammengefaßt werden: Eine für quantitative Zwecke ausreichende Darstellung der Mitralöffnungsfläche gelingt in etwa 80–90% der Fälle. Zwischen der echokardiographischen, mittels Planimetrie gemessenen Öffnungsfläche und den Referenzmethoden (Herzkatheter, Vermessung an exzidierten Klappen und neuerdings Doppler) besteht eine gute Übereinstimmung mit einem durchschnittlichen Korrelationskoeffizienten von $r \approx 0{,}9$ und einem durchschnittlichen Standardschätzfehler von etwa 0,3 cm^2. Der wesentlich schlechtere Korrelationskoeffizient in der Studie von Reifart [8] ist dadurch zu erklären, daß in diese Untersuchung nur Patienten mit ähnlichem Schweregrad aufgenommen wurden. Die mit der 2D-Echokardiographie erzielbare Genauigkeit ist für praktische Belange somit durchaus ausreichend. Die zweidimensionale Echokardiographie hat überdies den Vorteil, die direkteste Methode zu sein und im Gegensatz zur Gorlin-Formel und zur „pressure half time“ ohne irgendwelche Annahmen und empirische Konstanten auszukommen.

Die *Reproduzierbarkeit der Methode* ist kaum untersucht. Martin [12] und Marino [13] haben eine gute Übereinstimmung bei Vermessung des gleichen Standbildes durch verschiedene Untersucher und bei Vermessung aufeinander folgender Diastolen durch den gleichen Untersucher berichtet. Praktisch viel wichtiger wäre die Reproduzierbarkeit der Methode an verschiedenen Tagen mit neuerlichem Aufsuchen der Schnittebene und neuerlichem Einstellen der Tiefenverstärkung. Systematische Untersuchungen zu diesem Thema fehlen. Nach unseren Erfahrungen ist die Reproduzierbarkeit der Methode bei seriellen Untersuchungen aber durchaus akzeptabel. In der Routine kann die Reproduzierbarkeit (und auch die Genauigkeit) der Methode bei Verlaufsuntersuchungen wesentlich verbessert werden, wenn bei jeder Untersuchung mehrere (mindestens 3–5) Einzelmessungen gemittelt werden.

Die *Rekonstruktionsfähigkeit* operationsbedürftiger Mitralstenosen kann echokardiographisch gut abgeschätzt werden. Verkalkungen, hochgradige Fi-

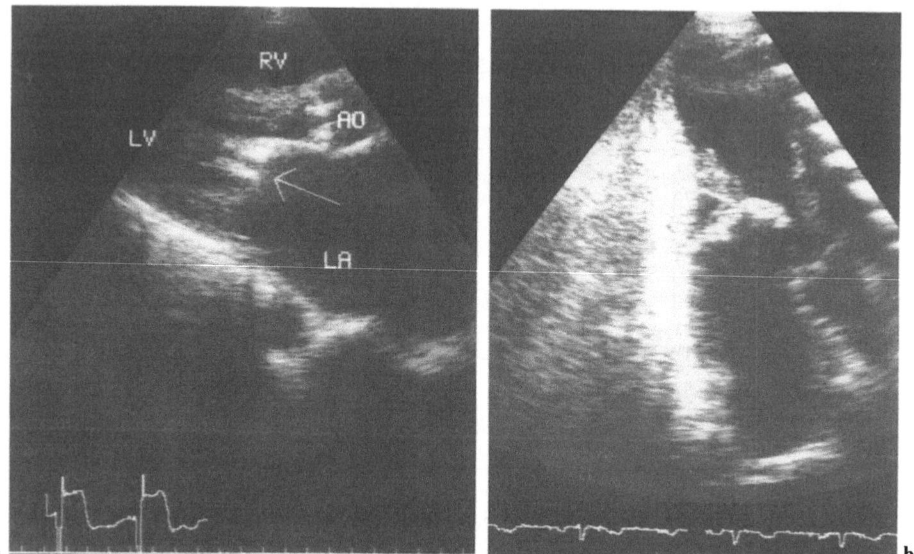

Abb. 7a, b. Für einen rekonstruktiven Eingriff ungeeignete Mitralstenosen: stark verdickte, vermutlich verkalkte und immobile Segel **(a)**, massiv geschrumpfter subvalvulärer Apparat **(b)**

brose und schlechte Beweglichkeit der Klappensegel (Abb. 7a) sprechen ebenso gegen eine erfolgreiche Rekonstruktion wie eine massive Beteiligung des subvalvulären Apparates mit starker Schrumpfung und Verklebung der Sehnenfäden (Abb. 7b). Die Diagnose und Quantifizierung einer eventuellen begleitenden Mitralinsuffizienz ist eine Domäne der Dopplerechokardiographie. Die morphologische Beurteilung erlaubt hingegen häufig Aussagen über den Mechanismus und die Chance einer rekonstruktiven Therapie der Mitralinsuffizienz. Nach Glover [14], Nicolosi [15] und nach eigenen (nicht veröffentlichten) Untersuchungen ist die präoperative Vorhersage der Klappenmorphologie recht verläßlich, und das vermutlich anzuwendende Operationsverfahren kann in der Regel vorhergesagt werden.

Zusammenfassend ergibt sich, daß die zweidimensionale Echokardiographie die beste aller verfügbaren Methoden zur qualitativen Diagnose der Mitralstenose und – bei gut gelungener Darstellung der Öffnungsfläche – vermutlich auch die beste (weil direkteste) Methode zur Quantifizierung dieses Fehlers ist. Eine detaillierte Untersuchung der Klappenmorphologie erlaubt in der Regel auch die Unterscheidung zwischen rekonstruierbaren und zu ersetzenden Klappen. Somit ist die zweidimensionale Echokardiographie auch im Zeitalter des Dopplers und Farbdopplers bei Verdacht auf Mitralstenose von überragender Bedeutung.

Literatur

1. Kronik G, Slany J, Mösslacher H (1977) Parallele und gegensinnige Mitralsegelbewegung bei Patienten mit Mitralstenose; eine echokardiographische Untersuchung. Z Kardiol 66:288

2. Nichol P, Gilbert B, Kisslo J (1977) Two-dimensional echocardiographic assessment of mitral stenosis. Circulation 55:120
3. Grube E, Steinborn W, Schulz U, Fehske W, Richter R, Simon H (1978) Bestimmung des Schweregrades von Mitralstenosen mit Hilfe hämodynamischer und echokardiographischer Parameter. Z Kardiol 67:637
4. Spinnler MT, Morard JD, Mayor Ch, Bopp B, Faidutti B, Block A (1980) L'echocardiographie uni et bidimensionelle dans le evaluation des stenoses mitrales avant et apres commissurotomie. Schweiz Med Wochenschr 110:1681
5. Niehues B, Schwarzenbarth E, Köhler A (1984) Dopplersonographische Bestimmung des Schweregrades bei Mitralstenosen. Z Kardiol 73 Suppl I:38
6. Speiser K, Jenni R,Turina J, Krayenbühl HP (1980) Wie zuverlässig ist die Echokardiographie zur Beurteilung des Schweregrades einer Mitralstenose? Schweiz Med Wochenschr 110:1685
7. Schweizer P, Bardos P, Krebs W, Erbel R, Minale C, Imm St, Messmer BJ, Effert S (1982) Morphometric investigations in mitral stenosis using two dimensional echocardiography. Br Heart J 48:54
8. Reifart N, Baykut D, Nowak B, Satter P (1986) Probleme der zweidimensionalen Echokardiographie bei der Quantifizierung bedeutsamer Mitralstenosen. Z Kardiol 75:463
9. Henry WL, Griffith JM, Michaelis LL, McIntosh ChL, Morrow AG, Epstein StE (1975) Measurement of mitral orifice area in patients with mitral valve disease by real-time, two dimensional echocardiography. Circulation 51:827
10. Gonzalez MA, Child JS, Krivokapich J (1987) Comparison of two-dimensional and Doppler echocardiography and intracardiac hemodynamics for quantification of mitral stenosis. Am J Cardiol 60:327
11. Kronik G, Sundra-Pandi A, Zangeneh M, Schmoliner R, Mösslacher H (1986) Dopplersonographische Quantifizierung der Mitralstenose bei Patienten mit und ohne Mitralinsuffizienz. Z Kardiol 75:598
12. Martin R, Rakowski H, Kleiman J, Beaver W, London E, Popp R (1979) Reliability and reproducibility of two-dimensional echocardiographic measurement of the stenotic mitral valve orifice area. Am J Cardio 43:560
13. Marino P, Zanolla L, Nidasio GP, Nicolosi GL, Fabbri A (1983) Interpretative reproducibility of two-dimensional echocardiographic images. Analysis of intraobserver, interobserver and beat-to-beat reproducibility of the mitral valve orifice. Eur Heart J 4:733
14. Glover MU, Warren SE, Vieweg WVR, Ceretto WJ, Samtoy L, Hagan A (1983) M-mode and two-dimensional echocardiogaphic correlation with findings at catheterization and surgery in patients with mitral stenosis. Am Heart J 105:98
15. Nicolosi GL, Atkins F, Dunn M (1980) Echocardiographic evaluation of mitral stenosis in predicting mitral valve replacement vs commissurotomy. Chest 77:147

Mitralstenose – dopplerechokardiographische Quantifizierung

R. JACKSCH [1], W. VOELKER und K.-R. KARSCH

Einleitung

In Anlehnung an das von Libanoff [6] beschriebene hämodynamische Vorgehen hat sich in der Ära der Dopplerechokardiographie die Methode der Druckhalbwertszeitbestimmung zur Quantifizierung von Mitralstenosen bei der Routinediagnostik bewährt. In den bisherigen Studien wird als wesentliche Voraussetzung für die Anwendung der Druckhalbwertszeitmethode in der Dopplerechokardiographie der lineare Abfall der Strömungsgeschwindigkeit genannt. Eine andere Möglichkeit, dopplerechokardiographisch die Mitralklappenöffnungsfläche zu bestimmen, besteht in der Möglichkeit der Anwendung der Kontinuitätsgleichung [8]. Weiterhin können auch an der stenosierten Mitralklappe Druckgradienten nach der modifizierten Bernoulli-Gleichung dopplerechokardiographisch bestimmt werden [5].

Eigene Untersuchungsergebnisse

Dopplerechokardiographische Bestimmung der Mitralklappenöffnungsfläche

Während in bisherigen Studien [1, 2, 4, 7, 9] der lineare Abfall der Strömungsgeschwindigkeit im Dopplerechokardiogramm Voraussetzung für eine korrekte Anwendung der Druckhalbwertszeitmethode war, zeigten unsere eigenen Beobachtungen an seriell im Echokardiographielabor untersuchten Patienten, daß bei 30–40% der Patienten mit bedeutenden Mitralstenosen die Strömungsgeschwindigkeit einen exponentiellen Abfall aufwies (Abb. 1). Wir untersuchten deshalb 34 Patienten mit einer bedeutenden isolierten Mitralklappenstenose, bei denen ein solcher exponentieller Abfall der Strömungsgeschwindigkeit im Dopplerechokardiogramm vorlag, unter simultanen Untersuchungsbedingungen im Herzkatheterlabor mit gleichzeitiger Registrierung des linksventrikulären Drucks und des PC-Drucks, Herzminutenvolumenbestimmungen nach der Thermodilution und gleichzeitiger Dopplerechokardiographie (Continuous-wave-Doppler).

[1] St.-Vincenz-Krankenhaus, Abteilung für Kardiologie, Von-Bergmann-Str. 2, D-4300 Essen 1

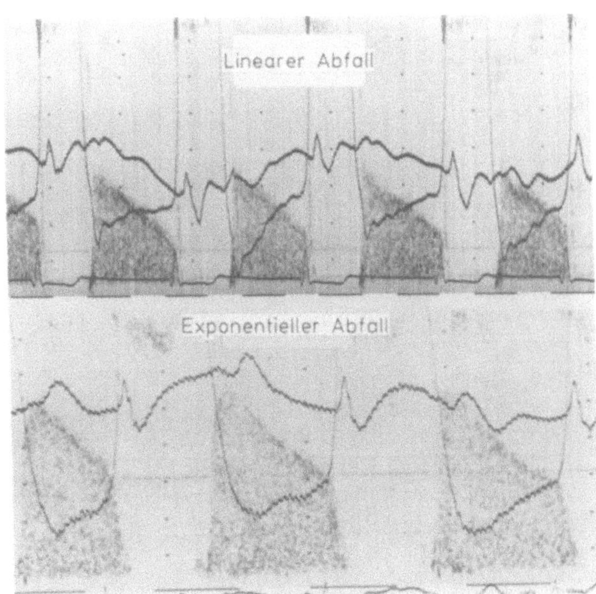

Abb. 1. Darstellung von linear *(oben)* und exponentiell *(unten)* abfallenden Strömungsgeschwindigkeiten im CW-Dopplerechokardiogramm. Gleichzeitige Registrierung von PC-Druck und LV-Druck

Als Referenzmethode der anatomischen Mitralklappenöffnungsfläche wurde die Gorlin-Methode angewendet [3] (Abb. 2). Die CW-Dopplerechokardiogramme mit exponentiellem Strömungsgeschwindigkeitsabfall wurden nach verschiedenen Methoden ausgewertet.

Konstruktion verschiedener Tangenten

1. Zum Zeitpunkt des steilen frühdiastolischen Abfalls der Strömungsgeschwindigkeit Bestimmung einer frühdiastolischen Tangente.
2. Verbindung des Punktes der frühdiastolischen maximalen Strömungsgeschwindigkeit mit dem Punkt der enddiastolischen maximalen Strömungsgeschwindigkeit zu einer Linearen (Zweipunktmethode).
3. Bestimmung einer meso- bis enddiastolischen Tangente, die die frühdiastolische maximale Strömungsgeschwindigkeit unterschätzt.
4. Neben diesen linearen Methoden bestimmten wir eine Mitralklappenöffnungsfläche durch Kalkulation der Druckhalbwertszeit aus einer quantitativen Berechnung des exponentiellen Dopplerströmungsprofils (Abb. 3).

Während die Bestimmung der Druckhalbwertszeit aus einer frühdiastolischen Tangente zu einer erheblichen Überschätzung der Mitralklappenöffnungsfläche führt, zeigten die Zweipunktmethode (2-P) und insbesondere die Druckhalbwertszeitberechnung aus einer meso- bis enddiastolischen Tangente (MVA min, s. Abb. 2) eine signifikante Korrelation zu der invasiv nach der Gorlin-Methode berechneten Öffnungsfläche. Nur die Bestimmung der Mitralklappenöffnungsfläche nach der meso- bis enddiastolischen Tangente ergab eine klinisch brauchbare Korrelation zu den invasiven Daten und auch zu planimetrisch bestimmten

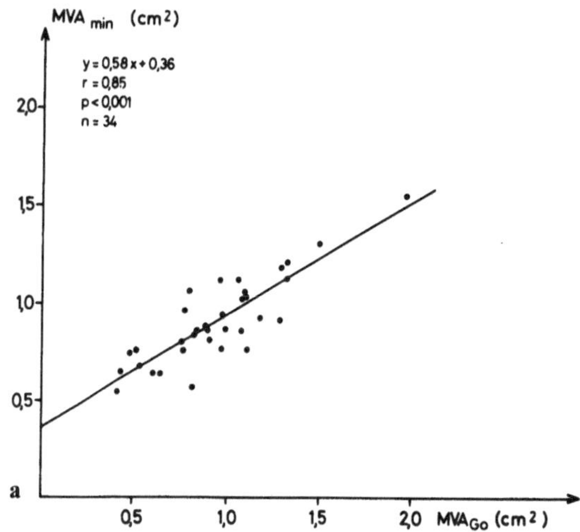

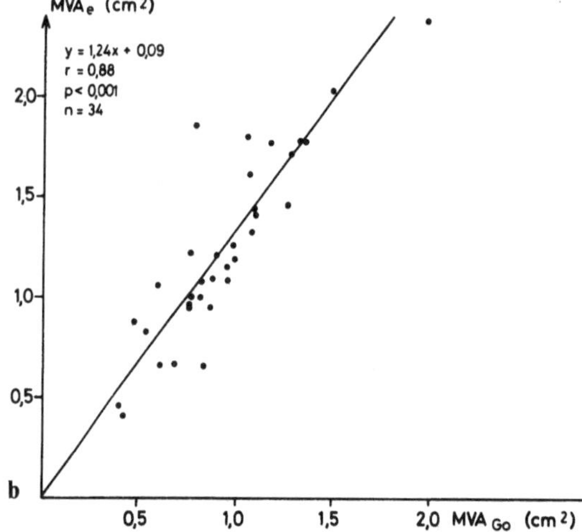

Abb. 2a, b. Korrelation von invasiv berechneten Mitralklappenöffnungsflächen (Gorlin-Methode, MVA_{Go}, *x-Achse*) und echokardiographisch berechneten Mitralklappenöffnungsflächen nach **(a)** Konstruktion einer meso- bis enddiastolischen Tangente *(MVA_{min}, y-Achse)* mit Darstellung der Repressionsgeraden und der Korrelationsgleichung und nach **(b)** Auswertung der Exponentialfunktion und daraus berechneter Druckhalbwertszeit *(MVA_e, y-Achse)* mit Darstellung der Regressionsgeraden und Korrelationsgleichung

Öffnungsflächen im zweidimensionalen Echokardiogramm. Bei dieser Bestimmungsmethode ist allerdings eine erhebliche Unterschätzung der Mitralklappenöffnungsfläche zu berücksichtigen. Die Bestimmung der Druckhalbwertszeit nach einer quantitativen Auswertung des exponentiellen Strömungsprofils (s. Abb. 2 u. 3) ergab eine hochsignifikante Korrelation, und die Korrelationsgerade war bei dieser Methode nahezu identisch mit der Identitätsgeraden der Beziehung (s. Abb. 2, MVAe). Bei allen Berechnungen der Druckhalbwertszeit verwendeten wir den bekannten Korrekturfaktor von 220. Unsere eigenen Untersuchungen der Beziehung zwischen Druckhalbwertszeit und invasiv bestimmter Mitralklappenöffnungsfläche bestätigten die von Hatle [5] und Dennig [1] beschriebene exponentielle Beziehung und den genannten Korrekturfaktor.

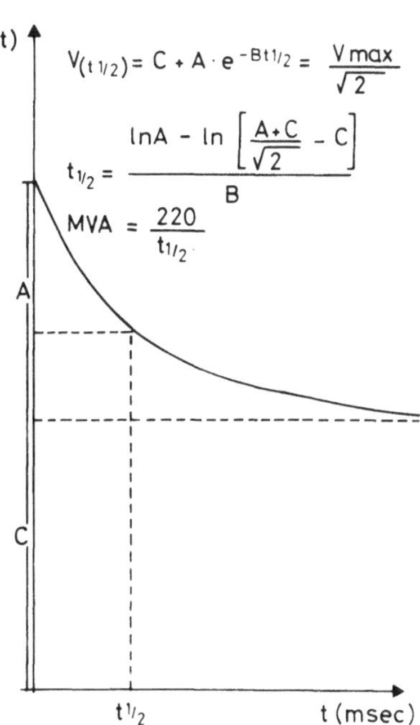

Abb. 3. Schematische Darstellung des Verlaufs eines exponentiellen Abfalls eines CW-Dopplerechokardiogramms. Definition von maximaler frühdiastolischer und enddiastolischer Strömungsgeschwindigkeit, Berechnung einer Druckhalbwertszeit durch Definition von lnA (Abstand zwischen V max und enddiastolischer Strömungsgeschwindigkeit auf der y-Achse) und Definition in lnC (Distanz zwischen enddiastolischer Strömungsgeschwindigkeit und 0 auf der y-Achse) sowie Definition von B (Koeffizient der Exponentialfunktion). Nach Berechnung der Druckhalbwertszeit ($t_{1/2}$), Berechnung der Mitralklappenöffnungsfläche mit dem bekannten Korrekturfaktor 220 ($220:t_{1/2}$)

Gradientenbestimmung

Wir untersuchten 20 Patienten im Herzkatheterlabor mit simultaner Druckmessung von linksventrikulärem Druck und PC-Druck sowie dopplerechokardiographischer Untersuchung im apikalen Vier- bis Zweikammerblick in Rückenlage in Ruhe und unter Belastung (Fahrradergometer im Liegen). Bei 85% der Patienten konnten sowohl in Ruhe als auch unter Belastung (25/50 Watt) optimale CW-Dopplerregistrierungen erhalten werden. In Ruhe zeigte die Beziehung zwischen dem invasiven und dem dopplerechokardiographisch ermittelten mittleren Gradienten eine gute Korrelation mit einem Korrelationskoeffizienten von $r = 0,90$ bei nur geringer Unterschätzung des invasiv bestimmten Gradienten (GrHK) durch die dopplerechokardiographische Untersuchung (GrDo = 0,79, GrHK – 0,67; $p < 0,001$).

Bei Belastung mit deutlichem Anstieg des mittleren Gradienten zeigte die Beziehung weiterhin einen signifikanten Korrelationsquotienten ($r = 0,82$) mit einer geringen Unterschätzung des invasiv bestimmten Gradienten durch die Dopplerechokardiographie (GrDo = 0,71, GrHK – 0,10; $p < 0,001$).

Insbesondere bei Patienten mit Mitralklappenöffnungsflächen von 1,2–1,6 cm^2 und einem grenzwertigen mittleren Druckgradienten in Ruhe bei grenzwertig normalen Pulmonalarteriendrücken und klinischem Schweregrad II (NYHA) konnten durch diese Belastungsuntersuchung Patienten aus dem Gesamtkollektiv definiert werden, die einen überproportional starken Anstieg des Druckgradienten bei der invasiven und dopplerechokardiographischen Messung zeigten.

Diskussion

Gradientenbestimmung

Bisherige Studien [5] zeigten die Möglichkeit der dopplerechokardiographischen Gradientenbestimmung in Ruhe bei Patienten mit Mitralklappenstenosen.

Aufgrund der hohen Strömungsgeschwindigkeiten und der Schwierigkeit, die Stelle der maximalen Stenosejetgeschwindigkeit im gepulsten Dopplerechokardiogramm zu finden, sowie der besseren Charakteristik des Dopplerspektrums zur Definition von maximaler Strömungsgeschwindigkeit besonders unter Belastungsbedingungen ist die CW-Dopplertechnik der gepulsten Doppleruntersuchung bei dieser Fragestellung überlegen.

Bei der Gradientenberechnung eines mittleren Gradienten ist nach Planimetrie des CW-Dopplerspektrums die Notwendigkeit einer mehrfachen Berechnung des instantanen (maximalen) Gradienten während der Diastole nach $4\,v^2$ zu berücksichtigen. Eine primäre Ermittlung einer mittleren Strömungsgeschwindigkeit und die daraus erfolgte Berechnung eines mittleren Gradienten nach $4\,v^2$ führt zu einer fehlerhaften Unterschätzung des mittleren Gradienten. Unsere Ergebnisse zeigen unter Ruhebedingungen als auch unter Belastungsbedingungen klinisch brauchbare Korrelationen von invasiv und dopplerechokardiographisch ermittelten Gradienten. Besonders bei Patienten mit grenzwertigen Ruheparametern könnte diese nichtinvasive Methode einen zusätzlichen diagnostischen Stellenwert im Rahmen der präoperativen Diagnostik erhalten.

Druckhalbwertszeitmethode

Die bisherigen Untersuchungen [1, 2, 4, 7, 9] zeigten klinisch brauchbare Beziehungen der Mitralklappenöffnungsfläche nach Bestimmung einer Druckhalbwertszeit im Dopplerechokardiogramm bei linearem Abfall des Strömungsprofils im Dopplerechokardiogramm. Da bei 30–40% der Patienten auch bei regelmäßigen RR-Intervallen bei Vorhofflimmern unabhängig von der frühdiastolischen maximalen Strömungsgeschwindigkeit sowie dem Schweregrad der Mitralstenose exponentielle diastolische Verläufe der Strömungsgeschwindigkeit zu beobachten sind, besteht die Notwendigkeit, eine Lineare zu definieren. Aus theoretischen Überlegungen [10] ist bekannt, daß der Abfall der Strömungsgeschwindigkeit prinzipiell nicht linear, sondern exponentiell ist. Nur durch das unterschiedliche Verhalten der linksatrialen und linksventrikulären Compliance während der diastolischen Füllungsphase wird bei vielen Patienten mit Mitralstenosen und absoluter Arrhythmie ein linearer Abfall der Strömungsgeschwindigkeit vorgetäuscht [10]. Nach unseren Ergebnissen erscheint die dargestellte meso- bis enddiastolische Tangentenmethode die klinisch am ehesten brauchbare Modifikation der Druckhalbwertszeitmethode zur Berechnung solcher exponentieller Strömungsgeschwindigkeiten zu sein. Die in der Literatur unterschiedlichen Ergebnisse [2, 4, 7] zur Wertigkeit der Druckhalbwertszeitmethode besonders bei Patienten mit begleitender Aorteninsuffizienz sind möglicherweise Folge der unterschiedlichen Morphologie des Strömungsprofils. Eine genauere Berechnung der Mitralklappenöffnungsfläche ist nach unseren Ergebnissen durch die Analyse der Exponentialfunktion solcher Dopplerspektren möglich. Weitere Untersuchungen von Patientenkollektiven mit unterschiedlicher linksventrikulärer Compliance (z. B. kombinierte Mitralaortenvitien) müssen den klinischen Stellenwert dieser Methode untersuchen.

Methodische Limitationen

Ein wesentliches Problem in der dopplerechokardiographischen Schweregradbestimmung von Mitralstenosen ergibt sich durch die Problematik der Herzminutenvolumenbestimmung im Dopplerechokardiogramm, die an anderer Stelle in diesem Buch ausführlich dargestellt wird (s. Kap. Linksventrikuläre Funktion, S. 12 ff.). Die prinzipiell mögliche Anwendung der Kontinuitätsgleichung zur Berechnung der stenosierten Mitralklappenöffnungsfläche [8] hat unseres Erachtens ihre Hauptlimitation in der fehlerhaften Berechnung der prästenotischen Mitralklappenringfläche bzw. der einfacheren Berechnung einer Aortenklappenöffnungsfläche.

Weiterhin ist zu berücksichtigen, daß die maximale Strömungsgeschwindigkeit im Stenosejet der Mitralklappe nicht repräsentativ ist für die Strömungsgeschwindigkeiten im Bereich der gesamten stenosierten Öffnungsfläche.

Im Bereich des medialen Mitralsegels herrschen höhere Strömungsgeschwindigkeiten vor als lateral.

Zusammenfassung

Aus den genannten Gründen glauben wir, daß weiterhin 2 Möglichkeiten der Dopplerechokardiographie in der Schweregradbestimmung der Mitralstenose im Vordergrund stehen: Bestimmung von Gradienten in Ruhe und Belastung sowie Anwendung der Druckhalbwertszeitmethode zur Berechnung einer Mitralklappenöffnungsfläche. Dabei ist die systematische Unterschätzung einer anatomisch invasiv oder planimetrisch bestimmten Öffnungsfläche durch die Dopplerechokardiogaphie zu berücksichtigen. Diese beträgt nach theoretischen Überlegungen 10–20% [11].

Die genaue Definition einer maximalen Strömungsgeschwindigkeit sowie einer Tangente des Strömungsprofils ist Voraussetzung zur korrekten Anwendung der Druckhalbwertszeitmethode im Dopplerechokardiogramm. Bei exponentiellem Abfall der Strömungsgeschwindigkeit erlaubt die Modifikation dieser Methode mit Anwendung einer medo- bis enddiastolischen Tangente bei leichter Unterschätzung der maximalen Strömungsgeschwindigkeiten eine klinisch brauchbare Kalkulation der stenosierten Mitralklappenöffnungsfläche. Eine genauere Berechnung der Öffnungsfläche bei solchen Strömungsprofilen erscheint durch Auswertung der Exponentialfunktion und daraus berechneter Druckhalbwertszeit möglich zu sein.

Literatur

1. Dennig K, Dacian S, Rudolph W (1985) Erfahrungen mit der dopplerechokardiographischen Druckhalbwertszeit-Methode bei 100 Patienten mit Mitralstenose: Vergleich mit Invasiv-hämodynamischen Ergebnissen. Z Kardiol 55:74/77
2. Friart A, Vandenbossche J-L, Kostuckiand W, Englert M (1987) A study of the correlation between Doppler and cross-sectional echocardiography in the determination of the mitral valve ara. Eur Heart J 8:484–489
3. Gorlin R, Gorlin SG (1951) Hydraulic formula for calculation of the area of the stenotic mitral valve; other cardiac valves; and central circulatory shunts. I. Am Heart J 41
4. Grayburn PA, Gurlay JC, Smith MD (1986) Effect of aortic regurgitation on the determination of mitral valve area by Doppler pressure half-time measurements. Abstracts of the 59th Scientific Sessions. Circulation 74:231
5. Hatle L, Brubakk A, Tromsdal A, Angelsen B (1978) Noninvasive assessment of pressure drop in mitral stenosis by Doppler ultrasound. Br Heart J 40:131–140
6. Libanoff AJ, Rodbard S (1968) Atroventricular pressure half-time measure of mitral valve orifice area. Circulation 37:144–150
7. Moro E, Nicolosi GL, D'Angelo G, Burelli C, Zanuttini D, Roelandt J (1986) Aortic regurgitation in patients with mitral stenosis: influence on determination of pressure half-time for mitral valve area calculation. Abstracts of the 59th Scientific Sessions, Circulation 74:231
8. Nakatani S, Masuyama T, Kodama K, Kitabatake A, Fujii K, Kamada T (1987) Value and limitations of Doppler echocardiography in the quantification of stenotic mitral valve area: comparison of the pressure half-time and the continuity equation methods. Circulation 77:78–85
9. Smith MD, Handshoe R, Handshoe S, Kwan OL, De Maria AN (1986) Comparative accuracy of two-dimensional echocardiography and Doppler pressure half-time methods in assessing severity of mitral stenosis in patients with and without prior commissurotomy. Circulation 73:100–107
10. Thomas JD, Wilkens GT, Choong CYP, Abascal VM, Palacios IF, Block PC, Weyman AE (1988) Inaccuracy of mitral pressure half-time immediately after percutaneous mitral valvotomy. Dependence on transmitral gradient and left atrial and ventricular compliance. Circulation 78:980–993
11. Wippermann C-F (1988) Bestimmung von Klappenöffnungsflächen (KÖ): Invasiv mittels Gorlin-Formel (GF) versus Dopplerechokardiographie (DE) mittels der sog. Kontinuitätsgleichung – ein hydrodynamischer Vergleich. 54. Jahrestagung der Deutschen Gesellschaft für Herz- und Kreislaufforschung. Z Kardiol 77

Beurteilung von Aortenklappenstenosen mittels transösophagealer Echokardiographie

W. Kasper [1], A. Geibel, T. Hofmann und H. Just

Einleitung

Im allgemeinen wird der Schweregrad einer Aortenklappenstenose entweder aufgrund des systolischen Druckgradienten oder anhand der Klappenöffnungsfläche festgelegt. Ist die linksventrikuläre Funktion reduziert, so führt die Festlegung des Schweregrades einer Aortenstenose allein aufgrund des systolischen Druckgradienten zu einer deutlichen Fehleinschätzung. In einer solchen Situation werden selbst bei einer hochgradigen Aortenstenose systolische Gipfel-zu-Gipfel-Gradienten von weniger als 30 mm Hg beobachtet [7].

Zur nichtinvasiven Bestimmung des Druckgradienten an der Aortenklappe benutzt man die kontinuierliche Dopplersonographie. Zahlreiche Studien haben gezeigt, daß mit dieser Methode verläßliche Werte im Vergleich zum invasiv bestimmten Druckgradienten an der Aortenklappe zu erzielen sind [1, 2, 4, 5]. Die Aortenklappenöffnungsfläche kann ebenfalls mit Hilfe der Dopplersonographie abgeschätzt werden. Hierzu muß man die maximale bzw. mittlere Strömungsgeschwindigkeit sowohl im Stenosejet als auch unmittelbar unterhalb der Aortenklappe im linksventrikulären Ausflußtrakt bestimmen und die Weite des linksventrikulären Ausflußtraktes kennen [2, 9]. Bei älteren Patienten läßt sich an der Aortenklappe ein befriedigendes Dopplersignal häufig nicht erzielen [2]. Eine Bestimmung der Aortenklappenöffnungsfläche ist daher so ebenfalls nicht möglich. Die direkte Bestimmung der Aortenklappenöffnungsfläche durch Planimetrierung des zweidimensionalen Echokardiogramms der geöffneten Aortenklappe ist von präkordial ebenfalls nur bei etwa 10% der Patienten möglich [6].

Von transösophageal läßt sich die Aortenklappe durch die Nähe der im Ösophagus liegenden Schallsonde viel besser beurteilen. Erste Untersuchungen haben gezeigt, daß sich von transösophageal die Aortenklappenöffnungsfläche durch Planimetrierung genau bestimmen läßt [3].

Ergebnisse

Insgesamt haben wir bis jetzt 71 Patienten mit Aortenklappenstenose von transösophageal untersucht und die Ergebnisse mit den invassiven Messungen vergli-

[1] Klinikum der Albert-Ludwigs-Universität, Abteilung Innere Medizin III, Hugstetter Str. 55, D-7800 Freiburg

chen, die während einer zeitlich nahe liegenden Herzkatheteruntersuchung gewonnen wurden. Bei 54 Patienten erfolgte die Druckregistrierung über die Aortenklappe simultan zwischen linkem Ventrikel und Aorta ascendens nach transseptaler Punktion. Bei 17 Patienten wurde der Druckgradient aufgrund eines Rückzugsmanövers nach retrograder Passage der Aortenklappe gewonnen. Die Bestimmung der Aortenklappenöffnungsfläche gelang von transösophageal bei 65 Patienten (91%), von transthorakal dagegen nur bei 11 Patienten (15%). Vergleicht man die von transthorakal und transösophageal bestimmten Aortenklap-

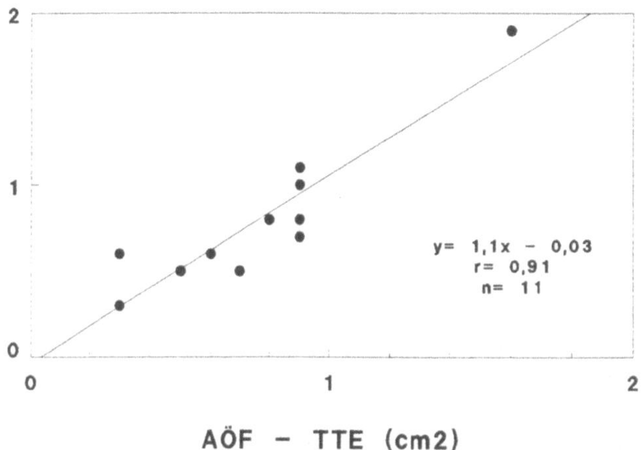

Abb. 1. Bestimmung der Aortenklappenöffnungsfläche: Vergleich zwischen transthorakaler und transösophagealer Anschallung (*AÖF-TEE* Aortenklappenöffnungsfläche von transthorakal; *TTE* transthorakale Echokardiographie; *TEE* transösophageale Echokardiographie)

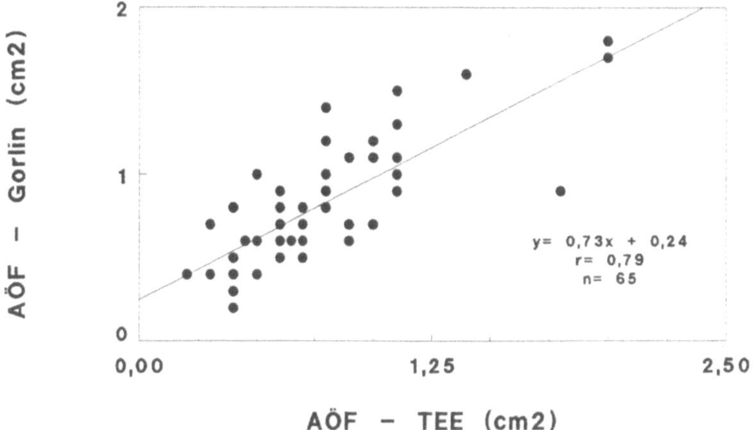

Abb. 2. Vergleich zwischen transösophageal bestimmter und nach der Gorlin-Formel berechneter Aortenklappenöffnungsfläche (*TEE* transösophageale Echokardiographie; *AÖF-TEE* Aortenklappenöffnungsfläche von transösophageal; *AÖF-Gorlin* Aortenklappenöffnungsfläche, nach der Gorlin-Formel berechnet aufgrund der invasiv ermittelten hämodynamischen Parameter)

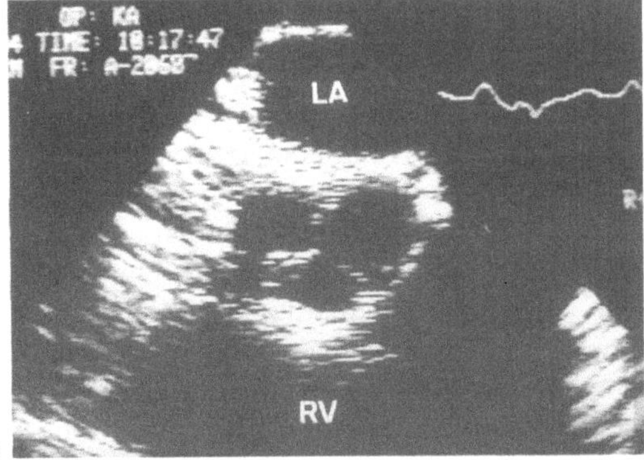

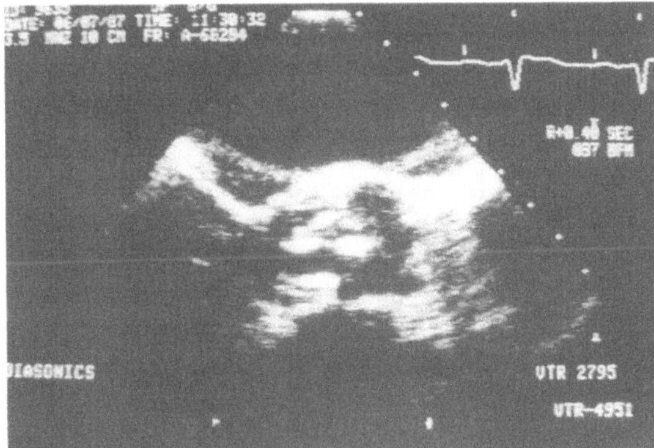

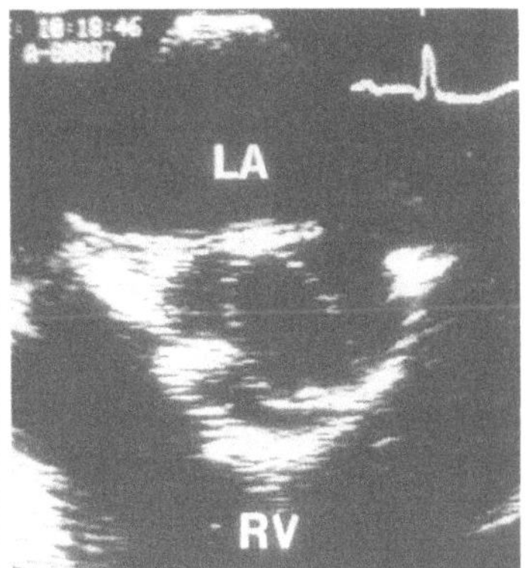

a b c

Abb. 3a–c. Darstellung von Aortenklappen bei transösophagealer Anschallung; **a** normale Aortenklappe, **b** hochgradige Aortenklappenstenose, **c** bikuspidale Aortenklappe

penöffnungsflächen bei diesen 11 Patienten, so findet man eine gute Übereinstimmung zwischen den beiden Bestimmungsmethoden mit einem Korrelationskoeffizienten r = 0,91 (Abb. 1). Bei den übrigen 65 Patienten, bei denen die Bestimmung letztlich nur von transösophageal gelang, zeigte sich ebenfalls eine gute Übereinstimmung mit den nach der Gorlin-Formel aufgrund der invasiv ermittelten hämodynamischen Parameter berechneten Aortenklappenöffnungsfläche (Abb. 2).

Bei einer Untergruppe von 30 Patienten verglichen wir die pathomorphologischen Veränderungen, die sich an der Aortenklappe sowohl von transthorakal als auch von transösophageal feststellen ließen. Nur bei 12 von 30 Patienten konnte von transthorakal beurteilt werden, ob es sich um eine trikuspidale oder bikuspidale Aortenklappe handelte. So wurde eine funktionell bikuspidale Klappe bei 7 Patienten, eine trikuspidale Klappe bei 5 Patienten von transthorakal angenommen. Von transösophageal war die Aortenklappe bei nur 4 Patienten aufgrund ausgeprägter Verkalkung nicht mehr zu klassifizieren. Bei 14 Patienten wurde eine funktionell bikuspidale und bei 12 Patienten eine trikuspidale Aortenklappe angenommen (Abb. 3).

Diskussion

Der Schweregrad einer Aortenklappenstenose sollte durch die Bestimmung der Aortenklappenöffnungsfläche festgelegt werden. Dopplersonographisch läßt sich die Aortenklappenöffnungsfläche nur nach Kenntnis von 3 Parametern festlegen. Die Bestimmung dieser Parameter ist besonders beim älteren Patienten oft nicht zuverlässig und kann mit großen Schwankungen verbunden sein. Nach früheren Untersuchungen gelingt es bei Patienten jenseits des 50. Lebensjahres nur in etwa 50% der Fälle, ein befriedigendes Dopplersignal an der Aortenklappe zu erzielen [2]. Die Planimetrierung der Aortenklappenöffnungsfläche von transösophageal ist daher sicherlich ein alternatives Verfahren. Die Limitationen dieser Methode sind aber ebenfalls offenkundig. Die geöffneten Taschenklappen bewegen sich während der Systole mit der Ventilebene des Herzens. Die Anschallung der Eröffnungsfläche kann schräg erfolgen und ausgeprägte Verkalkungen der Taschenklappenöffnungsfläche unmöglich machen.

Immerhin zeigten unsere Untersuchungen an 71 Patienten, daß sich mit dieser Methode bei 65 Patienten die Aortenklappenöffnungsfläche von transösophageal bestimmen ließ und daß darüber hinaus die Übereinstimmung mit den invasiven Messungen für klinische Belange recht gut war. Auch die pathomorphologischen Veränderungen an der Aortenklappe lassen sich von transösophageal besser beurteilen. Die Untersuchung der Aortenklappe von transösophageal ist daher unserer Meinung nach eine diagnostische Alternative zur Dopplersonographie, besonders dann, wenn diese zu unbefriedigenden oder nicht schlüssigen Ergebnissen führt.

Literatur

1. Baumgartner H, Kratzer H, Helmrich G, Kühn P (1987) Klinische Wertigkeit der Dopplersonographie zur Quantifizierung von Aortenstenosen. Z Kardiol 76:351–356
2. Hatle L, Angelsen BA, Tromdal A (1989) Non-invasive assessment of aortic stenosis by Doppler-ultrasound. Br Heart J 43:284–292
3. Hofmann T, Kasper W, Meinertz T, Spillner G, Schlosser V, Just H (1987) Determination of aortic valve orifice area in aortic valve stenosis by two-dimensional transesophageal echocardiography. Am J Cardiol 59:330–335
4. Currie PJ, Seward J, Reeder GS, Vlietstra RE, Bresnahan DR, Bresnahan JF, Smith HC, Hagler DJ, Tajik AJ (1985) Continous-wave Dopplerechocardiographic assessment of severity of calcific aortic stenosis: a simultaneous Doppler-catheter correlative study in 100 adult patients. Circulation 71:1162–1169
5. Curtius JM, Opgenorth R, Loogen F (1987) Klinische Bedeutung der Dopplerechokardiographischen Bestimmung des Schweregrades von Aortenklappenstenosen. Z Kardiol 76:269–275
6. Godley RW, Green D, Dillon JC, Rogers EW, Feigenbaum H, Weymann AE (1981) Reliability of two-dimensional echocardiography in assessing the severity of valvular aortic stenosis. Chest 79:257–662
7. Kasper W, Bonzel T, Meinertz T, Wollschläger H, Geibel A, Just H (1989) Perkutane Ballonvalvuloplastie der Aortenklappe bei älteren Patienten mit dekompensierter schwerer Aortenklappenstenose. Intensivmed 26:16–21

8. Skjaerpe T, Hegrenaes L, Hatle L (1985) Noninvasive estimation of valve area in patients with aortic stenosis by Doppler-ultrasound and two-dimensional echocardiography. Circulation 72:810–818
9. Teirstein P, Yeager M, Yock PG (1986) Dopplerechocardiographic measurement of aortic valve area in aortic stenosis: a noninvasive application of the Gorlin formula. J Am Coll Cardiol 8:1059–1065

Dopplerechokardiographische Analyse der Aortenstenose

P. BUBENHEIMER [1]

Einleitung

Die echokardiographische Diagnose einer Aortenstenose ist einfach, wenn sie lediglich nachgewiesen oder ausgeschlossen werden soll. Dazu genügt das 2D-Verfahren. Schwieriger ist die Quantifizierung, welche Voraussetzung für die Therapieplanung ist. 2D- und TM-echokardiographische Kriterien – Ausmaß der Klappenverkalkung, Einschränkung der Taschenseparation, Grad der Linkshypertrophie – sind unzuverlässig.

Die dopplerkardiographische Diagnostik der Aortenstenose liefert hämodynamische Größen vergleichbar der Katheterdiagnostik: Druckgradient und Öffnungsfläche (Hatle et al. 1980; Kosturakis et al. 1984; Warth et al. 1984). Im Prinzip ist eine Katheterisierung bei Aortenstenose also verzichtbar. Nun hängt aber die Qualität der Doppleranalyse wesentlich stärker von dem Geschick und der Erfahrung des Untersuchers ab als die Qualität der Katheteranalyse. Die Gewinnung einer sauberen Dopplerflußkurve ist untersuchungstechnisch schwieriger als die Gewinnung einer sauberen Druckkurve.

Die dopplerkardiographische Berechnung des Druckgradienten ΔP beruht auf der vereinfachten Bernoulli-Gleichung

$$\Delta P = 4 \cdot v_2^2 - 4 \cdot v_1^2,$$

die Berechnung der Öffnungsfläche A_2 auf der Kontinuitätsgleichung

$$A_2 = A_1 \cdot \frac{v_1}{v_2}$$

(A_1 = prästenotischer Strömungsquerschnitt)

Beide Berechnungen erfordern die Messung der prästenotischen (v_1) sowie der stenotischen (v_2) Strömungsgeschwindigkeiten (Abb. 1).

Untersuchungstechnik

Die Messung der prästenotischen Strömungsgeschwindigkeit (v_1) setzt voraus, daß die linksventrikuläre Ausflußbahn die Form eines Zylinders hat, mit einem konstanten Strömungsquerschnitt über eine längere Distanz.

[1] Benedikt-Kreutz-Rehabilitationszentrum für Herz- und Kreislaufkranke, Südring 15, D-7812 Bad Krozingen

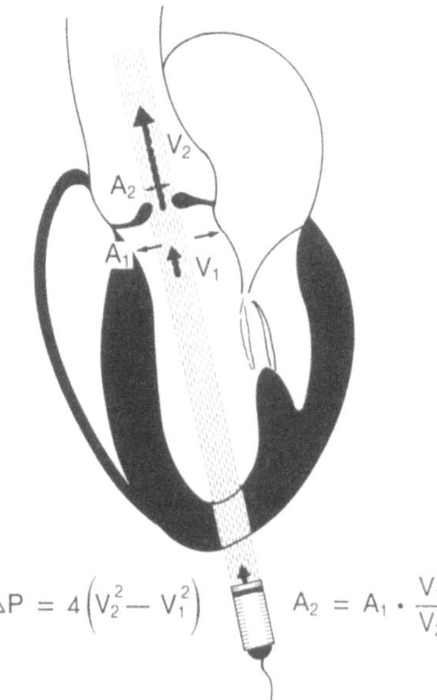

Abb. 1. Dopplerechokardiographische Quantifizierung der Aortenstenose. Druckgradient ΔP nach der vereinfachten Bernoulli-Gleichung. Öffnungsfläche A_2 nach der Kontinuitätsgleichung. (Aus Bubenheimer u. Kneissl 1989)

Dann kann von einem flachen Flußprofil mit laminarer Strömung ausgegangen werden, so daß die Messung in einem Meßvolumen repräsentativ für den gesamten Strömungsquerschnitt ist. Ob diese Voraussetzung zutrifft, kann durch laterale Verschiebung des von apikal in die Ausflußbahn plazierten Meßvolumens leicht überprüft werden. Liegt ein flaches Strömungsprofil vor, so ist die Messung gut reproduzierbar. Es ist lediglich die Zone der prästenotischen Jetformierung zu vermeiden, die ca. 0,5 cm vor der Aortenklappe beginnt. Problematisch wird die Messung der prästenotischen Flußgeschwindigkeiten bei stark abnormer Morphologie der Ausflußbahn, sei es, daß sie durch eine starke Septumhypertrophie deformiert und eingeengt wird, sei es, daß sie durch eine Ventrikeldilatation stark aufgeweitet wird. In beiden Fällen führen geringe Verschiebungen des Meßvolumens zu unterschiedlichen Strömungskurven, da das Flußprofil nicht mehr flach ist. Die Reproduzierbarkeit der Messungen wird dadurch in Frage gestellt.

Noch kniffliger und anspruchsvoller ist die Messung der stenotischen Strömungsgeschwindigkeit (v_2). Sie ist bei allen relevanten Stenosen so hoch, daß sie den Meßbereich des einfachen gepulsten Dopplers überschreitet. So muß generell der HPRF-Doppler oder besser der CW-Doppler eingesetzt werden. Wegen der Abhängigkeit des Dopplershifts vom Winkel zwischen Strömungs- und Schallrichtung ($\cos\Theta$) muß die Strömungsrichtung des Stenosejets berücksichtigt werden. Da die Richtung des Stenosejets in nicht voraussehbarer Form um bis zu 90° aus der Längsachse der Ausflußbahn abweichen kann, muß seine Richtung durch Anlotung von verschiedenen Ableitungspunkten identifiziert werden. Bei paralleler Ausrichtung von Jet und Schallstrahl erhält man das Signal mit dem höchsten Dopplershift, welches für die Auswertung benutzt wird (Hegrenaes u. Hatle 1985; Zhang et al. 1985).

Bei leichten Stenosen erhält man von verschiedenen Ableitungspunkten sehr unterschiedliche Dopplershifts. Denn hier hat man Strömungsverhältnisse ähnlich der Mitralstenose mit einem einfachen gebündelten Jet. Es gibt dann nur *eine* optimale Ableitungsrichtung. Bei schweren Aortenstenosen erhält man überraschenderweise von verschiedenen Ableitungspunkten oft ähnlich hohe Dopplershifts. Sie stammen von verschiedenen Jets, die an der engen deformierten Klappenöffnung aufgrund des hohen Drucks in verschiedene Richtungen verspritzt werden. Bei günstiger Ausrichtung von Schallstrahl und Stenosejet ist das Flußsignal von einer scharfen Hüllkürve eingerahmt. Zur Gewinnung des optimalen Flußsignals müssen generell mindestens 2 Ableitungsfelder getestet werden, das apikale und das rechtsparasternale, im Zweifelsfall weitere Ableitungsfelder wie das linksparasternale, das subkostale und – vor allem bei Kindern und Jugendlichen – das suprasternale Feld.

Der Farbdoppler ist zur Voraussage der Jetrichtung bei Aortenstenose wenig hilfreich (Bubenheimer 1986). Bei apikaler Anlotung scheitert der Farbdoppler oft schon an der geringen Signalintensität in der Aortenwurzel bei großer Eindringtiefe und Abschattung durch Kalk. Bei rechtsparasternaler Ableitung bekommt man zwar eine gute Flußkolorierung, jedoch stellt sich bei schweren Stenosen kein scharf begrenzter Jet, sondern ein großes Farbfeld (ein „Spritzfeld") aus Jets und Parajetturbulenzen dar, so daß sich die einzelnen Jetanteile mangels Lateralauflösung nicht differenzieren lassen. Nur bei leichten Stenosen stellt sich ein definierter Strömungsjet dar, ähnlich dem Jet bei Mitralstenose.

Druckgradient

Hat man saubere Flußkurven gewonnen, so können diese ausgewertet werden (Abb. 2). Auf der Grundlage der vereinfachten Bernoulli-Gleichung können die maximalen und mittleren systolischen Gradienten berechnet werden.

Da das Quadrat der prästenotischen Strömungsgeschwindigkeit v_1 (meist <1 m/s) in Relation zum Quadrat der viel höheren stenotischen Strömungsgeschwindigkeit (2–7 m/s) klein ist, kann die Berechnung für praktische Zwecke weiter vereinfacht erfolgen nach der Formel

$$\Delta P = 4 \cdot v_2^2.$$

Der mittlere systolische Gradient (ΔP_{mean}) entspricht der analogen Kathetergröße. Hinsichtlich des maximalen Gradienten (ΔP_{max}) werden in Echokardiographie und Katheteruntersuchung unterschiedliche Dinge gemessen. Der maximale Dopplergradient entspricht dem wahren maximalen systolischen Druckunterschied zwischen linkem Ventrikel und Aorta, während aus den Katheterkurven in der Regel der Gipfelgradient (senkrecht gewonnener Abstand der Druckkurvengipfel von Ventrikel und Aorta) abgelesen wird. Dieser ist ein fiktiver Gradient, da die Gipfel der beiden Druckkurven nicht synchron auftreten. Der maximale Dopplergradient liegt durchweg höher als der Gipfelgradient, wobei beide Gradienten natürlich eng korrelieren.

Druckgradienten charakterisieren den Schweregrad einer Aortenstenose sehr unvollkommen, da sie in Abhängigkeit vom Schlagvolumen sehr variabel sind (Abb. 3). Mit fallendem Schlagvolumen und steigender Herzfrequenz nehmen die Gradienten ab. So kann ein Gradient unter verschiedenen hämodynamischen Be-

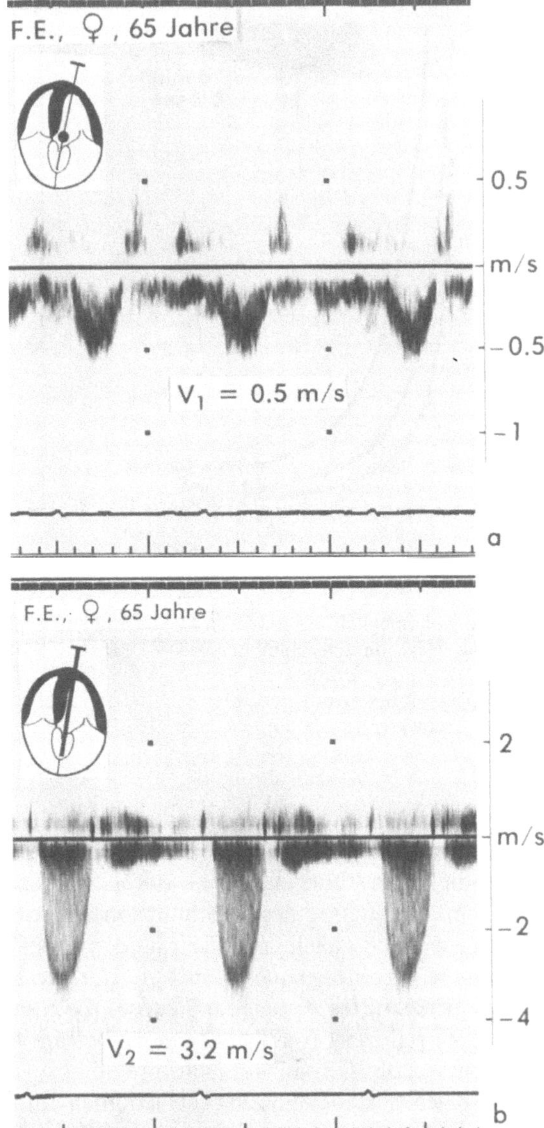

Abb. 2a, b. Beispiel dopplerechokardiographischer Flußkurven bei Aortenstenose, apikale Ableitung. **a** Gepulste Flußkurve aus dem linksventrikulären Ausflußtrakt; **b** CW-Flußkurve aus der stenosierten Aortenklappe mit scharf gezeichneter Hüllkurve. Der Geschwindigkeitsquotient v_1/v_2 = 0,16 weist auf eine schwere Aortenstenose hin, obwohl sich aus v_2 ein maximaler Gradient von nur 41 mm Hg ergibt. (Aus Bubenheimer u. Kneissl 1989)

dingungen um bis zu 400% schwanken. Dies macht den Gradienten insbesondere für Verlaufskontrollen als Maßstab für eine Progression der Stenose oder eine Regression nach Valvuloplastie ungeeignet.

Öffnungsfläche

Die biologische Variabilität von Druckgradienten erfordert eine Charakterisierung des Schweregrades der Aortenstenose durch einen Parameter, der von den

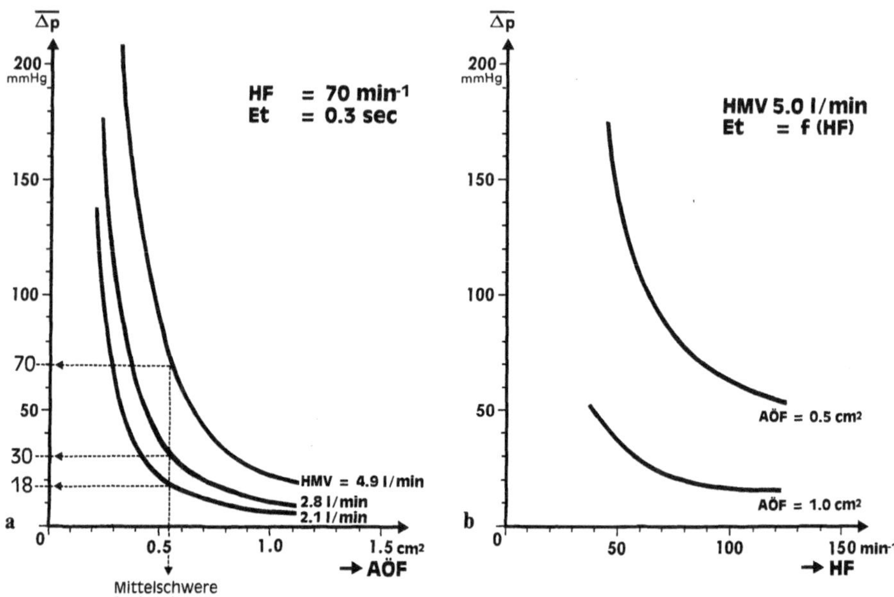

Abb. 3. a Abhängigkeit des mittleren Druckgradienten von der Öffnungsfläche *(AÖF)* für verschiedene Herzminutenvolumina *(HMV)*. Bei einer mittelschweren Aortenstenose (AÖF 0,55 cm²) sinkt der Gradient mit Abnahme des HMV von 70 auf 18 mm Hg ab (auf ein Viertel!). **b** Abhängigkeit des Druckgradienten von der Herzfrequenz *(HF)*. Die Abhängigkeit ist um so stärker, je schwerer die Aortenstenose ist. (Aus Bubenheimer u. Kneissl 1989)

Veränderungen des Flußvolumens unabhängig ist. Ein solcher Parameter ist das Verhältnis (Quotient Q) der prästenotischen (v_1) und stenotischen (v_2) Flußgeschwindigkeiten (Görnandt et al. 1987). Sind beide Geschwindigkeiten gleich, so liegt keine Verengung des Strömungsprofils vor, die analogen Strömungsprofile (A_1 und A_2) sind gleich groß. Beträgt das Verhältnis $v_1 : v_2 = 1:2$, so beträgt der stenotische Strömungsquerschnitt A_2 nur die Hälfte des prästenotischen Strömungsquerschnittes A_1 (leichte Stenose). Beträgt das Verhältnis 1:4, so ist A_2 auf ¼ von A_1 reduziert (mäßige Stenose), beträgt das Verhältnis 1:6, so ist A_2 auf ein Sechstel von A_1 reduziert (schwere Stenose). Diese Betrachtung des Schweregrades einer Aortenstenose basiert lediglich auf relativ gut reproduzierbaren Geschwindigkeitsmessungen. Schwankungen des Schlagvolumens wirken sich auf v_1 und v_2 gleichermaßen aus, so daß ihr Verhältnis *(Q)* dennoch unberührt bleibt (Abb. 4).

Will man ein absolutes Maß für die Größe der Öffnungsfläche, so ist der Geschwindigkeitsquotient Q mit der prästenotischen Strömungsquerschnittfläche A_1 zu multiplizieren (Kontinuitätsgleichung). A_1 wird aus dem 2D-Echo bestimmt: Im parasternalen Längsachsenschnitt wird der Durchmesser der Ausflußbahn (d_1) in einem mesosystolischen Bild gemessen und der zugehörige Querschnitt nach der Kreisformel berechnet:

$$A_1 = \pi \cdot \left(\frac{d_1}{2}\right)^2.$$

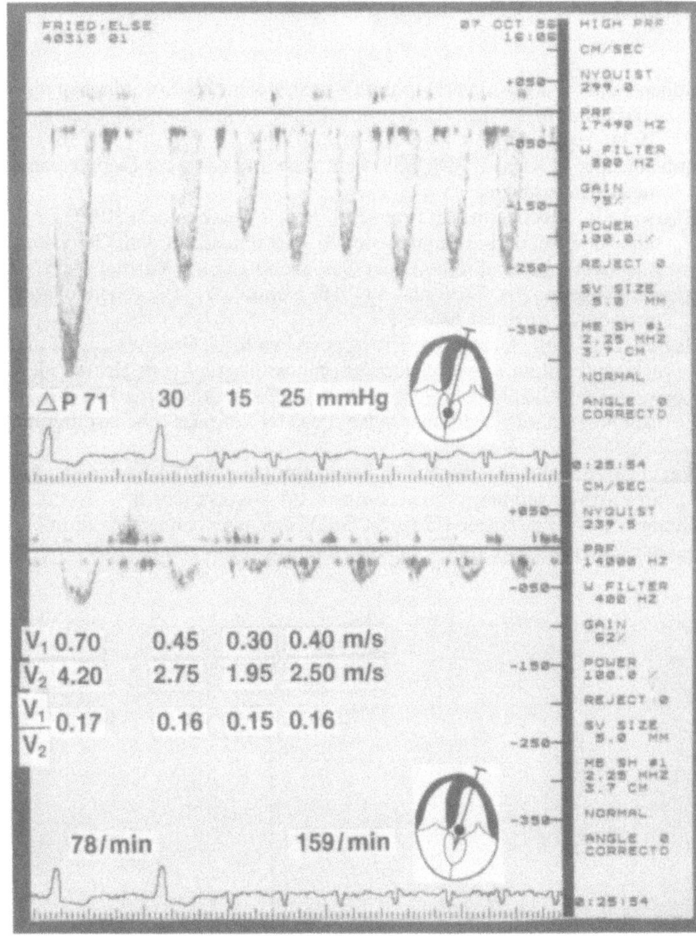

Abb. 4. Einfluß einer Arrhythmie (rekurrierende Episoden von Tachykardie) auf die prästenotischen *(untere Kurve)* und stenotischen *(obere Kurve)* Flußgeschwindigkeiten v_1 und v_2 und die daraus berechneten maximalen Gradienten ΔP und die Geschwindigkeitsquotienten v_1/v_2. Während ΔP extrem schwankt (zwischen 71 und 15 mm Hg), ist v_1/v_2 weitgehend konstant (0,17 bis 0,15). (Aus Bubenheimer u. Kneissl 1989)

Die Berechnung der Öffnungsfläche nach der Kontinuitätsgleichung führt mit A_1 wieder eine weniger gut reproduzierbare Größe in die Beurteilung ein. Denn kleine Meßfehler von d_1 verursachen bei der Quadrierung einen relativ starken Meßfehler von A_1. Wir verzichten daher – insbesondere bei qualitativ schlechten Schnittbildern mit schwer definierbaren Wandkonturen – auf die Berechnung der absoluten Öffnungsfläche. Mit dem Druckgradienten und Geschwindigkeitsquotienten ist eine Aortenstenose ausreichend quantifiziert, einwandfreie Flußkurven vorausgesetzt.

Literatur

Bubenheimer P (1986) Der Doppler-Druckgradient bei Erwachsenen mit Aortenstenose: Ist der 2D-Farbdoppler dem konventionellen Continuous-wave-Doppler überlegen? Z Kardiol 75:39 (Abstrakt)

Bubenheimer P, Kneissl GD (1989) Lehrbuch und Atlas der Dopplerechokardiographie. edition medizin, Weinheim

Görnandt L, Bubenheimer P, Petersen J, Betz P, Roskamm H (1987) Dopplerechokardiographische Schweregradbestimmung der Aortenstenose mit dem Geschwindigkeitsquotienten aus prästenotischer und stenotischer Geschwindigkeit. Z Kardiol 76:55 (Abstrakt)

Hatle L, Angelsen BA, Tromsdal A (1980) Noninvasive assessment of aortic stenosis by Doppler ultrasound. Br Heart J 43:284

Hegrenaes L, Hatle L (1985) Aortic stenosis in adults. Noninvasive estimation of pressure differences by continuous wave Doppler echocardiography. Br Heart J 54:396

Kosturakis D, Allen HD, Goldberg SJ, Sahn DJ, Valdes-Cruz LM (1984) Noninvasive quantification of stenotic semilunar valve areas by Doppler echocardiography. J Am Coll Cardiol 3:1256

Warth DC, Stewart WJ, Block PC, Weymann AE (1984) A new method to calculate aortic valve area without left heart catheterization. Circulation 70:978

Zhang Y, Myhre E, Nitter-Hauge S (1985) Noninvasive quantification of the aortic valve area in aortic stenosis by Doppler echocardiography. Eur Heart J 6:992

Dopplerechokardiographie zur Beurteilung stenosierter Klappenprothesen

N. REIFART [1] und W. D. KNEISSL

Einleitung

Nach Klappenersatz ist bei einem relativ hohen Prozentsatz der Patienten im Laufe des weiteren Lebens mit teilweise schweren Dysfunktionen zu rechnen. So drohen Komplikationen bei insgesamt 20% der Patienten, davon bei bis zu 10% eine Klappenthrombose oder -fibrose, des weiteren arterielle Embolie, ein paravalvuläres Leck, Prothesenendokarditis und Prothesendegeneration (bei biologischen Klappen) [6]. Da die Prognose nach Fehlfunktionen maßgeblich von einer rechtzeitigen Diagnose abhängt, sind regelmäßige Kontrollen unter Einsatz aller diagnostischen Möglichkeiten einschließlich Echokardiographie notwendig. Während der klassische Verlauf bei akuter Klappenthrombose von der typischen Symptomatik, dem Auskultationsbefund und der eingeschränkten Ventilbewegung im Durchleuchtungsbild geprägt ist, fällt die Diagnose bei Teilthrombosierung oder partieller Fibrosierung und der allmählichen Restenosierung einer Bioprothese meist schwer. Auch die ein- und zweidimensionale Echokardiographie ist außer bei deutlich degenerierten Segeln einer Bioprothese nicht sehr hilfreich [4, 12].

Weil die invasive Diagnostik insbesondere bei schwerkranken Patienten nicht selten mit hohem Risiko verbunden ist, knüpfen sich an die Dopplerechokardiographie große Erwartungen, zumal eine hervorragende Übereinstimmung mit invasiv gewonnenen Gradienten [1, 5, 11, 14, 15] und eine gute Reproduzierbarkeit [7] dokumentiert sind. Grundlage für eine Beurteilung ist neben großer Erfahrung in der Dopplersonographie die Kenntnis über die bei invasiven Untersuchungen gemessenen Gradienten, an Aortenklappenprothesen von 16–36 mm Hg und an Mitralklappenprothesen von 2–12 mm Hg [6] und die in den Arbeiten mit direktem Vergleich zwischen Doppler- und Herzkatheteruntersuchung dokumentierte Korrelation von $r = 0{,}78$–$0{,}92$ an der Mitralis und $r = 0{,}91$–$0{,}94$ an der Aorta [13]. Problematisch ist, daß die Prothesen je nach Modell und Größe mehr oder weniger stenosiert scheinen [2, 11, 15] und ein Großteil eine prothesentypische Regurgitation aufweist. Entsprechende Normwerte sind in einer Übersichtsarbeit von Reisner hervorragend zusammengestellt [10]. An der Mitralklappe werden Geschwindigkeiten von 1,3–1,6 m/s mit einer Druckhalbwertszeit von 75–85 s entsprechend einer Öffnungsfläche von über 2 cm^2 gemessen, an der Aortenklappenprothese 1,2–2,5 m/s, das entspricht nach der Bernoulli-Gleichung

[1] Kardiologische Gemeinschaftspraxis am Roten-Kreuz-Krankenhaus, Innere Medizin – Kardiologie, Alfred-Brehm-Platz 7, D-6000 Frankfurt a. M.

Gradienten von 8–25 mm Hg. Dabei muß bedacht werden, daß die Gradienten bei hoher Herzfrequenz und niedrigem Herzminutenvolumen sinken und an der Aortenklappe je nach Ausmaß der Protheseninsuffizienz fälschlicherweise zu hoch liegen. Die vorliegende Arbeit soll unsere Erfahrungen mit stenosierten Prothesen vermitteln und auf Probleme bei der Unterscheidung der Befunde von noch normalen Resultaten hinweisen.

Material und Methode

Von Januar 1986 bis Juli 1988 wurden bei mehr als 20 000 echokardiographischen Untersuchungen insgesamt 149 konsekutive Patienten mit Zustand nach Klappenersatz mittels Farbdopplerechokardiographie untersucht. Teilweise wurden die Patienten auch mehrfach im Verlauf kontrolliert. Es handelte sich um 117 Patienten mit Aortenklappenprothese und um 43 mit Mitralklappenprothese, davon 11mal mit Doppelklappenersatz (Aorta und Mitralis). Bei 14 Patienten bestand klinisch der Verdacht auf eine stenosierte oder teilstenosierte Prothese.

Die Patienten wurden 1–20 Tage vor der invasiven Diagnostik echokardiographisch untersucht (ein- und zweidimensionales Echokardiogramm, CW-Doppler, Farbdoppler). Bestimmt wurden die maximale Flußgeschwindigkeit über die Prothese (Abb. 1–4) und gegebenenfalls semiquantitativ das Ausmaß einer Regurgitation nach früher beschriebener und evaluierter Technik [8]. In der Regel wurde an der Mitralis nach der Druckhalbwertszeit die Mitralklappenöffnungsfläche berechnet.

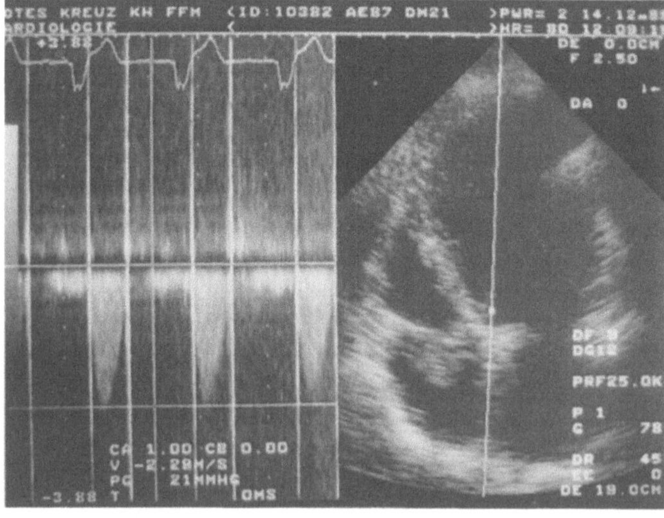

Abb. 1. Normalbefund bei Dopplerflügelklappe Größe 21 in Aortenposition. Der Spitzengradient beträgt 21 mm Hg

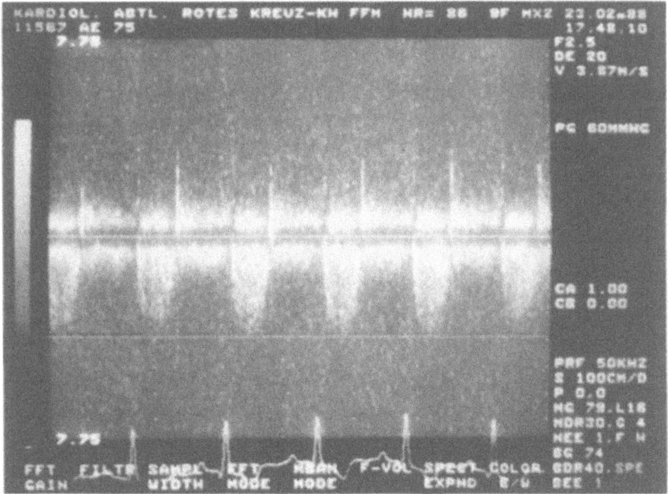

Abb. 2. Zustand nach Implantation einer Kippscheibenprothese Größe 23 in Aortenposition. Maximaler Gradient 60 mm Hg (bei Linksherzkatheteruntersuchung 48 mm Hg). Die Klappe funktioniert normal

Ergebnisse

Wie Abb. 5 zeigt, fanden wir bei beschwerdefreien Patienten mit nichtstenosierten Aortenklappenprothesen auch in der Regel maximale Gradienten von 5–30 mm Hg. Nicht selten aber lagen die Werte deutlich darüber, bei 4 Klappen sogar über 50 mm Hg, bei 2 über 60 mm Hg. Die invasiv gemessenen Gradienten lagen nur 15–20 mm Hg darunter. 3 der 4 Klappen mit Gradienten über 50 mm Hg ließen eine mittelgradige Regurgitation erkennen. Im Vergleich mit den stenosierten Prothesen fällt eine deutliche Überlappung auf. Bei 3 der 5 stenosierten Aortenklappenprothesen mit maximalem Gradienten unter 50 mm Hg lag eine bedeutsame linksventrikuläre Funktionsstörung vor. Bei den anderen handelte es sich um degenerierte biologische Klappen. Bei 7 der 9 stenosierten Prothesen war eine bedeutsame Regurgitation im Farbdopplersonogramm auffällig (> Grad I).

Abbildung 6 veranschaulicht, daß mit ähnlich problematischen Resultaten bei Mitralklappenprothesen zu rechnen ist. Meist fanden wir maximale Gradienten von 4–10 mm Hg, aber gelegentlich auch bis 18 mm Hg und Mitralöffnungsflächen bis 1,3 cm^2 (s. Abb. 4). Ein entsprechendes hämodynamisches Resultat bedeutete eine mittelschwere Stenose. Die stenosierten Prothesen wiesen maximale Gradienten von 12–32 mm Hg und Prothesenöffnungsflächen von 1,5–0,4 cm^2 auf, d. h. es existiert eine problematische Überlappung mit den Werten normal funktionierender Implantate. Bei 3 der 6 stenosierten Prothesen war dopplersonographisch eine Regurgitation nachweisbar.

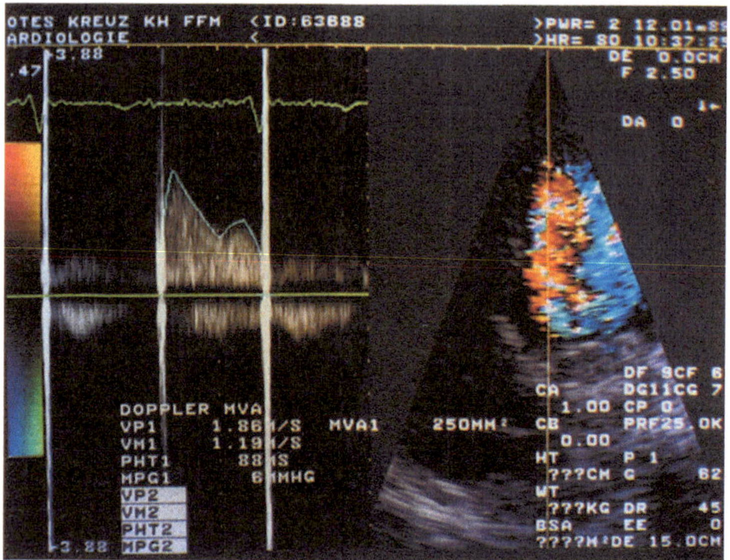

Abb. 3. Zustand nach Mitralklappenersatz (Doppelflügelscheibe Größe 27). Der mittlere Gradient beträgt 6 mm Hg, die nach der Druckhalbwertszeit berechnete Klappenöffnungsfläche 2,5 cm²

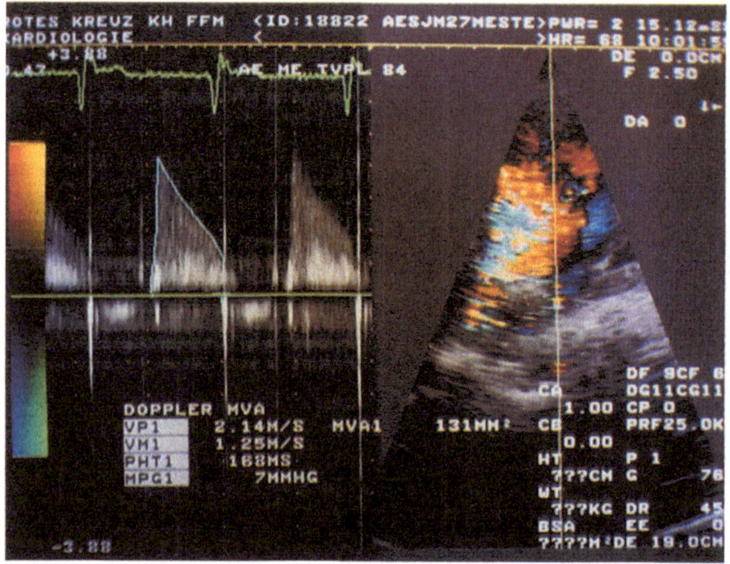

Abb. 4. Normal funktionierende Starr-Edwards-Kugelprothese in Größe 27. Der mittlere Gradient beträgt 7 mm Hg, die nach der Druckhalbwertszeit berechnete Klappenöffnungsfläche 1,3 cm²

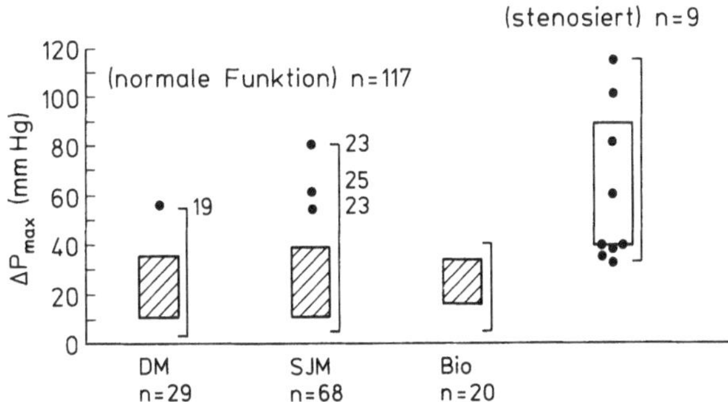

Abb. 5. Die maximalen Gradienten nach Aortenklappenersatz verdeutlichen, daß ein unscharfer Übergang besteht zwischen normal funktionierenden Prothesen (schraffierte Säulen) und stenosierten Prothesen (nicht schraffierte Säule)

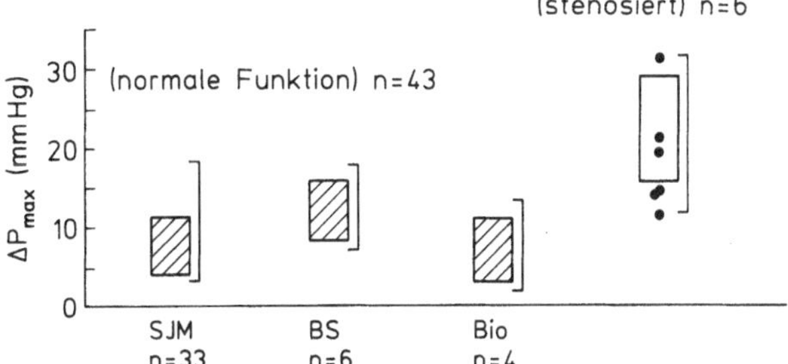

Abb. 6. Auch nach Mitralklappenersatz fällt eine Überlappung nichtstenosierter Prothesen (schraffierte Säulen) und stenosierter Prothesen (nicht schraffierte Säule) auf

Diskussion

Unsere Erfahrung zeigt, daß es keine eindeutige dopplersonographische Grenze zwischen normal- und fehlfunktionierenden Prothesen gibt. Die Ursachen hierfür sind vielfältig: Unterschiede bei Prothesengröße und -typ, Implantationswinkel der Scheibe, begleitende Regurgitationen, Herzminutenvolumen, Blutdruck, Herzfrequenz. Unsere ernüchternden Beobachtungen wurden unlängst von Goldrath bestätigt [3]. Allenfalls lassen die Ergebnisse dieser und unserer Arbeitsgruppe noch die Diagnose einer Mitralklappenstenose zu bei kalkulierter Öffnungsfläche von unter 1 cm^2. In der Regel ist der Befund dann jedoch vorher aufgrund des dramatischen klinischen Bildes eindeutig. Auch muß bedacht werden, daß die dopplersonographische Prothesenöffnungsfläche offensichtlich nur wenig mit der hämodynamisch kalkulierten übereinstimmt [13], und diese weicht wiederum teilweise bedeutsam von der wahren Öffnungfläche ab [9].

Bei Aortenklappenprothesen sind klinischer Befund und die dopplersonographische Grenze noch weniger klar. Als besonders hilfreich hat sich hier bei 2 unserer Patienten die Dopplerverlaufsuntersuchung erwiesen, wo bereits hohe frühpostoperative Gradienten für eine nicht stenosierte Prothese sprachen. Bei künstlichen Klappen sollte im Zweifelsfall die Ventilbeweglichkeit unter Durchleuchtung überprüft werden.

Schlußfolgerungen

1. Wegen der Überlappung zwischen normalen und pathologischen Befunden ist die Diagnose Prothesenstenose dopplersonographisch nicht ausreichend sicher zu stellen.
2. Die Dopplerultraschalluntersuchung sollte daher früh postoperativ eingesetzt werden, damit aufgrund von Verlaufsuntersuchungen eine Prothesenfehlfunktion erkannt werden kann.
3. Eine Re-Operation bei akut thrombosierter Prothese ist bei entsprechendem klinischen Bild ohne Links- und Rechtsherzkatheteruntersuchung möglich und nicht vom Ergebnis der dopplersonographischen Untersuchung abhängig.
4. Bei chronisch thrombosierter bzw. degenerierter Klappe ist eine invasive Untersuchung wegen der Koronarangiographie meist unumgänglich.

Literatur

1. Cooper DM, Stewart WJ, Schiavone WA et al. (1987) Evaluation of normal prosthetic valve function by Doppler echocardiography. Am Heart J 114:576–82.
2. Curtius JM, Pawelzik H, Mittmann B, Breuer HW, Loogen F (1987) Dopplerechokardiographische Normwerte für verschiedene Mitralprothesentypen. Z Kardiol 76:25–29
3. Goldrath N, Zimes R, Vered Z (1988) Analysis of Doppler-obtained velocity curves in functional evaluation of mechanical prosthetic valves in the mitral and aortic positions. J Am Soc Echocardiography 1:211–225
4. Gonzales JL, Rogers WJ (1984) Follow-up of patients with prosthetic heart valves. Hosp Med 20:159–192
5. Hatle L, Angelsen B (1985) Pulsed and continuous wave Doppler in diagnosis and assessment of various beart lesions.In: Hatle L (ed) Doppler ultrasound in cardiology. Lea & Febiger, Philadelphia, pp 175–196
6. Kirklin JW, Barratt-Boyes BG (1986) Cardiac surgery. Livingstone, New York, pp 323–429
7. Ramirez ML, Wong M (1985) Reproducibility of stand-alone continuous-wave Doppler recordings of aortic flow velocity across bioprosthetic valves. Am J Cardiol 55:1197–1199
8. Reifart N, Kneissl D, Klepzig H, Hör G (1988) Farbdopplerechokardiographie und Radionuklidventrikulographie bei Aorten- und Mitralinsuffizienz. Z Kardiol 77:222–226
9. Reifart N, Baykut D, Nowak B, Satter P (1986) Probleme der zweidimensionalen Echokardiographie bei der Quantifizierung bedeutsamer Mitralstenosen. Z Kardiol 75:463–467
10. Reisner SA, Meltzer RS (1988) Normal values of prosthetic valve Doppler echocardiographic parameter: a review. J Am Soc of Echocardiography 1:201–210
11. Sagar KB, Wann S, Paulsen WH, Romhilt DW (1986) Dopplerechocardiographic evaluation of Hancock and Björk-Shiley prosthetic valves. J Am Cardiol 7:681–687
12. Salcedo EE (1985) Prosthetic valves. In: Salcedo EE (ed) Atlas of echocardiography. Saunders, Philadelphia, pp 175–196
13. Sold G, Punzengruper C, Trompler AT, Wiesemüller K, Kreuzer H (1989) Dopplerechokardiographie in der Diagnostik der Prothesendysfunktion: Möglichkeiten und Probleme der konventionellen Spektralanalyse. In: Grube E (Hrsg) Farb-Doppler und Kontrast-Echokardiographie. Thieme, Stuttgart, S 235–248
14. Wilkins GT, Gillan LD, Kritzer GL, Levine RA, Palacios IF, Weymann AE (1986) Validation of continuous-wave Doppler echocardiographic measurements of mitral and tricuspid prosthetic valve gradients: a simultaneous Doppler-catheter study. Circulation 74:786–795
15. William GA, Labovitz AJ (1985) Doppler hemodynamic evaluation of Starr-Edwards cardiac valves. Am J Cardiol 56:325–332

Klappenstenosen: Kritische Wertung der Stellung der Echokardiographie

J. M. Curtius [1]

M-Mode

Die M-mode-Echokardiographie begann mit der Diagnostik der *Mitralstenose* und hat trotz aller Weiterentwicklungen der Ultraschalldiagnostik des Herzens hierin auch heute noch ihre Bedeutung nicht verloren. Bei der Frage, ob eine Mitralstenose vorliegt oder nicht, weist sie eine extrem hohe Sensitivität und Spezifität auf. Gerade, wenn der Doppler eine verlängerte „pressure half-time" zeigt und dies differentialdiagnostisch auch durch eine linksventrikuläre Dehnbarkeitseinschränkung bedingt sein könnte, ermöglicht die Beurteilung der Exkursion des hinteren Mitralsegels mittels M-Mode in der Regel eine Entscheidung.

Die Quantifizierung der Mitralstenose allerdings ist mittels M-Mode nicht möglich, die Korrelationskoeffizienten zwischen dem EF-Slope und der invasiv ermittelten Mitralöffnungsfläche liegen nur zwischen 0,38 und 0,51 [4, 21, 33]. Der Grund hierfür liegt insbesondere darin, daß sich im M-Mode die Mitralringbewegung der Segelbewegung überlagert.

Die gleichen mangelnden Quantifizierungsmöglichkeiten mittels M-Mode gelten für *Aortenstenosen.* Hier ist selbst die qualitative Diagnose nur mit geringer Sensitivität und Spezifität zu stellen.

Zweidimensionale Echokardiographie

Bei der quantitativen Diagnostik der *Aortenstenose* hilft, zumindest trransthorakal angewandt, auch das zweidimensionale Echokardiogramm nicht weiter. Und selbst transösophageal, wo aufgrund der größeren Nähe eine höhere Schallfrequenz eine bessere räumliche Auflösung zuläßt, ist die Öffnungsfläche bei Aortenstenosen häufg schlecht erfaßbar. Der Grund liegt darin, daß die Klappenebene oft nicht parallel einzustellen ist. Die von Kaspar et al. in ihrem Kapitel vorgestellte Methodik wird eher Einzelfällen vorbehalten bleiben.

Die Planimetrierung der Mitralöffnungsfläche bei *Mitralstenosen* mittels transthorakalem zweidimensionalem Echokardiogramm ist zwar auch in ca. 15% der Fälle wegen technisch schlechter Darstellbarkeit nicht möglich, aber an-

[1] Klinik III für Innere Medizin der Universität zu Köln, Joseph-Stelzmann-Str. 9, D-5000 Köln 41

sonsten valide. Die Korrelation zur invasiv ermittelten Öffnungsfläche ist eng (um 0,9 mit einem Standardschätzfehler um 0,3 cm^2) [9, 11, 15, 21, 33]. Zu Unrecht ist diese Quantifizierungsmöglichkeit im Zeitalter des Dopplers hinter diesem in den Hintergrund geraten.

Fehlermöglichkeiten bestehen zum einen in der Bestimmung einer falschgroßen Öffnungsfläche bei zu basisnaher Beschallung beim „Doming" einer Mitralklappe. Zum zweiten und vor allem entstehen Konturfindungsprobleme aufgrund unregelmäßiger und/oder verkalkter Kommissuren und variabler Gaineinstellung (Überstrahlung oder Ausblendung von Klappenrändern). So wurde z. B. gezeigt, daß die Korrelation der mittels zweidimensionaler Echokardiographie ermittelten Mitralöffnungsfläche zur invasiv ermittelten bei kommissurotomierten Patieten (mit im Mittel stärkerer Deformierung und Verkalkung der Mitralklappe) deutlich geringer ist als bei nicht voroperierten Patienten mit Mitralstenose [28].

Dopplerechokardiographie

Vom Prinzip her ist die Dopplerechokardiographie optimal geeignet, Stenosen zu quantifizieren. Dies hängt damit zusammen, daß es im Bereich von Stenosen in einem geschlossenen, flüssigkeitgefüllten Röhrensystem zu einer Flußbeschleunigung kommt. Die Differenz zwischen der Flußgeschwindigkeit im Bereich der Stenose und derjenigen proximal der Stenose einerseits und die Druckdifferenz im Bereich der Stenose andererseits stehen über die Bernoulli-Gleichung in einer physikalischen Beziehung zueinander. In-vitro-Untersuchungen haben die Berechtigung der Anwendung einer modifizierten Bernoulli-Gleichung untermauern können. So besteht eine enge Korrelation zwischen dem mittels Doppler und dem manometrisch ermittelten Druckgradienten oberhalb einer Öffnungsfläche von ca. 0,02 cm^2 [30, 34] bei Herzzeitvolumina im physiologischen Bereich [32]. Dabei spielt die entweder regelmäßige oder irreguläre Begrenzung der stenosierten Ostien keine Rolle [30]. Tunnelartige Stenosen führen zu einer relevanten Unterschätzung des Druckgradienten mittels Doppler (aufgrund eines zunehmenden Einflusses der Viskosität) erst ab einer Tunnellänge von mehr als 3 cm und einer Öffnungsfläche von weniger als 0,25 cm^2 [35, 30]. Die Flußgeschwindigkeit ist, wenn zwei Ostien, auch verschiedener Größe, vorhanden sind (wie dies z. B. bei Klappenprothesen der Fall ist) gleich, so daß der Druckgradient zwischen der Herzhöhle proximal und distal somit korrekt ermittelt werden kann [30, 34].

Aortenklappenstenosen

In zahlreichen Studien wurde nachgewiesen, daß die dopplerechokardiographische Ermittlung des Druckgradienten bei Aortenklappenstenosen eng mit der invasiven Messung korreliert (Übersicht: [18]). Die größte Studie hierzu [5] ergab bei simultaner Messung bei 100 Patienten eine Korrelation um 0,92 mit einem Standardschätzfehler zwischen 10 und 14 mm Hg. Diese Korrelation war bei nichtsimultaner Messung mit $r=0{,}79$ und einem Standardschätzfehler von 24 mm Hg deutlich geringer, was auf die starke spontane Schwankung des Meßparameters „Gradient" hinweist.

Bei der Ermittlung dieses Wertes muß darauf geachtet werden, daß ein Flußprofil von möglichst vielen Anschallrichtungen, und zwar nicht nur von proximal der Stenose (apikale Blicke), sondern auch von distal der Stenose (rechtsparasternale und suprasternale Anlotung) gewonnen wird. Nur dies vermeidet eine Unterschätzung des Druckgradienten. Bei apikaler Anschallung nämlich ist dem Flußprofil weder akustisch noch optisch zu entnehmen, ob es sich um die maximale Geschwindigkeit im Bereich der Stenose oder eine geringere Geschwindigkeit noch proximal der Stenose handelt.

Bei der Ermittlung des Druckgradienten an der Aortenklappe muß ein weiterer wichtiger Faktor berücksichtigt werden. Die invasive Druckmessung ermittelt normalerweise den unphysiologischen, weil simultan nie vorkommenden Peak-to-peak-Gradienten, während dopplerechokardiographisch naturgemäß der maximale instante Gradient ermittelt wird. Die Differenz zwischen beiden ist, abhängig von der Ventrikelfunktion und einer zusätzlichen Aortenregurgitation, u. U. erheblich. Somit läßt die alleinige dopplerechokardiographische Ermittlung des Gradienten bei Aortenklappenstenosen nicht mit ausreichender Sicherheit klinische Entscheidungen zu [6].

Eine Abhilfe schafft hier die Berechnung der Aortenklappenöffnungsfläche mittels der Kontinuitätsgleichung

$$A_{Ao}=\frac{A_{LVOT}\times v_{LVOT}}{v_{Ao}}.$$

Die Ermittlung der Aortenklappenöffnungsfläche hat zwar den Nachteil, daß Unsicherheiten bei der Messung des linksventrikulären Ausflußtrakts aus dem 2D-Bild hinzukommen, jedoch den Vorteil, daß sie unabhängig vom Herzzeitvolumen und einer zusätzlichen Insuffizienzkomponente der Aortenklappe ist. Die hierzu vorliegenden Studien haben nicht nur eine gute Korrelation mit der invasiv mit Hilfe der Gorlin-Formel errechneten Aortenöffnungsfläche ergeben, sondern auch einen klinisch akzeptablen Standardschätzfehler (Tabelle 1). Dabei macht es keinen nennenswerten Unterschied, ob in der Formel für die Geschwindigkeit das Zeitgeschwindigkeitsintegral oder die Maximalgeschwindigkeit oder die mittlere Geschwindigkeit eingesetzt werden [3, 24].

Tabelle 1. Aortenklappenöffnungsfläche: Korrelation Doppler vs. Katheter

Autor	n	r	SEE [cm^2]	Reproduzierbarkeit
Skjaerpe (1985) [27]	16	0,89	0,12	–
Otto (1986) [25]	48	0,86	0,40	–
Teirstein (1986) [29]	30	0,88	0,17	–
Zoghbi (1986) [37]	38	0,95	0,15	Interobserver: 6%
Come (1987) [3]	31	0,86	0,16	–
Oh (1988) [24]	100	0,83	0,19	–

Im Prinzip gilt das genannte in gleicher Weise für Pulmonalklappenstenosen [10, 17]. Auch hierbei ist darauf zu achten, daß verschiedene Anlotebenen gewählt werden; eine suprasternale, subxiphoidale oder apikale Anschallung führen in ca. der Hälfte der Fälle zu höheren Flußgeschwindigkeitswerten als eine alleinige parsternale Beschallung [10].

Es kann heute bezüglich Semilunarklappenstenosen festgestellt werden, daß eine invasive Bestimmung des Druckgradienten in vielen Fällen nicht mehr erforderlich ist [18, 23], wenn die oben erwähnten verschiedenen Anschallrichtungen beachtet werden und die Erfahrung der einzelnen Untersucher zunimmt [5, 26].

Mitralklappenstenosen

Bei der dopplerechokardiographischen Quantifizierung von Mitralstenosen ermöglicht die apikale Anlotung einen optimalen, dem Wert 0 gleichkommenden Anschallwinkel zwischen der Flußrichtung und dem Schallstrahl. Die farbkodierte Dopplerechokardiographie kann bei exzentrischen Jets helfen, deren Richtung aufzufinden und auch hier einen günstigen Anschallwinkel zu wählen.

Im Gegensatz zu Semilunarklappenstenosen ist es klinisch naturgemäß wenig aussagekräftig, einen maximalen Gradienten bei AV-Klappenstenosen anzugeben. Dopplerechokardiographisch ist es theoretisch möglich, zu jedem beliebigen Zeitpunkt der Diastole einen instantanen Gradienten zu berechnen. Außerdem läßt sich ein mittlerer diastolischer Druckgradient errechnen; dieser korreliert eng mit der invasiven Messung [36].

Die von Holen [16] und Hatle [14] vorgestellte Druckgradienten-Halbwertszeit (pressure half-time) ist im Gegensatz zum Gradienten unabhängig vom Herzzeitvolumen oder einer zusätzlichen Mitralinsuffizienzkomponente. Auch der zugrundeliegende Rhythmus, d.h. ein Vorhofflimmern oder Sinusrhythmus, beeinflussen nicht seine Aussagekraft [1, 7].

Zwischen der „pressure half-time" und der invasiv ermittelten Mitralklappenöffnungsfläche besteht eine hyperbolische Beziehung [8]. Bereits 1978 stellten Hatle et al. [14] zur Berechnung der Mitralklappenöffnungsfläche die empirisch ermittelte Formel

$$\text{Mitralklappenöffnungsfläche} = \frac{220}{\text{pressure half-time}} \text{ vor.}$$

Tabelle 2 gibt einige Studien wieder, die die gute Korrelation mit einem klinisch akzeptablen Standardschätzfehler zwischen dopplerkardiographisch und invasiv ermittelter Mitralklappenöffnungsfläche belegen.

Die Quantifizierung der Mitralklappenstenose mittels Doppler gehört heute zu der am meisten durchgeführten und am besten akzeptierten Indikation dieser Untersuchungsmethodik. Hierzu trägt bei, daß diese Technik bei nahezu 100% aller Patienten mit Mitralstenose durchführbar ist. Einige Einschränkungen müssen jedoch berücksichtigt werden. Zum einen ist der frühdiastolische Flußgeschwindigkeitsabfall bei der dopplerechokardiographischen Aufzeichnung in bis zu einem Drittel der Fälle nichtlinear. Dies erschwert das Anlegen einer Tangente und die Ermittlung der „pressure half-time". Der Vergleich mit invasiven Mes-

Tabelle 2. Mitralklappenöffnungsfläche: Korrelation Doppler vs. Katheter

Autor	n	r	SEE [cm²]	Reproduzierbarkeit
Hatle (1982) [13]	20	0,87	–	Intraobserver: r=0,91
Dennig (1984) [8]	35	0,97	0,13	–
Niehues (1985) [22]	19	0,86	0,27	–
Smith (1986) [28]	27	0,85	0,22	Interobs.: ±0,15 cm²
Nakatami (1988) [20]	21 (ohne AI)	0,90	0,28	Mittl. Diff. $\pm s_x$: Intraobs. 0,02±0,14 cm² Interobs. −0,06±0,16 cm²

sungen hat ergeben, daß hier die Berücksichtigung der Steilheit des Geschwindigkeitsabfalls während der Mittdiastole unter Vernachlässigung der frühdiastolischen Abfallssteilheit zur größten Meßgenauigkeit führt [12].

Zum anderen kann das Zeitgeschwindigkeitsprofil an der Mitralklappe naturgemäß noch durch andere Faktoren als die Öffnungsfläche beeinflußt werden. Insbesondere die diastolischen Eigenschaften des linken Ventrikels spielen eine Rolle [31]. Klinisch wird dies relevant bei dem Vorliegen einer linksventrikulären Hypertrophie, z. B. bei zusätzlicher Aortenklappenstenose oder linksventrikulärer Relaxationsstörung bei koronarer Herzerkrankung; insbesondere führt es aber auch zu Meßungenauigkeiten (bis zu einer Nichtanwendbarkeit) unmittelbar nach Mitralvalvuloplastie [2, 31]. (Dies bedeutet im Zusammenhang mit dem zur 2D-Quantifizierung bei Mitralkommissurotomierten Gesagten, daß Stunden bis Tage nach einer Valvuloplastie *keine* Ultraschallmethode bei der Beurteilung des Valvuloplastie-Ergebnisses zuverlässig ist.)

Schließlich kann das zusätzliche Vorliegen einer Aortenklappeninsuffizienz zu einer Fehlberechnung führen. Dies wird weniger dadurch der Fall sein, daß der Dopplerschallstrahl in die Aortenregurgitation gerät: dies kann beim Farbdoppler vermieden werden und außerdem durch das früher in der Diastole auftretende Dopplerphänomen von dem einer Mitralstenose getrennt werden. Vielmehr kommt es bei hohen Graden und dem akuten Auftreten einer Aorteninsuffizienz zum Anstieg des linksventrikulären enddiastolischen Drucks aufgrund der Aortenregurgitation und dadurch zur Abnahme des Druckgradienten zwischen linkem Vorhof und linkem Ventrikel, wodurch die Dopplerechokardiographie den Grad einer Mitralstenose unterschätzen kann [19, 20].

Die genannten Tatsachen gelten naturgemäß ebenso für Mitralklappenprothesen. Hier ermöglicht die Dopplerechokardiographie bei Vorliegen von Normwerten für die verschiedenen Prothesentypen und -größen [7] eine rasche Diagnostik von abnorm geringen effektiven Öffnungsflächen.

Zusammenfassung

Es läßt sich feststellen, daß mit Hilfe aller echokardiographischen Methoden, insbesondere des Dopplers, bei einem Teil der Patienten mit Klappenstenosen eine invasive Diagnostik entbehrlich sein kann, wenn das Beschwerdebild des Patienten und alle übrigen klinischen und nichtinvasiven Untersuchungsbefunde ein einheitliches Bild ergeben. Zumindest wird die Echokardiographie eine unnötig frühe Katheteruntersuchung ersparen helfen und den richtigen Zeitpunkt für eine Operation und eine dann eventuell präoperativ erfolgende Herzkatheteruntersuchung exakter finden lassen.

Literatur

1. Bryg RJ, Williams GA, Labovitz AJ, Aker U, Kennedy HA (1986) Effect of atrial fibrillation and mitral regurgitation on calculated mitral valve area in mitral stenosis. Am J Cardiol 57:634–638
2. Chen CH, Wang Y, Guo B, Lin Y (1989) Reliability of the Doppler pressure half-time method for assessing effects of percutaneous mitral ballon valvuloplasty. J Am Coll Cardiol 6:1309–1313
3. Come PC, Riley MF, McKay RG, Safian R (1987) Echocardiographic assessment of aortic valve area after percutaneous ballon valvuloplasty. J Am Coll Cardiol 10:115–124
4. Cope GD, Kisslo JA, Johnson ML, Behar VS (1975) A reassessment of the echocardiogram in mitral stenosis. Circulation 52:664–670
5. Currie PJ, Seward JB, Reeder GS, Vlietstra RE, Bresnahan DR, Bresnahan JF, Smith HC, Hagler DJ, Taijk AJ (1985) Continuous-wave Doppler echocardiographic assessment of severity of calcific aortic stenosis: a simultaneous Doppler-catheter correlative study in 100 adult patients. Circulation 71:1162–1169
6. Curtius JM, Opgenorth R, Loogen F (1987) Klinische Bedeutung der dopplerechokardiographischen Bestimmung des Schweregrades von Aortenklappenstenosen. Z Kardiol 76:269–275
7. Curtius JM, Pawelszik H, Mittmann B, Breuer HWM, Loogen F (1987) Dopplerechokardiographische Normwerte für verschiedene Mitralprothesentypen. Z Kardiol 76:25–29
8. Dennig K, Rudolph W (1984) Doppler-echokardiographische Bestimmung des Schweregrades der Mitralstenose. Herz 9:222–230
9. Egeblad H, Berning J, Saunamaki K, Jacobsen JR, Wennevold A (1983) Assessment of rheumatic mitral valve disease. Value of echocardiography in patients clinically suspected of predominant stenosis. Brit Heart J 49:38–44
10. Frantz EG, Silverman NH (1988) Doppler ultrasound evaluation of valvular pulmonary stenosis from multiple transducer positions in children requiring pulmonary valvuloplasty. Am J Cardiol 61:844–849
11. Glover MU, Warren SE, Vieweg WVR, Ceretto WJ, Samtoy LM, Hagan AD (1983) M-mode and two-dimensional echocardiographic correlation with findings at catheterization and surgery in patients with mitral stenosis. Am Heart J 105:98–102
12. Gonzales MA, Child JS, Kvivokapich J (1987) Comparison of two-dimensional and Doppler echocardiography and intracardiac hemodynamics. Am J Cardiol 60:327–332
13. Hatle L, Angelsen B (eds) (1985) Doppler ultrasound in cardiology. Lea & Febiger, Philadelphia
14. Hatle L, Brubakk A, Tromsdal A, Angelsen B (1989) Noninvasive assessment of pressure drop in mitral stenosis by Doppler ultrasound. Brit Heart J 40:131–140
15. Henry WL, Griffith JM, Michaelis LL, McIntosh CL, Morrow AG, Epstein SE (1975) Measurement of mitral orifice area in patients with mitral valve disease by real-time, two-dimensional echocardiography. Circulation 51:827–831
16. Holen I, Aaslid R, Landmark K, Simonsen S (1976) Determination of pressure gradient in mitral stenosis with a noninvasive ultrasound Doppler technique. Acta Med Scand 199:455–460
17. Lima CO, Sahn DJ, Valdez-Cruz LM, Goldberg SJ, Barron JV, Allen HD, Grenadier E (1983) Noninvasive prediction of transvalvular pressure gradient in patients with pulmonary stenosis by quantitative two-dimensional echocardiographic Doppler studies. Circulation 67:866–871

18. Miller FA (1989) Aortic stenosis: most cases no longer require invasive hemodynamic study. J Am Coll Cardiol 13:551–553
19. Moro E, Nicolosi G-L, Zanuttini D, Cervesato E, Roelandt J (1988) Influence of aortic regurgitation on the assessment of the pressure half-time and derived mitral valve area in patients with mitral stenosis. Eur Heart J 9:1010–1017
20. Nakatani S, Masuyama T, Kodema K, Kitabatake A, Fujii K, Kamada T (1988) Value and limitations of Doppler echocardiography in the quantification of stenotic mitral valve area: comparison of the pressure half-time and the continuity equation methods. Circulation 77:78–85
21. Nichol PM, Gilbert BW, Kisslo J (1977) Two-dimensional echocardiographic assessment of mitral stenosis. Circulation 55:120–128
22. Niehues B, Schwarzenbart E, Neufeind A, Hilger HH (1985) Doplersonographische Bestimmung des Schweregrades bei Mitralstenosen. Z Kardiol 74:23–31
23. Nitter-Hauge S, Ihlen H (1988) May noninvasive methods replace catheterization in quantification of aortic stenosis? Eur Heart J 9[Suppl E]:101–104
24. Oh JK, Talierico CP, Holmes DR, Reeder GS, Bailey KR, Seward JB, Tajik AJ (1988) Prediction of the severity of aortic stenosis by Doppler aortic valve area determination: prospective Doppler catheterization correlation in 100 Patients. J Am Coll Cardiol 11:1227–1236
25. Otto CM, Pearlman AS, Comess KA, Reamer RP, Janko CL, Huntsman LL (1986) Determination of the stenotic aortic valve area in adults using Doppler echocardiogaphy. J Am Coll Cardiol 7:509–517
26. Panidis IP, Mitz GS, Ross J (1986) Value and limitations of Doppler ultrasound in the evaluation of aortic stenosis: a statistical analysis of 70 consecutive patients. Am Heart J 112:150–158
27. Skjaerpe T, Hegrenaes L, Hatle L (1985) Noninvasive estimation of valve area in patients with aortic stenosis by Doppler ultrasound and two-dimensional echocardiography.Circulation 72:810–818
28. Smith MD, Hanshoe R, Handshoe S, Kwan OL, de Maria AN (1986) Comparative accuracy of two-dimensional echocardiography and Doppler pressure half-time methods in assessing severity of mitral stenosis in patients with and without prior commissurotomy. Circulation 73:100–107
29. Teirstein P, Yeager M, Yock PG, Popp RL (1986) Doppler echocardiographic measurement of aortic valve area in aortic stenosis: a noninvasive application of the Gorlin formula. J Am Coll Cardiol 8:1059–1065
30. Teirstein P, Yock PG, Popp RL (1985) The accuracy of Doppler ultrasound measurement of pressure gradients across irregular, dual, and tunnellike obstructions to blood flow. Circulation 72:577–584
31. Thomas JD, Wilkins GT, Choong Cyp, Chin B, Abascal VM, Palacios IF, Block PC, Weyman AE (1988) Inaccuracy of mitral pressure half-time immediately after percutaneous mitral valvotomy. Circulation 78:980–993
32. Vasko S, Goldberg SJ, Requarth JA, Allen HD (1984) Factors affecting accuracy of in vitro valvular pressure gradient estimates by Doppler ultrasound. Am J Cardiol 54:893–896
33. Wann LS, Weyman AE, Feigenbaum H, Dillon JC, Johnston KW, Eggleton RC (1978) Determination of mitral valve area by cross-sectional echocardiography. Ann Intern Med 88:337–341
34. Wong M, Vijayaraghavan G, Bae JH, Shah PM (1985) In vitro study of the pressure-velocity relation across stenotic orifices. Am J Cardiol 56:465–459
35. Yoganathzan AP, Valdes-Cruz LM, Schnidt-Dohna J, Jicuoh A, Berry L, Tamura T, Sahn DJ (1987) Continous-wave Doppler velocities and gradients across fixed tunnel obstructions: studies in vitro and in vivo. Circulation 76:657–666
36. Zhang Y, Nitter-Hauge S, Myhre E (1985) Determination of the mean pressure gradient in mitral stenosis by Doppler echocardiography. Eur Heart J 6:856–864
37. Zoghbi WA, Farmer KC, Soto JG, Nelson JB, Quinones MA (1986) Accurate noninvasive quantification of stenotic aortic valve area by Doppler echocardiography. Circulation 73:452–459

Klappeninsuffizienzen

Dopplerechokardiographische Beurteilung von Klappenregurgitationen: „physiologischer“ und pathologischer Reflux

R. Opgenorth-Welslau [1], J. M. Curtius und H. H. Hilger

Die Dopplerechokardiographie erlaubt die nichtinvasive Untersuchung des intrakardialen Blutflusses und wird als Methode zum Nachweis eines Refluxes an den Herzklappen angewandt. Die Entwicklung der Farbdopplerechokardiographie macht eine noch schnellere und wenig aufwendige Untersuchung sowohl von symptomatischen als auch von asymptomatischen Patienten möglich. Von den geringen Regurgitationen, die meist als Zufallsbefund entdeckt werden, ist unsicher, ob es sich um echte Insuffizienzen oder um einen falsch-positiven Befund handelt. Wenn es sich um eine echte Regurgitation handelt, gibt es dann einen „physiologischen“ Reflux? Und wenn ja, wie läßt sich dieser von einem pathologischen unterscheiden? Wie häufig ist ein solcher Befund?

Yoshida et al. [6] haben 211 Patienten, eingeteilt in 5 Altersdekaden von 6–49 Jahren, bezüglich einer Regurgitation untersucht und festgestellt, daß diese bei jungen Patienten (6–10 Jahre) in bis zu 88% der Fälle an der Pulmonalis und in bis zu 78% an der Trikuspidalis festzustellen ist. Mit zunehmendem Alter sank die Häufigkeit auf bis zu 28% an der Pulmonalis und 15% an der Trikuspidalis. Eine Erklärung hierfür sieht Yoshida in der mit dem Alter der Probanden abnehmenden Beschallbarkeit.

An der Mitralis ließ sich eine Regurgitation in bis zu 45% in allen Altersgruppen gleichmäßig nachweisen. Eine Aortenregurgitation fand sich praktisch in keiner Altersgruppe.

Im Gegensatz zu Yoshida sahen Akasaka et al. [1] einen gerade entgegengesetzten Zusammenhang mit dem Alter: sie zeigten in einer ähnlichen Untersuchung von 176 Patienten im Alter von 40 bis über 80 Jahre, ebenfalls in Dekaden eingeteilt, eine Zunahme der Häufigkeit von Regurgitationen, und zwar besonders der Linksherzklappen (Tabelle 1). Während ein Reflux bei den 70- bis 79jährigen an der Trikuspidalis in bis zu 59% und an der Pulmonalis in bis zu 57% nachweisbar war, konnte er an der Mitralis in 65%, an der Aortenklappe in 68% und bei den über 80jährigen sogar in bis zu 89% der Fälle festgestellt werden. Die Erklärung hierfür sieht Akasaka in der im Alter fortschreitenden Degeneration der Klappen, nicht zuletzt auch durch den höheren Druck im linken Herzen. Bei den zum Teil ambulant untersuchten Patienten konnte ein leichter arterieller Hypertonus nicht sicher ausgeschlossen werden.

Bei einer arteriellen Hypertonie ist die Prävalenz einer Regurgitation erhöht. Vigna et al. [5] haben 98 Patienten (mittl. Alter 56 ± 14 Jahre) mit essentiell arterieller Hypertonie im Vergleich zu 27 Normalprobanden (mittl. Alter 57 ± 14

[1] Klinik III für Innere Medizin der Universität zu Köln, Joseph-Stelzmann-Str. 9, D-5000 Köln 41

Tabelle 1. Altersabhängige Häufigkeit von Regurgitationen an Herzklappen (Normalprobanden, n = 176). (Nach [1])

	Alter				
	40–49 (n = 33)	50–59 (n = 35)	60–69 (n = 36)	70–79 (n = 37)	80 + (n = 35)
Mitralis (MR)	0 (0%)	1 (3%)	10 (28%)	24 (65%)	25 (71%)
Aortenklappe (AR)	0 (0%)	1 (3%)	12 (33%)	25 (68%)	31 (89%)
Trikuspidalis (TR)	1 (3%)	2 (6%)	11 (31%)	22 (59%)	24 (69%)
Pulmonalis (PR)	0 (0%)	2 (6%)	9 (25%)	21 (57%)	20 (57%)

Jahre) dopplerechokardiographisch untersucht. Dabei konnte bei 37 Patienten (38%) mit arterieller Hypertonie gegenüber 3 Probanden (11%) des Normalkollektivs eine Aortenregurgitation nachgewiesen werden. Es hatten 28 Hypertoniepatienten (76%) eine als mild bezeichnete Regurgitation, d. h. mit einer Regurgitationsfläche noch im linksventrikulären Ausflußtrakt, und bei lediglich einem dieser Patienten ließ sich auskultatorisch ein Geräusch finden. Bei 9 der Hypertoniepatienten (24%) war die Aortenregurgitation mit mehr als mild (d. h. mit einer Regurgitationsfläche über die Mitralsegelspitzen hinaus) klassifiziert. Auskultatorisch war bei allen diesen Patienten ein Geräusch vorhanden. Bezüglich morphologischer Klappenveränderungen ließ sich bei 34 Patienten (92%) mit Hypertonus und Aortenregurgitation eine Aortenklappenverdickung nachweisen. Von den 61 Hypertoniepatienten ohne Aortenregurgitation waren bei 35 (58%) Klappenveränderungen nachweisbar.

Die Tatsache der Altersabhängigkeit, der Abhängigkeit von der Nachlast bei Regurgitationen an der Aortenklappe und der Zusammenhang mit morphologischen Veränderungen an der betreffenden Klappe lassen somit darauf schließen, daß es sich nicht um ein Dopplerartefakt, sondern um echte, aber geringe und nicht auskultierbare „physiologische" Regurgitationen handelt.

Selbstverständlich beeinflußt auch die Wahl der Untersuchungsmethode die Häufigkeit des Nachweises einer Regurgitation. Eine Studie von Taams et al. [4] hat bei der Untersuchung von Mitralregurgitationen mit transthorakalem und transösophagealem Transducer bei Normalprobanden eine 2fach höhere Sensitivität der transösophagealen Echokardiographie, bei Patienten mit morphologischen Klappenveränderungen sogar eine 4fach höhere Sensitivität der transösophagealen Echokardiographie bezüglich der Erfassung von Mitralregurgitationen gegenüber der transthorakalen Untersuchung festgestellt.

Eine ganz wesentliche Frage bei der Betrachtung von mäßiggradigen Regurgitationen an einer Herzklappe ist: Gibt es dopplerechokardiographische Parameter zur Quantifizierung und somit zur Unterscheidung eines physiologischen von einem pathologischen Reflux?

In einer eigenen Studie haben wir dazu 88 Patienten (mittl. Alter 54 ± 9 Jahre), bei denen aus anderer Indikation heraus eine Lävokardiographie durchgeführt wurde und die klinisch ohne jeden Anhalt für eine Mitralinsuffizienz waren, sowohl mittels gepulsten als auch mittels Farbdopplers untersucht. Dabei wurde auf jedes Rückflußsignal geachtet, dessen Dauer sowie dessen maximale Regurgi-

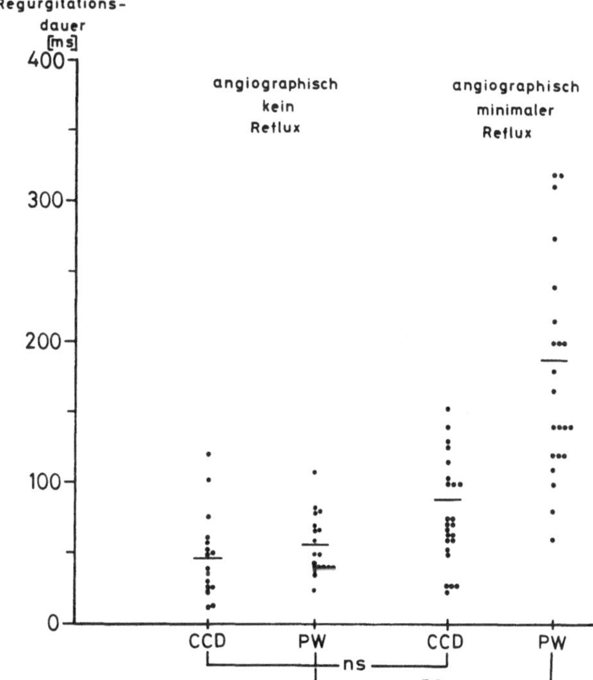

Abb. 1. Vergleich der dopplerechokardiographisch bestimmten Regurgitationsdauer bei Patienten mit und ohne angiographisch nachweisbarem Reflux

tationsfläche mittels Farbdopplers berechnet. Die dopplerechokardiographisch bestimmte Dauer des Refluxes war bei den Patienten mit angiographisch nachgewiesenem ganz geringem Reflux nicht signifikant länger als bei den Patienten ohne angiographisch nachweisbaren Reflux (Abb. 1). Wenn angiographisch kein Reflux vorhanden war, übertraf sie jedoch nie eine Dauer von 150 ms, im Gegensatz zu der Gruppe mit angiographisch nachweisbarem minimalem Reflux. Aufgrund dieser Ergebnisse ließe sich ein Reflux mit einer Dauer bis ca. 150 ms als sicher physiologisch einstufen. Auch die mittels Farbdopplers bestimmte Fläche des Refluxes war bei den Patienten mit angiographisch nachweisbarem Reflux nicht signifikant größer als bei Patienten, bei denen ein Reflux angiographisch nicht gefunden wurde (Abb. 2). Ein Reflux mit einer Regurgitationsfläche bis zu 150 mm^2 wäre nach unseren Ergebnissen jedoch als physiologisch einzustufen.

Eine sichere Unterscheidung zwischen „physiologischem", nur dopplerechokardiographisch nachweisbarem, und pathologischem Reflux (angiographisch Grad I) ist aber wegen der in Abb. 1 dargestellten Überschneidungen nicht möglich.

Yoshida [6] hat in der oben erwähnten Untersuchung die Ergebnisse der an 211 gesunden Probanden dopplerechokardiographisch berechneten maximalen Regurgitationsflächen den Ergebnissen bei Patienten mit Herzklappenfehlern gegenübergestellt. Dabei zeigt sich auch hier, wie in unserer Studie, bei den Normalprobanden – also für die „physiologische" Regurgitationsfläche – ein Wert bis ca. 150 mm^2. Auch zeigen die Unterscheidungen der Gruppen eine Grauzone, in der eine Unterscheidung zwischen „gerade noch physiologisch" bzw. „gerade

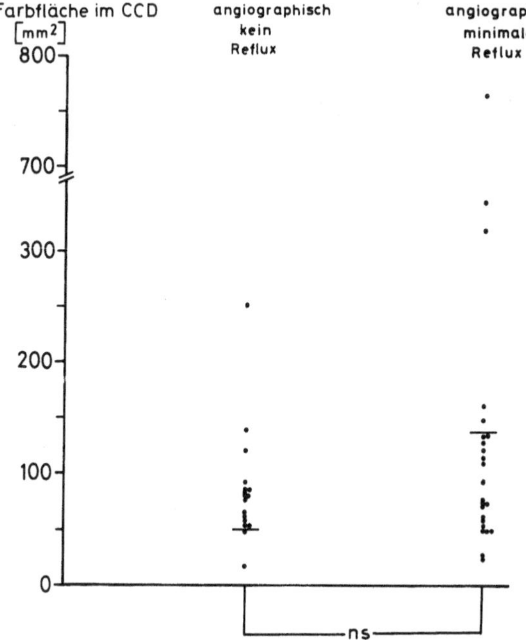

Abb. 2. Vergleich der Farbdoppler-echokardiographisch bestimmten maximalen Fläche der Regurgitation bei Patienten mit und ohne angiographisch nachweisbarem Reflux

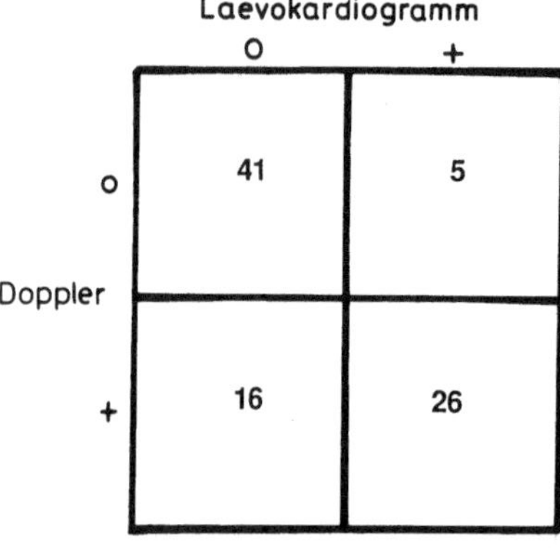

Doppler \ Laevokardiogramm	0	+
0	41	5
+	16	26

Abb. 3. Vierfeldertafel zum Vorhandensein eines minimalen Mitralrefluxes im Lävokardiogramm bzw. während der Dopplerechokardiographie-Untersuchung

schon pathologisch" anhand dopplerechokardiographischer Parameter nicht möglich ist.

In unserer Studie ließ sich von 57 Patienten, bei denen das Lävokardiogramm keinen Reflux nachweisen konnte, bei 16 Patienten (28%) dopplerechokardiographisch ein Reflux finden. Andererseits wurde bei 5 von 31 Patienten (16%) mit dem Nachweis eines minimalen Refluxes im Lävokardiogramm dieser mittels Dopplers übersehen (Abb. 3). Damit sind die Sensitivität (84%) und die Spezifität (72%) des Dopplers in diesem Grenzbereich des angiographisch gerade noch nicht oder gerade schon vorhandenen Refluxes nicht sehr hoch.

Wie Dang et al. [3] zeigen konnten, nimmt die Spezifität dieser Methode im Vergleich zum Angiokardiogramm zu, je mehr Parameter für die Definition des

Tabelle 2. Sensitivität und Spezifität bei der Diagnose einer Mitralregurgitation. (Nach [3])

	Sensitivität [%]	Spezifität [%]
Jede vergrößerte Spektralstreuung	100	76
Holosystolisch vergrößerte Spektralstreuung	100	92
Holosystolisch vergrößerte Spektralstreuung und maximale Rückflußgeschwindigkeit >150 cm/s	100	97

Refluxes herangezogen werden (Tabelle 2). So sind neben der Dauer des Refluxes, der longitudinalen und horizontalen Ausdehnung und der Farbfläche auch die Farbqualität und die Geschwindigkeit des Rückflusses, anhand derer eine Gradientenberechnung möglich ist, als Parameter beschrieben. Ist ein dopplerechokardiographisch nachgewiesener Reflux holosystolisch und seine maximale Regurgitationsgeschwindigkeit größer als 150 cm/s, so ist nach Dang die Spezifität der Dopplerechokardiographie im Vergleich mit dem Lävokardiogramm auf 97% zu steigern.

Zusammenfassend läßt sich sagen, daß zwischen dem dopplerechokardiographischen Befund bei Patienten mit einem klinisch und angiographisch nachweisbaren geringen Reflux und Patienten ohne klinisch oder angiographisch nachweisbarem Reflux kein prinzipieller, sondern ein gradueller, fließender Übergang besteht. Es gibt einen physiologischen Reflux, doch zwischen „noch physiologisch" und „schon pathologisch" ist kaum zu unterscheiden. Läßt sich dopplerechokardiographisch ein minimaler Reflux nachweisen, so spricht für seine Beurteilung als „physiologisch", daß er nicht auskultierbar ist, echokardiographisch keine morphologischen Klappenveränderungen nachweisbar sind, keine Kavumvergrößerung vorliegt, seine Dauer weniger als 150 ms, seine Regurgitationsfläche Farbdoppler-echokardiographisch weniger als 150 mm^2 beträgt und seine Regurgitationsgeschwindigkeit gering ist.

Literatur

1. Akasaka T, Yoshikawa J, Yoshida K, Okumachi F, Koizumi K, Shiratori K, Takao S, Shakudo M, Kato H (1987) Age-related valvular regurgitation: a study by pulsed Doppler echocardiography. Circulation 76:262–265
2. Curtius JM, Sonnefeld R, Opgenorth R (1988) Ist eine Doppler-echokardiographische Unterscheidung zwischen einem „physiologischen" und einem pathologischen Mitralreflux möglich? Z Kardiol 77:(Suppl I)556
3. Dang TY, Gardin JM, Clark S, Allfie A, Henry AL (1987) Refining the criteria for pulsed Doppler diagnosis of mitral regurgitation by comparison with left ventricular angiography. Am J Cardiol 60:663–666
4. Taams MA, Gussenhoven EJ, Chalan MK, Roelandt J, Herwerden van LA, The HK, Bom N, Jong de N (1989) Transesophageal Doppler color flow imaging in the detection of native and Björk-Shiley mitral valve regurgitation. J Am Coll Cardiol 13:95–99
5. Vigna C, Russo A, Salvatori MP, Laurenzi F, Perna G, Villella A, Langialonga T, Fanelli R, Loperfido F (1988) Color and pulsed-wave Doppler study of aortic regurgitation in systemic hypertension. Am J Cardiol 61:928–929
6. Yoshida K, Yoshikawa J, Shakudo M, Akasaka T, Jyo Y, Takao S, Shiratori K, Koizumi K, Okumachi F, Kato H, Fukaya T (1988) Color Doppler evaluation of valvular regurgitation in normal subjects. Circulation 78:840–847

Dopplerechokardiographische Graduierung von Regurgitationen an nativen Herzklappen

G. Pothoff[1], J. M. Curtius und H. H. Hilger

Die Erkennung und Abschätzung von Klappeninsuffizienzen ist ein lange bestehendes klinisches Problem. Als Referenzmethode zur Quantifizierung gilt die Herzkatheteruntersuchung, trotz zahlreicher die Genauigkeit beeinflussender Faktoren wie z. B. Herzkatheterposition, Rhythmusstörungen, Menge des injizierten Kontrastmittels, Größe der betroffenen Herzhöhle, Schwankungen des Druckgradienten und gleichzeitiges Vorhandensein einer weiteren Klappeninsuffizienz. Die Kalkulation des Regurgitationsvolumens ergibt sich aus der Differenz von angiographisch und mittels Indikatorverdünnungs- bzw. Fick-Methode gemessenem Schlagvolumen. Halbquantitativ geschieht die Graduierung anhand des Ausmaßes der durch ein injiziertes Kontrastmittel erfolgenden Anfärbung der betroffenen Herzhöhle, wobei ein 4-Klassen-System zugrunde gelegt wird [15]. Im ganzen ist die Angiokardiographie, obwohl als „goldener Standard" benutzt, mit Fehlermöglichkeiten behaftet und somit nicht als einzige tatsächlich exakte Quantifizierungsmöglichkeit anzusehen.

Seit Einführung der Dopplerechokardiographie wird diese als attraktive Methode zur Erfassung und Einschätzung von Klappenregurgitationen genutzt, insbesondere aufgrund ihrer Nichtinvasivität und der somit uneingeschränkten Möglichkeit zur Verlaufskontrolle. Die Sensitivität zur Erkennung von Klappeninsuffizienzen ist ausgesprochen hoch und wird im Bereich der Aortenklappe mit 88–100% [12] und im Bereich der Mitralklappe mit 94–100% [18] angegeben.

Im Gegensatz dazu unterliegt die Quantifizierung von Regurgitationen z. T. erheblichen Ungenauigkeiten und prinzipiellen Einschränkungen. Zahlreiche Methoden wurden für eine Regurgitationsabschätzung vorgeschlagen:

1. Inbeziehungsetzung des Vorwärtsflusses an der insuffizienten Klappe zu einer suffizienten Klappe:

Diese Methode stellt einen quantitativen Ansatz dar. Es wird ein Fluß-Volumen-Vergleich an der insuffizienten Klappe im Verhältnis zu einer korrespondierenden suffizienten Klappe durchgeführt (z. B. Aorten- vs. Mitralklappe oder Aorten- vs. Pulmonalklappe) [9, 14]. Über das mittels gepulstem Doppler und zweidimensionalem Bild ermittelte Produkt Flußgeschwindigkeitsintegral mal Klappenöffnungsfläche kann das Vorwärtsvolumen, aus der Differenz der insuffizienten zur suffizienten Klappe die Regurgitationsfraktion berechnet werden. Obwohl sehr gute Korrelationen ($>0,9$) zwischen dopplerechokardiographisch kalkulierter und angiographisch bestimmter Regurgitationsfraktion be-

[1] Klinik III für Innere Medizin der Universität zu Köln, Joseph-Stelzmann-Str. 9, D-5000 Köln 41

schrieben sind [8, 9], lassen sich auch bei Gesunden Regurgitationsfraktionen von bis zu 20% bestimmen [14]. Die dazu führenden Fehlermöglichkeiten liegen zum einen in der exakten Bestimmung der mittleren Blutflußgeschwindigkeit im Klappenringbereich, zum anderen in der Berechnung der Klappenöffnungsfläche, die als zirkulär angenommen wird (Πr^2), häufig aber andersartig, z. B. im Mitralbereich ellipsoid geformt ist.

2. Berechnung des Verhältnisses von Schlagvolumen der volumenbelasteten Herzhöhle aus dem zweidimensionalen Bild zum Schlagvolumen an einer suffizienten Klappe:

Dieses Verfahren wurde zur Quantifizierung einer Mitralinsuffizienz beschrieben [2]. Dabei wird das linksventrikuläre Schlagvolumen $LVSV_{Echo}$ über endsystolische und enddiastolische Querschnittsbestimmungen aus dem zweidimensionalen Bild ermittelt und in Bezug zum mittleren Vorwärtsvolumen in der Aorta $FSV_{Doppler}$, gemessen aus dem Produkt Flußgeschwindigkeitsintegral mal Aortenöffnungsfläche, gesetzt. Die Regurgitationsfraktion $LVSV_{Echo}$ minus $FSV_{Doppler}$ durch $LVSV_{Echo}$ zeigte im Vergleich zur Angiographie eine Korrelation von r = 0,82, allerdings bei einer Intra- und Interobservervariabilität von 8% und 10%[2]. Ungenauigkeiten des Verfahrens beruhen auf einer häufig mangelhaften Endokarderkennung vor allem während der Diastole, welche zu einer gravierenden Unterschätzung des enddiastolischen Volumens führen kann.

3. Berechnung des Verhältnisses der Klappenöffnungsfläche zur im Querschnitt mittels Sample volume planimetrierten Regurgitationsfläche:

Als semiquantitatives Verfahren wurde diese Methode zur Graduierung von Aorteninsuffizienzen beschrieben [22]. Dabei wird die mittels gepulstem Doppler planimetrierte Regurgitationsfläche in Beziehung zur Körperoberfläche oder zur aus dem zweidimensionalen Bild gewonnenen enddiastolischen Aortenklappenöffnungsfläche gesetzt.

Die dreidimensionale Abschätzung eines Regurgitationsjets mittels gepulstem Doppler ist nicht nur äußerst zeitaufwendig, sondern führt häufig zur Unterschätzung der Regurgitationsfläche, insbesondere wenn der Rückfluß exzentrisch oder nahe einer Herzwand lokalisiert ist. Beschriebene gute Korrelationen des gepulsten Dopplers (r = 0,87) im Vergleich zur angiographischen Graduierung [22] ließen sich deshalb nicht nachvollziehen.

4. Berechnung der diastolischen Flußgeschwindigkeits-Abfallssteilheit als Maß für die Geschwindigkeit des Druckangleichs zwischen Aorta und linkem Ventrikel während der Diastole bei Aorteninsuffizienzen:

Die Bestimmung der „pressure half-time“ gilt als zuverlässige Methode zur Quantifizierung einer Mitralstenose. In analoger Weise wurde bei Patienten mit einer Aortenklappeninsuffizienz über eine Bestimmung der Druckgradientenhalbierungszeit der mittels kontinuierlichem Doppler aufgezeichneten diastolischen Flußgeschwindigkeitskurve über der Aortenklappe eine Quantifizierung der Insuffizienz versucht [5, 11, 20]. Grundgedanke ist, daß über die modifizierte Bernoulli-Gleichung ($P = 4 \cdot V^2$) die registrierte Geschwindigkeitskurve zur Druckdifferenz zwischen Aorta und linkem Ventrikel proportional ist (s. Abb. 1). Bei einem raschen Abfall der Geschwindigkeitskurve besteht somit ein schneller Druckausgleich zwischen Aorta und linkem Ventrikel als Zeichen einer höher-

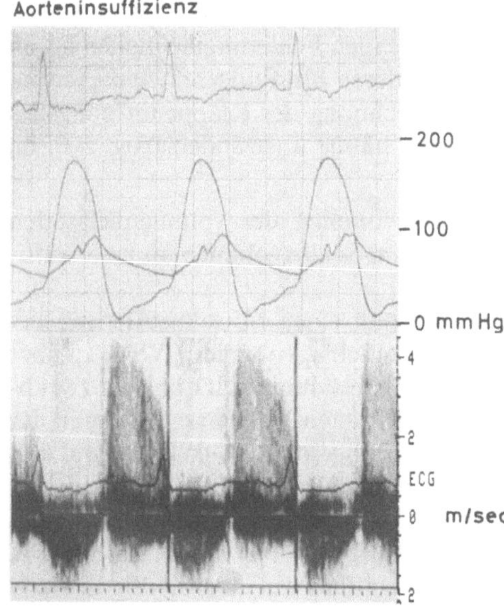

Abb. 1. Simultane Darstellung der Druckkurven von linkem Ventrikel und Aorta mit der Continuous-wave-Geschwindigkeitskurve bei einem Patienten mit einem Aortenvitium. Der Druckausgleich zwischen Aorta und linkem Ventrikel ist proportional zum Abfall der Geschwindigkeitskurve

gradigen Regurgitation. Geschwindigkeitshalbwertszeiten <400 ms wurden bei einem angiographischen Schweregrad III und IV, >400 ms bei den leichteren Schweregraden I und II beschrieben [20].

Anfänglich berichtete hohe Korrelationen (r=0,79) zwischen Druckhalbierungszeit und angiographisch ermittelter Regurgitationsfraktion [11] ließen sich nicht allgemein reproduzieren. Die diastolische Geschwindigkeitskurve der Aorteninsuffizienz wird durch Faktoren wie den peripheren Widerstand, den zusätzlichen Einstrom in den linken Ventrikel über die Mitralklappe und die Compliance des linken Ventrikels über ein Maß hinaus beeinflußt, das höhergradige Korrelationen erwarten lassen würde.

5. Bestimmung der Regurgitationsfläche mittels gepulstem und Farbdoppler:

Der Graduierung einer Klappeninsuffizienz mittels Angiographie liegt gedanklich die Korrelation zur mittels gepulstem oder Farbdoppler ermittelten Regurgitationsfläche nahe (s. Abb. 2). Von den physikalischen Voraussetzungen her ist der Doppler allerdings ausschließlich in der Lage, Geschwindigkeiten, aber nicht Volumenflüsse, zu messen. Somit werden Flächen beschleunigten oder turbulenten Flusses „gemappt“, wobei nicht nur das tatsächlich regurgitierende, sondern auch das mitgerissene Blut erfaßt wird. Weiterhin ist die über einen gepulsten oder Farbdoppler bestimmte Regurgitationsfläche nicht nur von der Defektgröße, sondern auch direkt vom Druckunterschied zwischen den Herzhöhlen abhängig. Ein hoher Druckgradient bei kleinem Defekt erzeugt einen Jet, der bis weit in die betroffene Herzhöhle reicht, so daß die eigentliche Defektgröße leicht überschätzt werden kann. Auf der anderen Seite kann die Bedeutung einer Regurgitation bei niedrigem Druckgradienten unterschätzt werden. Ähnliche Überlegungen gelten bei einer Compliancestörung der betroffenen Herzhöhle. Eine leichter dehnbare Herzkammer erlaubt höhere Flußgeschwindigkeiten und damit

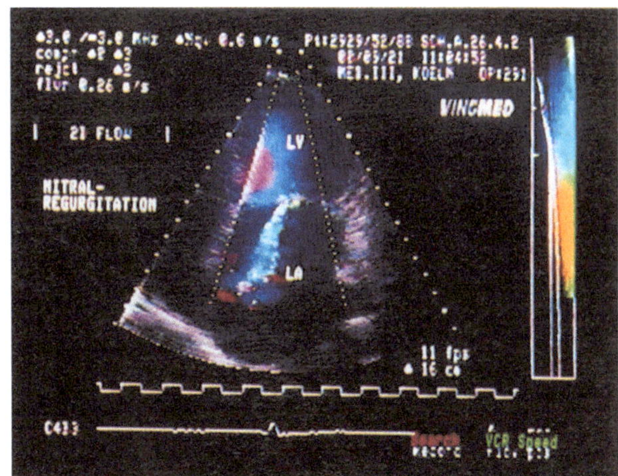

Abb. 2. Farbdopplerechokardiographische Darstellung einer geringgradigen Mitralinsuffizienz (*LV* linker Ventrikel, *LA* linker Vorhof)

größere Regurgitationsflächen als eine schlechter dehnbare Herzkammer bei gleichem Druckgradienten und gleicher Defektgröße (Unterschiede bis zu 58% im In-vitro-Modell) [3]. Beim Farbdoppler kommen weitere Limitationen hinzu [6]: Die Erhöhung der Verstärkung bewirkt eine Größenzunahme der Regurgitationsfläche bis zu 125%, eine Zunahme der Bildaufbaurate reduziert die Fläche bis zu 36%, eine Zunahme der Transducerfrequenz bewirkt eine Reduktion der Fläche bis zu 28%. Unterschiedliche Algorithmen bei Geräten verschiedener Firmen führen ebenfalls zu signifikant unterschiedlichen Regurgitationsflächen [6].

All dies führt dazu, wie In-vitro-Studien [3, 17] gezeigt haben, daß die mittels gepulstem oder Farbdoppler ausgemessene Regurgitationsfläche nicht in direkter Beziehung zum sich angiographisch darstellenden Regurgitationsvolumen steht. In den zahlreichen klinischen Studien [19, 7, 16, 4] zeigte die Korrelation zwischen farbdopplerechokardiographisch ermittelter Regurgitationsfläche, welche sich der mittels gepulstem Dopplers ermittelten Fläche als überlegen erwies [4], und angiographisch ermitteltem Schweregrad bei Aorten- und Mitralinsuffizienzen zwar zufriedenstellende Ergebnisse, die Korrelation zur Regurgitationsfraktion war hingegen weniger streng ($r=0{,}76$ respektive $r=0{,}62$ [19]). Die Einbeziehung der Größe der betroffenen Herzhöhle ergab ebenfalls keine wesentliche Verbesserung [7].

Alle aufgeführten dopplerechokardiographischen Methoden lassen eine echte Quantifizierung von Klappeninsuffizienzen nicht zu. Unter Beachtung der Limitationen lassen sich jedoch für den klinischen Alltag grobe Abschätzungen von Klappeninsuffizienzen vornehmen. Möglicherweise ist es in Zukunft möglich, über eine weitergehende Analyse der Dopplerinformation nähere Aussagen über die kinetische Energie des regurgitierenden Jets zu erhalten. Dabei wird entweder die Amplitudenstärke des Continuous-wave-Signals oder die Summe aller Pixelgeschwindigkeiten in der farbkodierten Regurgitationsfläche ermittelt. In ersten Studien [3, 8] zeigen die hiermit gewonnenen Ergebnisse vielversprechende Korrelationen ($r=0{,}96$) zur invasiv ermittelten Regurgitationsfraktion.

Literatur

1. Appleton CP, Hatle LK, Popp RL (1989) Relation to transmitral flow velocity to left ventricular diastolic function: new insights from a combined hemodynamic and Doppler study. JACC 12:426–440.
2. Blumlein S, Boechard A, Schiller NB et al. (1986) Quantification of mitral regurgitation by Doppler echocardiography. Circulation 74:306–314
3. Bolger AF, Eigler NL, Pfaff JM et al. (1988) Computer analysis of Doppler color flow mapping images for quantitative assessment of in vitro fluid jets. JACC 12:450–457
4. Curtius JM, Leischik R, Loogen F (1987) Comparison of color-coded Doppler vs. pulsed Doppler in the diagnosis of aortic regurgitation. Eur Heart J 8[Suppl 2]:130
5. Grayburn AJ, Handshoe R, Smith MD et al. (1987) Quantitative assessment of the hemodynamic consequences of aortic regurgitation by means of continuous wave Doppler recordings. JACC 10:135–141
6. Hoit BD, Jones M, Elling EE et al. (1989) Sources of variability for Doppler color flow mapping of regurgitant jets in an animal model of mitral regurgitation. JACC 13:1631–1636
7. Helmcke F, Nanda FC, Haiung MC et al. (1987) Color Doppler assessment of mitral regurgitation with orthogonal planes. Circulation 75:175–183
8. Jenni R, Ritter M, Eberli F et al. (1989) Quantification of mitral regurgitation with amplitude-weighted mean velocity from continuous wave Doppler spectra. Circulation 79:1294–1299
9. Kitabatake A, Ito H, Inove M (1985) A new approach to noninvasive evaluation of aortic regurgitant fraction by 2-dimensional Doppler-echocardiography. Circulation 72:523–529
10. Lubowitz AJ, Ferrara RP, Kern MJ et al. (1986) Quantitative evaluation of aortic insufficiency by continuous wave Doppler echocardiography. JACC 8:1341–1347
11. Masuyama T, Kodama K, Kitabatake A et al. (1986) Noninvasive evaluation of aortic regurgitation by continuous wave Doppler echocardiography. Circulation 73:460–466
12. Omoto R, Yokote Y, Takamato S et al. (1984) The development of real-time two-dimensional Doppler echocardiography and its clinical significance in acquired valvular diseases. Jpn Heart J 25:325
13. Pons-Llado G, Carreras-Corta F, Ballester-Rodes M et al. (1986) Pulsed Doppler patterns of left atrial flow in mitral regurgitation. Am J Cardiol 57:806–810
14. Rockey R, Sterling L, Zoghbi WA et al. (1986) Determination of regurgitant fraction in isolated mitral or aortic regurgitation by pulsed Doppler two-dimensional echocardiography. JACC 7:1273–1278
15. Sellers RD, Levy MJ, Amplatz K et al. (1964) Left retrograde cardiography in acquired cardiac disease. Am J Cardiol 14:437–447
16. Smith MD, Grayburn PA, Spain MG et al. (1988) Observer variability in quantification of Doppler Color flow jet areas for mitral and aortic regurgitation. JACC 11:579–584
17. Switzer DS, Yoganathan AP, Nanda NC et al. (1987) Calibration of color Doppler flow mapping during extreme hemodynamic conditions in vitro: a foundation for a reliable quantitative system for aortic incompetence. Circulation 75:837–846
18. Switzer DS, Nanda NY (1985) Doppler color flow mapping. Ultrasound Med Biol 11:403
19. Spain MG, Smith MD, Grayburn PA (1989) Quantitative assessment of mitral regurgitation by Doppler color flow imaging: angiographic and hemodynamic correlations. JACC 13:585–590
20. Teaque SM, Heinsimer J, Anderson JC et al. (1986) Quantification of aortic regurgitation utilizing continuous wave Doppler ultrasound. JACC 8:592–599
21. Taguchi M, Ichimiya S, Yokoi K et al. (1981) Clinical investigation of aortic insufficiency by means of pulsed Doppler echocardiography. Jpn Heart J 22:537–550
22. Veyrat C, Lessana A, Abitbol G et al. (1983) New indexes for assessing aortic regurgitation with two-dimensional Doppler echocardiographic measurements of the regurgitant aortic valvular area. Circulation 68:998–1005
23. Zhang Y, Ihlen H, Myhre E et al. (1985) Measurement of mitral regurgitation by Doppler-echocardiography. Br Heart J 54:384–391

Dopplerechokardiographische Untersuchungen zur Regurgitation bei prothetischen Aorten- und Mitralklappen

H. J. DEUTSCH [1], J. M. CURTIUS, G. POTHOFF, R. OPGENORTH-WELSLAU und H. H. HILGER

Einleitung

Die Wertigkeit der transthorakalen Dopplerechokardiographie für die routinemäßige klinische Anwendung bei der Funktionsdiagnostik von Aorten- und Mitralklappenprothesen ist allgemein anerkannt.

Die systolische Funktion von Klappenprothesen in Aortenposition ist überprüfbar durch Ermittlung der maximalen Flußgeschwindigkeit V_{max}, der mittleren Flußgeschwindigkeit V_{mean}, des maximalen instantanen Druckgradienten ΔP_{max}, des mittleren Druckgradienten ΔP_{mean}, der effektiven Klappenprothesenöffnungsfläche und des Verhältnisses Akzelerationszeit zu Ejektionszeit.

Die verläßliche Beurteilung der diastolischen Funktion von Mitralprothesen ist möglich durch die Bestimmung der frühdiastolischen maximalen Flußgeschwindigkeit V_{max}, der mittleren diastolischen Flußgeschwindigkeit V_{mean}, des mittleren diastolischen Gradienten ΔP, der diastolendauerunabhängigen Druckhalbwertszeit $t\,½$ und der effektiven Prothesenöffnungsfläche.

Alle heute gebräuchlichen Kippscheiben- und Doppelflügelprothesen weisen einen prothesentypischen Blutrückfluß auf, der dazu dient, eine Klappenthrombosierung zu verhindern [1]. Demgegenüber schließen Kugelprothesen und Bioprothesen dicht ab, so daß im Normalfall kein transvalvulärer Reflux stattfindet.

In Abb. 1 ist das typische Flußverhalten über einer St.-Jude-Medical-Prothese dargestellt. Die Aufzeichnung erfolgte mittels eines Flowmeters am Modellkreislauf. In Mitralposition kommt es während der Diastole zu einem raschen Vorwärtsfluß, der gegen Ende der Diastole gegen Null abfällt. Klappenschlußassoziiert tritt dann ein Rückfluß auf, der sich über die gesamte Systole erstreckt und sich deutlich in 2 Komponenten gliedern läßt. Frühdiastolisch regurgitierendes Klappenschlußvolumen und holodiastolisch regurgitierendes transvalvuläres Leckvolumen addieren sich in etwa gleicher Größenordnung zum gesamten Rückstromvolumen:

Rückstromvolumen V_R = Schlußvolumen V_C + Leckvolumen V_L.

Die Größenordnung des Rückstromvolumens für die gebräuchlichsten Klappentypen haben Rashtian et al. [15] angegeben:

- St.-Jude-Medical-Doppelflügelprothese: $V_R = 4{,}3–6{,}4\ cm^3$,
- Medtronic-Hall-Kippscheibenprothese: $V_R = 7{,}4–11{,}7\ cm^3$,
- Starr-Edwards-Kugelprothese: Kein V_R meßbar.

[1] Klinik III für Innere Medizin der Universität zu Köln, Joseph-Stelzmann-Str. 9, D-5000 Köln 41

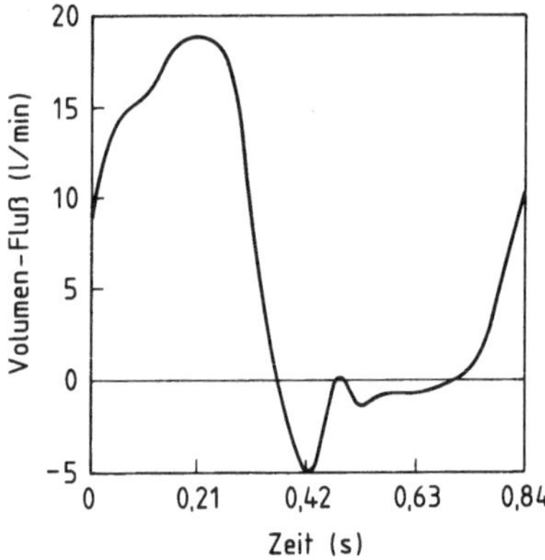

Abb. 1. Typisches Flußverhalten über einer St.-Jude-Medical-Prothese. (Nach [14])

Sowohl bei der St.-Jude-Medical-Prothese als auch bei der Medtronic-Hall-Prothese handelt es sich um Mittelwerte. Im Einzelfall kann das Rückstromvolumen bei gleichem Klappentyp und gleicher Klappengröße erheblich schwanken und bis zu 15% des Vorwärtsvolumens betragen. Im Gegensatz zu Flügel- und Kippscheibenprothesen schließen Kugelprothesen dicht ab. Sie weisen im Normalfall keinen Volumenverlust auf.

Aortenklappenprothesen

Mittels transthorakaler Dopplerechokardiographie [gepulster (PW-) und kontinuierlicher (CW-) Doppler] ist bei normal funktionierenden Klappenprothesen in einem hohen Prozentsatz eine klappeneigene holodiastolische Regurgitation nachweisbar, so bei

- der Björk-Shiley-Prothese in 42% [2] bzw. 62% [3],
- der Hancock-Bioprothese in 26% [2],
- der St.-Jude-Medical-Prothese in 58% [3],
- der Medtronic-Hall-Prothese in 85% [4].

Die transthorakale Farbdopplerechokardiographie (TTE-FD) ist bezüglich der Refluxerfassung an Aortenklappenprothesen nicht sensitiver als transthorakaler PW- und CW-Doppler [4]. Lange [8] gibt eine Nachweishäufigkeit von 73% bei St.-Jude-Medical-Prothesen an. Um eine sichere Refluxerfassung zu gewährleisten, sind Anlotungen in mehreren Ebenen erforderlich. Das Refluxsignal sollte eine Geschwindigkeit >2 m/s aufweisen. Williams [2] schlägt folgende, mit dem PW-Doppler gewonnene Refluxgraduierung vor: geringgradige Regurgitation bei Refluxnachweis bis 2 cm in den LVOT, mittelgradige Regurgitation bei Refluxnachweis bis zur Papillarmuskelebene, hochgradige Regurgitation bei weiterreichendem Reflux. Eine geringgradige, wenig turbulente Regurgitation ist mit einem physiologischen Reflux vereinbar. Eine höhergradige, stark turbulente Regurgitation spricht für eine Klappendysfunktion. Bei einem pathologischen diastolischen Reflux ist eine sichere Differenzierung zwischen einem transvalvulären und einem paravalvulären Leck mit den Verfahren der transthorakalen Doppler- und Farbdopplerechokardiographie nicht möglich. Im Vergleich zur TTE-FD wird die transösophageale Farbdopplerechokardiographie (TEE-FD) als sensitiver bezüglich der Refluxerfassung angesehen [5, 6]. Physiologische Regurgitationsjets bei normal funktionierenden Prothesen werden mittels TEE-FD in 43% [7] bis 100% [8] nachgewiesen. Bei Vorliegen einer höhergradigen Regurgitation kann auch mit Hilfe der TEE-FD nicht sicher zwischen einer transvalvulären Leckage und einem paravalvulären Leckfluß unterschieden werden.

Mitralprothesen

Ein holosystolischer Leckfluß an intakten mechanischen Mitralklappen ist transthorakal wegen prothesenmaterialbedingtem Schallschatten in der Regel nur in einem geringen Prozentsatz zu erfassen. Bei eigenen Untersuchungen an 103 Patienten mit St.-Jude-Medical-(SJM-) und Medtronic-Hall-(MH-)Prothesen war nur bei 16 Patienten (15%) eine holosystolische Regurgitation mit hoher Flußgeschwindigkeit (V_{max} 5–6 m/s) nachweisbar (Abb. 2). Andere Untersucher fanden einen holosystolischen Reflux bei

- Björg-Shiley-Prothesen in 11% [2] bzw. 38% [3],
- Hancock-Bioprothesen in 19% [2],
- St.-Jude-Medical-Prothesen in 32% [3],
- Medtronic-Hall-Prothesen in 67% [4].

Williams [2] und Panidis [3] gehen von einer höhergradigen Regurgitation aus bei Nachweisbarkeit eines vorhofseitigen Refluxsignals mittels PW-Dopplers von >2 cm. Eine Farbdoppler-echokardiographische Untersuchung von transthorakal bringt keine wesentliche Mehrinformation. Unseren Untersuchungen zufolge ist eine mittels transthorakalen gepulsten Dopplers (PW) und Farbdopplers nachgewiesene Mitralprothesenregurgitation weder von Artefakten zu unterscheiden noch von apikal im Schallschatten der Mitralprothese auszuschließen. Wenn transthorakal ein Reflux festgestellt wird, ist dieser nicht sicher als prothesentypisch (physiologisch) oder als pathologisch einzuordnen. Auch ist transthorakal keine Unterscheidung zwischen transvalvulärer und paravalvulärer Regurgitation möglich.

Die transösophageale Dopplerechokardiographie erlaubt aufgrund der anderen Anschallrichtung eine bessere Evaluierung von Kunstklappen in Mitralposition. Bei einem klappentypischen holosystolischen Reflux ohne Dysfunktion der Kunstklappe ist der vom zentralen Ringbereich ausgehende Regurgitationsjet im Farbdopplerbild klein, Turbulenzen treten allenfalls klappennahe auf. Taams [9] beschreibt einen solchen physiologischen Reflux als roten Jet mit einer Länge unter 3 cm und einer Breite unter 1 cm. In 95–100% ist bei normal funktionierenden Mitralprothesen mittels TEE-FD ein geringer physiologischer Reflux nachweisbar [7, 11]. Das Muster der Regurgitation ist bei den verschiedenen Kunstklappen unterschiedlich. So lassen sich bei Doppelflügelklappen 3 Regurgitationsjets darstellen (Abb. 3), Kippscheibenprothesen haben 2 Jets. Der prothesentypische,

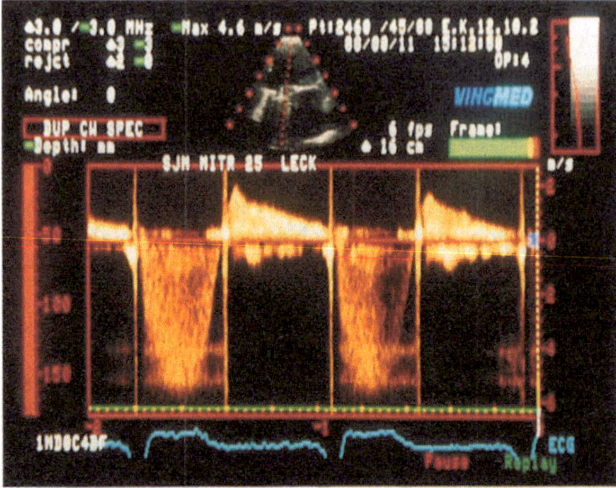

Abb. 2. Holosystolisches Rückflußsignal mit hoher Geschwindigkeit, mittels transthorakalen CW-Dopplers über einer SJM-Prothese in Mitralposition aufgenommen

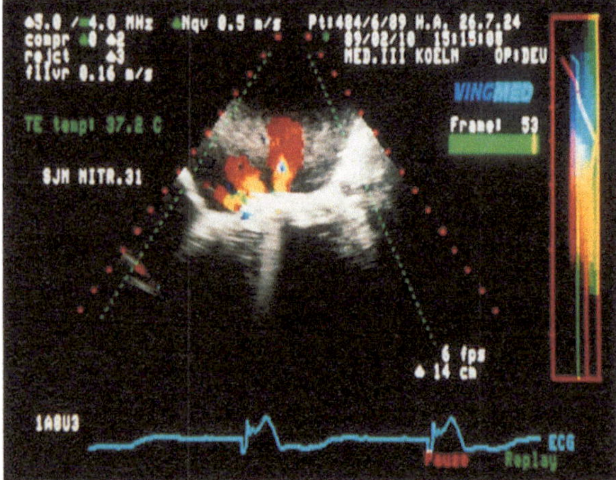

Abb. 3. Prothesentypischer Rückfluß an einer SJM-Prothese bei einem Patienten mit nachgewiesenem Reflux im transthorakalen CW-Doppler. Entsprechend den 3 Teilöffnungsflächen der Prothese kommt es zu 3 Jets. Sie können sich in der Farbdopplerdarstellung als durchgehend laminarer, d. h. rotkodierter Fluß darstellen, weisen jedoch häufig, wie auch hier, eine basisnahe Turbulenz auf

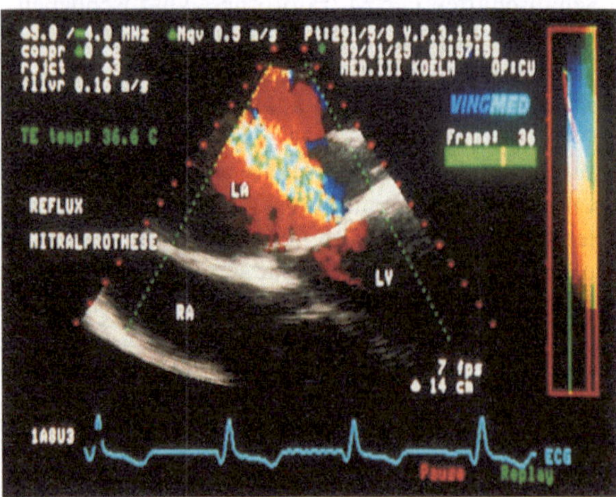

Abb. 4. Paravalvulärer Leckfluß an einer MH-Prothese, der sich als durchgehend turbulenter Fluß darstellt

nicht turbulente Reflux der MH-Prothese kann in Einzelfällen bis zum Dach des linken Vorhofes reichen [12]. Der Regurgitationsjet hängt zudem ab von der momentanen Druckdifferenz zwischen linkem Ventrikel und linkem Vorhof.

Ein höhergradiger Reflux mit turbulentem Fluß ist bei transvalvulärer oder paravalvulärer Leckage nachweisbar. Taams [9] gibt für einen pathologischen Reflux folgende Charakteristika an: mehrfarbiger Jet mit einer Länge über 3 cm und einer Breite über 1 cm. – Von uns wurden 10 der 16 oben erwähnten Patienten mit transthorakal nachgewiesenem holosystolischem Reflux transösophageal nachuntersucht. Dabei zeigte sich Farbdoppler-echokardiographisch ein nur mäßiger Reflux, der von uns als klappentypisch eingestuft wurde, bei 8 Patienten (4 Patienten mit SJM-Prothese, 4 Patienten mit MH-Prothese). Ein erheblicher, stark turbulenter Reflux lag bei 2 Patienten vor; beide hatten ein angiographisch bestätigtes paravalvuläres Leck (Abb. 4). Exzentrische Regurgitationsströme werden transösophageal mit größerer Sicherheit erfaßt als transthorakal [10, 13].

Mit der derzeit zur Verfügung stehenden Technik ist selbst bei transösophagealer Anschallung eine korrekte Unterscheidung zwischen transvalvulärem und paravalvulärem Leck nicht in jedem Falle möglich. Eine am Prothesenrand zur Darstellung kommende Regurgitation ist zwar sicher als paravalvuläres Leck anzusehen. Eine zentrale Regurgitation muß jedoch keinem transvalvulären Leck entsprechen, sondern kann in der dritten, nicht erfaßbaren Ebene paravalvulär entstehen.

Zusammenfassend ist zu sagen, daß bei Verdacht auf Aorten- und Mitralprothesendysfunktion im Sinne einer Stenosierung eine sicher auswertbare dopplerechokardiographische Aufzeichnung in aller Regel von transthorakal gelingt. Mit Hilfe der transthorakalen Doppler- und Farbdoppleranalyse ist die korrekte Diagnose einer Malfunktion von Klappenprothesen im Sinne einer Insuffizienz jedoch schwierig und oft unmöglich, insbesondere bei Prothesen in Mitralposition. Die farbkodierte transösophageale Doppleranalyse stellt deshalb eine wertvolle diagnostische Erweiterung dar. Sie vermag Regurgitationen hinsichtlich Lokalisation, zeitlichen Auftretens und Ausdehnung besser zu charakterisieren. Eine weitere Verbesserung der transösophagealen Regurgitationsjeterfassung und eine sichere Differenzierung zwischen transvalvulärem und paravalvulärem Leck ist zu erhoffen bei in Kürze zur Verfügung stehender biplaner Bilderstellung. Da die farbkodierte Doppleranalyse Geschwindigkeiten repräsentiert und nicht Volumina, ist das Regurgitationsvolumen nicht quantifizierbar.

Literatur

1. Fisher J, Reece IJ, Wheatley DJ (1986) In vitro evaluation of six mechanical and six bioprosthetic valves. Thorac Cardiovasc Surg 34:157–162
2. Williams GA, Labovitz AJ (1985) Doppler hemodynamic evaluation of prosthetic (Starr-Edwards and Björk-Shily) and bioprosthetic (Hancock and Carpentier-Edwards) cardiac valves. Am J Cardiol 56:325–332
3. Panidis JP, Ross J, Mintz GS (1986) Normal and abnormal prosthetic valve function as assessed by Doppler echocardiography. JACC 8:317–26

4. Maze SS, Kotler MN, Parry WR (1988) Regurgitant signals in normally functioning valves: Doppler characteristics of the Medtronic-Hall valve. Am J Noninvas Cardiol 2:164–168
5. Mohr-Kahaly S, Kupferwasser I, Erbel R, Todt M, Oelert H, Meyer J (1988) Transesophageal evaluation of aortic valve prostheses. International Symposium on Transesophageal Echocardiography, Mainz, Abstr. No. 22
6. Lange HW, Olson J, Kane M, Daniel JA, Goldenberg IF (1988) Transesophageal color Doppler evaluation of transvalvular regurgitation of the normally functioning St Jude Bileaflet mechanical prosthesis in aortic and mitral position. International Symposium on Transesophageal Echocardiography, Mainz, p 33
7. Mohr-Kahaly S, Erbel R, Kupferwasser I, Todt M, Meyer J (1989) Regurgitation bei klinisch normalen Herzklappenprothesen beurteilt mittels transösophagealer Farbdopplerechokardiographie. Z Kardiol(Suppl)78:139
8. Lange HW, Olson J, Kane M, Daniel JA, Goldberg IF (1989) Value and limitations of transesophageal color Doppler echocardiography for the recognition of transvalvular regurgitation in the normally functioning St.Jude valve. JACC 13:210A
9. Taams MA, Gussenhoven EJ, Cahalan MK, Roelandt JR, van Herwerden LA, The HK, Bom N, DeJong N (1989) Transesophageal Doppler color flow imaging in the detection of native and Björk-Shiley mitral valve regurgitation. JACC 13:95–99
10. Nellessen U, Schnittger I, Appelton C, Gibbons R, Masuyama T, Popp RL (1988) Transösophageale Dopplerechokardiographie bei Mitralprothesenmalfunktion. Z Kardiol(Suppl)77:61
11. Dreysse S, Loos D, Weinmann E, Affeld K, Dougherty FC, Schartl M (1989) Beurteilung von Mitralklappenprothesen durch transösophageale Echokardiographie. Z Kardiol(Suppl)78:138
12. Henneke KH, Dennig K, Rudolph W (1989) Transösophageale dopplerechokardiographische Charakterisierung physiologischer Rückströmungen an mechanischen Mitralklappenprothesen. Z Kardiol(Suppl)78:138
13. Gerckens U, Degen H, Grube E (1988) Assessment of mitral regurgitation by transesophageal color doppler echocardiography. International Symposium on Transesophageal Echocardiography, Mainz, p 13
14. Chandran K (1985) Pulsatile flow past St. Jude Medical bileaflet valve. An in vitro study. J Thorac Cardiovasc Surg 89(5):743–749
15. Rashtian M, Stevenson D, Allen D, Yoganathan A, Harrison E, Edmiston W, Faughan P, Rahimtoola S (1986) Flow characteristics of four commonly used mechanical heart valves. Am J Cardiol 58:743–752

Intraoperative Refluxbeurteilung

M. Drexler [1], R. Erbel, F. Metzger, M. Dahm, S. Iversen, H. Oelert und J. Meyer

Einleitung

Viele Jahre stand der Klappenersatz bei Mitralklappenerkrankungen im Vordergrund des chirurgischen Interesses. Die ersten Anfänge einer klappenerhaltenden Chirurgie gerieten zunächst durch die verheißungsvolle Entwicklung diverser biologischer und technischer Prothesen in Vergessenheit [1, 2]. Erst Ende der 70er/Anfang der 80er Jahre gewann die Technik mit den Arbeiten von Carpentier, Reed und Duran [3–5] zunehmendes kardiochirurgisches Interesse. Mittlerweile kann es durch zahlreiche Studien als belegt gelten, daß die rekonstruktive Mitralklappenchirurgie – wenn technisch möglich – einem Klappenersatz durch biologische oder technische Prothesen hinsichtlich Komplikationen (Blutungen unter Antikoagulation, Thrombosierung, Embolienrate, Degeneration) und Mortalität überlegen ist [6–11].

Die Entscheidung, ob die Rekonstruktion der Mitralklappe möglich ist bzw. dem Patienten zugemutet werden kann, wird außer durch die präoperative Diagnostik (Angiographie, Hämodynamik, 2D- und Dopplerechokardiographie, klinischer Zustand des Patienten) maßgeblich durch die intraoperative Inspektion der Klappe und des subvalvulären Apparates durch den Chirurgen bestimmt. Ist die Indikation zu einer Rekonstruktion gestellt, hängt die Art des weiteren chirurgischen Vorgehens von der Pathologie der Klappe ab (z. B. Kommissurotomie, Papillarmuskelspaltung, Anuloraphie, Segelresektion, Chordaeverkürzung, Verwendung eines „Klappenrings" etc.). In jedem Fall, auch wenn es sich um ein primär stenotisches Vitium handelt, bestimmt die Schließungsfähigkeit der Segel und damit die verbleibende Restinsuffizienz – neben der potentiellen Möglichkeit einer Restenosierung z. B. bei kombinierten rheumatischen Vitien – den Langzeiterfolg der Operation.

Die Ansichten über die Wertigkeit der herkömmlichen „Klappentestung" entweder am stillstehenden Herzen (Beurteilung der Segelstellung und eventueller Leckagen durch antegrade oder retrograde Füllung des linken Ventrikels z. B. mit physiologischer Kochsalzlösung) oder am schlagenden Herzen (Höhe der v-Welle in der linksatrialen Druckkurve, Palpation des Insuffizienzjets) sind noch kontrovers [12–14]. Mit der intraoperativen Echokardiographie hat eine Methode Eingang gefunden, mit der am schlagenden Herzen unter weitgehend physiologischen Bedingungen eine subtile Beurteilung der Klappenfunktion nach Atrioventrikularklappenrekonstruktion erfolgen kann.

---

[1] II. Medizinische Klinik, Johannes Gutenberg-Universität, Langenbeckstr. 1, D-6500 Mainz

Das Interesse hieran ist seit Mitte der 80er Jahre insbesondere in kardiochirurgischen Kreisen deutlich gestiegen. Nachdem anfänglich insbesondere die epikardiale Anlotung favorisiert wurde und die Prüfung der Klappenkompetenz am schlagenden Herzen durch die Injektion von Echokontrastmitteln vorgenommen wurde, gewinnt in letzter Zeit zunehmend die Farbdopplerechokardiographie an Bedeutung. Die transösophageale Anlotung scheint in vielen Fällen die – logistisch gesehen – vorteilhaftere Methode zu sein (keine Sterilitätskautelen, permanentes Monitoring möglich, keine Interferenz mit der chirurgischen Tätigkeit), wenngleich die epikardiale Anlotung weiterhin insbesondere bei der Beurteilung des Mitralklappenapparates durch die Wahl differenter Anlotebenen eine wertvolle Ergänzung darstellt [13, 15–22].

Seit Mitte 1985 wurden in der Abteilung für Herz-, Thorax- und Gefäßchirurgie in Zusammenarbeit mit unserer Klinik überwiegend kontrastechokardiographische Untersuchungen zur intraoperativen Refluxbeurteilung durchgeführt, meistenteils im transösophagealen Anlotungsgang [23]. Mit der Bereitstellung eines Farbdopplergerätes für den Operationsraum nimmt die intraoperative Farbdopplerechokardiographie zunehmend mehr Raum ein.

Patienten und Methodik

Seit Mai 1985 unterzogen sich in Mainz 151 Patienten, 88 Frauen und 63 Männer im Alter von 8 bis 80 Jahren, einem klappenrekonstruktiven Eingriff. Insgesamt wurden an diesem Kollektiv 93 Mitralklappenrekonstruktionen (MKR) vorgenommen (Abb. 1); hinzu kamen 79 Trikuspidalrekonstruktionen (TKR). Intraoperative kontrastechokardiographische Untersuchungen wurden bei 48 Mitral- und 26 Trikuspidalklappenrekonstruktionen durchgeführt.

Für die ösophageale Anlotung wurden Echoskope der Firma Diasonics und Toshiba mit Schallkopffrequenzen zwischen 3,5 und 5 MHz verwendet. Zur Refluxbeurteilung wurden die Ebenen der optimalen Mitral- bzw. Trikuspidalklappenanlotung mit Darstellung der Vorhöfe gewählt (meist Zwei- oder Vierkammerblick). Nach Testung der Klappenkompetenzen durch den Chirurgen am stillstehenden Herz wurde nach Beendigung der extrakorporalen Zirkulation am schlagenden Herzen 1- bis 3mal ca. 1 ml eines handagitierten, d.h. mit Mikrobläschen durchmischten Echokontrastmittels (Gelifundol) in den rechten oder linken Ventrikel injiziert; das Ausmaß der Regurgitation wurde nach Intensität der Füllung der Vorhöfe und der Auswaschzeit semiquantitativ nach 3 Schweregraden beurteilt – vergleichbar mit der konventionellen angiographischen Wertung. Frühere Arbeiten zeigten eine gute Korrelation zwischen beiden Methoden [24].

Ergebnisse

Von den 74 Patienten, die intraoperativ geschallt wurden, hatten 33 eine leichte und 8 eine mittelgradige Restinsuffizienz nach MKR, 17 eine leichte und 8 eine

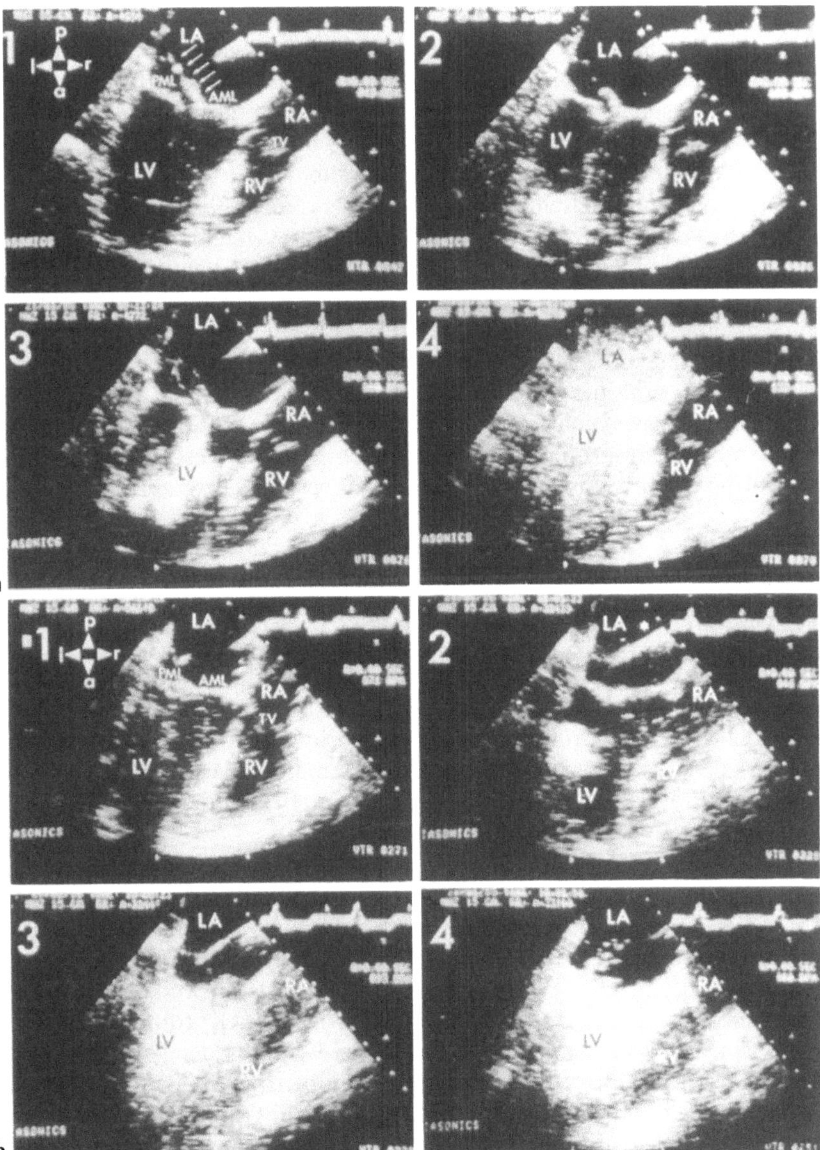

Abb. 1a, b. Beispiel für eine erfolgreiche Mitralklappenrekonstruktion bei einem Patienten mit Sehnenfadenabriß des vorderen Mitralklappensegels nach Endokarditis. **a** Die Sehnenfäden und Teile des vorderen Mitralklappensegels schlagen systolisch in den linken Vorhof *(1)*. Die transösophageale kontrastechokardiographische Untersuchung zeigt eine schwere Insuffizienz *(2–4)*. **b** Nach der Mitralklappenrekonstruktion ist die Koaptation des vorderen und hinteren Segels regelrecht, das anteriore Segel imponiert im Bereich des freien Schließungsrandes verdickt *(1)*. Die erneute kontrastechokardiographische Untersuchung demonstriert eine fast vollständige kompetente Klappe; nur wenig Kontrastmittel gelangt systolisch in den linken Vorhof *(2–4)* (*LA/RA* linker/rechter Vorhof, *LV/RV* linker/rechter Ventrikel, *PML/AML* posteriores/anteriores Mitralklappensegel, *TV* Trikuspidalklappe)

mittelgradige Trikuspidalklappenrestinsuffizienz nach TKR. Bei 4 Patienten mit MKR wurde ein zufriedenstellendes Resultat erst nach einem zweiten Rekonstruktionsversuch erreicht, nachdem die intraoperative konstrastechokardiographische Untersuchung eine verbleibende schwere Regurgitation der Mitralklappe und damit ein unzureichendes Operationsergebnis gezeigt hatte. Bei einer Patientin war die Mitralklappe auch nach dem zweiten Eingriff noch deutlich inkompetent. Pathomorphologisch handelt es sich bei diesen Klappen in 3 Fällen um einen Prolaps des anterioren Mitralsegels (Ätiologie rheumatisch, n = 1, bzw. kongenital, n = 2, mit Sehnenfadenelongation) und in 2 Fällen um einen Prolaps des posterioren Mitralsegels (Ätiologie endokarditisch, n = 1, bzw. kongenital, n = 1, mit Sehnenfadenruptur).

Es wurden 5 von 7 Mitralklappen mit schwerer Restinsuffizienz nach Rekonstruktion aufgrund der TEE-Befunde ersetzt, in einem Fall nach wiederholtem Rekonstruktionsversuch. Der Chirurg beurteilte sein Rekonstruktionsergebnis in diesen Fällen aufgrund der von ihm durchgeführten Testung vor der kontrastechokardiographischen Untersuchung als ausreichend bzw. zufriedenstellend.

Diskussion

Nachdem eine Vielzahl von Studien die Überlegenheit der klappenerhaltenden Chirurgie bei Erkrankung der Mitralklappe im Vergleich zum Klappenersatz aufgezeigt haben, steht neben einer Optimierung der chirurgischen Technik, die dem jeweiligen individuellen Fall angepaßt sein muß, das Erreichen einer schlußfähigen Mitralklappe mit klinisch irrelevanter Insuffizienz im Vordergrund [25–30].

Die bisher vorliegenden Studien konnten den Wert der intraoperativen Echokardiographie im Rahmen einer Refluxbeurteilung eindrücklich demonstrieren [13, 15, 19]. Dennoch hat die Methode bisher in nur wenigen kardiochirurgischen Zentren Eingang gefunden. Dies ist zum einen begründet in einer noch vorhandenen Skepsis der Methode selbst gegenüber und liegt zum anderen an der oftmals fehlenden Zusammenarbeit zwischen Kardiologen und Kardiochirurgen.

In unserem Patientenkollektiv wurde bei 9 von 74 der Patienten (12%) der Operationsablauf durch die intraoperativ erhobenen TEE-Befunde entscheidend geändert. Bei 5 Patienten wurde nach echokardiographisch demonstrierter erfolgloser Rekonstruktion ein Klappenersatz vorgenommen. Bei 4 Patienten konnte durch einen zweiten Rekonstruktionsversuch ein deutlich besseres, zufriedenstellendes Ergebnis erreicht werden.

Die intraoperative echokardiographische Kontrolle nach Mitralklappenrekonstruktion ist nicht nur dem Chirurgen, der in der rekonstruktiven Klappenchirurgie Erfahrung sammeln will, zur Optimierung seiner Ergebnisse hilfreich, sondern auch für den erfahrenen Kardiochirurgen eine zusätzliche Stütze bei seiner Tätigkeit. So lassen sich in unserem Patientenkollektiv Fälle aufzeigen, bei denen Klappeninsuffizienzen erst nach subtiler echokardiographischer Untersuchung und eingehender erneuter Inspektion durch den Chirurgen wirksam rekonstruktiv behoben werden konnten. Darüber hinaus sollte die Methode dazu ermutigen, Klappenrekonstruktionen auch in den Fällen vorzunehmen, bei denen bislang bereits primär ein Klappenersatz angestrebt wurde (z. B. stark verkalkte Klappen mit der Möglichkeit der Entkalkung und Mobilisierung), solange nicht eine unmittelbare Erfolgskontrolle noch intraoperativ möglich war und damit das Risiko einer Reoperation gemindert werden konnte.

Zusammenfassung

Die intraoperative Refluxbeurteilung durch die Echokardiographie ermöglicht bei einer nicht unerheblichen Anzahl von Patienten eine Optimierung des chirurgischen Ergebnisses im Rahmen von rekonstruktiven Eingriffen an Atrioventrikularklappen. Die Methode sollte dem Chirurgen die forciertere Durchführung von klappenerhaltenden Operationen erlauben.

Literatur

1. Lillehei CW, Gott VL, DeWall RA, Varco RL (1957) Surgical correction of pure mitral insufficiency by annuloplasty under direct vision. Lancet 77:446–449
2. Merendino KA, Bruce RA (1957) One hundred seventeen surgically treated cases of valvular rheumatic heart diseases: with preliminary report of two cases of mitral regurgitation treated under direct vision with aid of a pump-oxygenator. JAMA 64:749–755
3. Carpentier A (1977) Plastic and reconstructive mitral valve surgery. In: Jackson JW (ed) Operative surgery. Butterworths, Boston, p 527
4. Reed GE, Pooley RW, Moggio RA (1980) Durability of measured mitral annuloplasty: seventeen-year study. Thorac Cardiovasc Surg 79:321–325
5. Duran CMG, Pomar JL, Cucchiara G (1978) A flexible ring for atrioventricular heart valve reconstruction. J Cardiovasc Surg 19:417–420
6. Cohn LH, Allred EN, Cohn LA, Disesa VJ, Shemin RJ, Collins JJ (1985) Long-term results of open mitral valve reconstruction for mitral stenosis. Am J Cardiol 55:731
7. Carpentier A, Chauvaud S, Fabiani JN, Deloche A, Relland J, Lessana A, D'Allaines C, Blondeau P, Piwnica A, Dubost C (1980) Reconstructive surgery of mitral valve competence. Ten-year appraisal. Thorac Cardiovasc Surg 79:339
8. Perier P, Deloche A, Chauvaud S, Fabiani JN, Rossant P, Bessou JP, Relland J, Bourezak H, Gomez F, Blondeau P, D'Allaines C, Carpentier A (1984) Comparative evaluation of mitral valve repair and replacement with Starr, Björk, and porcine valve prostheses. Circulation 70:I–187
9. Bonchek LI, Olinger GN, Siegel R, Tresch DD, Keelan MH (1984) Left ventricular performance after mitral reconstruction for mitral regurgitation. Thorac Cardiovasc Surg 88:122
10. Adebo OA, Ross JK (1984) Surgical treatment of ruptured mitral valve chordae. A comparison between valve replacement and valve repair. Thorac Cardiovasc Surg 32:139
11. Rankin JS, Feneley MP, Hickey MSJ, Muhlbaier LH, Wechsler AS, Floyd RD, Reves JG, Skelton TN, Califf RM, Lowe JE, Sabiston DC Jr (1988) A clinical comparison of mitral valve repair versus valve replacement in ischemic mitral regurgitation. Thorac Cardiovasc Surg 95:165–177
12. Galloway AC, Colvin SB, Baumann FG, Harty S, Spencer FC (1988) Current concepts of mitral valve reconstruction for mitral insufficiency. Circulation 78:1087–1098
13. Maurer G, Czer LSC (1989) Intraoperative color Doppler assessment of mitral and tricuspid valvuloplasty. Int J Cardiol Imag 44:11–13
14. Fuchs RM, Heuser RR, Yin CP, Brinker JA (1982) Limitations of pulmonary wedge v waves in diagnosing mitral regurgitation. Am J Cardiol 49:849

15. Eguaras MG, Pasalodos J, Gonsalez V, Montero A, Garcia MA, Moriones I, Granados J, Valles F, Concha M (1985) Intraoperative contrast two-dimensional echocardiography. Evaluation of the presence and severity of aortic and mitral regurgitation during cardiac operations. Thorac Cardiovasc Surg 89:573
16. Goldman ME, Mindich BP (1986) Intraoperative two-dimensional echocardiography: new application of an old technique. J Am Coll Cardiol 7:374
17. Goldman ME, Mindich BP, Teichholz LE, Burgess N, Staville K, Fuster V (1984) Intraoperative contrast echocardiography to evaluate mitral valve operations. J Am Coll Cardiol 4:1035
18. Goldman ME, Fuster V, Guarino T, Mindich BP (1986) Intraoperative echocardiography for the evaluation of valvular regurgitation: experience in 263 patients. Circulation 74:I–143
19. Mindich BP, Goldman ME, Fuster V, Burgess N, Litwak R (1985) Improved intraoperative evaluation of mitral valve operations utilizing two-dimensional contrast echocardiography. Thorac Cardiovasc Surg 90:112
20. Drexler M, Erbel R, Dahm M, Mohr-Kahaly S, Oelert H, Meyer J (1986) Assessment of successful valve reconstruction by intraoperative transesophageal echocardiography (TEE). Int J Cardiol Imag 2:21–30
21. Maurer G, Czer L, Chaux A et al. (1987) Intraoperative Doppler color flow mapping for assessment of valve repair for mitral regurgitation. Am J Cardiol 60:333–337
22. Sutherland GR, van Daele MERM, Stümper OFW, Hess J, Quaegebeur J (1989) Epicardial and transesophageal echocardiography during surgery for congenital heart disease. Int J Cardiol Imag 4:37–40
23. Dahm M, Iversen S, Schmidt FX, Drexler M, Erbel R, Oelert H (1987) Intraoperative evaluation of reconstruction of the atrioventricular valves by transesophageal echocardiography. Thorac Cardiovasc Surg 35:140–142
24. Drexler M, Erbel R, Scherhag A, Wittlich N, Mohr-Kahaly S, Meyer J (1987) Validation of color-coded Doppler by transesophageal contrast echocardiography. Eur Heart J 8:II–70
25. Kay GL, Kay JH, Zubiate P, Yokoyama T, Mendez M (1986) Mitral valve repair for mitral regurgitation secondary to coronary artery disease. Circulation 74:I–88
26. Cosgrove DM, Chavez AM, Lytle BW, Gill CC, Stewart RW, Taylor PC, Goormastic M, Borsh JA, Loop FD (1986) Results of mitral valve reconstruction. Circulation 74:I–82
27. Spencer FC, Colvin SB, Culliford AT, Isom OW (1985) Experiences with the Carpentier techniques of mitral valve reconstruction in 103 patients (1980–1985). Thorac Cardiovasc Surg 90:341
28. Galloway AC, Colvin SB, Baumann FG, Esposito R, Vohra R, Harty S, Freedberg R, Kronzon I, Spencer FC (1988) Long-term results of mitral valve reconstruction using Carpentier techniques in 148 patients with mitral insufficiency. Circulation 78:I–97–105
29. Yacoub M, Halim M, Radley-Smith R, McKay R, Nijveld A, Towers M (1981) Surgical treatment of mitral regurgitation caused by floppy valve: repair versus replacement. Circulation 64:II–210–216
30. Angell WW, Oury JH, Shah P (1987) A comparison of replacement and reconstruction in patients with mitral regurgitation. Thorac Cardiovasc Surg 93:665–674

Klappeninsuffizienzen: Kritische Wertung der Stellung der Echokardiographie

E. Grube [1], U. Gerckens und N. Drinkovic

Die Beurteilung von Klappeninsuffizienzen mittels konventioneller TM- und zweidimensionaler Echokardiographie war früher nur über die Beurteilung indirekter Kriterien möglich; das Vorhandensein und der Schweregrad einer Aortenklappeninsuffizienz ließen sich nur durch den Nachweis von Oszillationen des Mitralsegels und des interventrikulären Septums sowie hyperdynamische Hinterwand- und Septumexkursionen als Ausdruck der Volumenbelastung feststellen. Durch den Nachweis einer linksventrikulären Dilatation sollte der günstigste Zeitpunkt zur Klappenersatzoperation definiert werden. Eine Beurteilung der Mitralklappeninsuffizienz war nur über die hyperdynamischen Ventrikelbewegungen und die Größenveränderung des linken Vorhofs möglich; gelegentlich ergab sich morphologisch der Hinweis auf eine Mitralklappeninsuffizienz durch entsprechende echokardiographische Bewegungsmuster wie Mitralklappenprolaps und Papillarmuskelabriß. Bei der Aortenklappeninsuffizienz waren die Oszillationen des Mitralklappensegels zwar sehr spezifisch, jedoch nicht sehr sensitiv; für die Beurteilung der Mitralklappeninsuffizienz und ihres Schweregrades gab es keine direkten und nur sehr global verwertbare indirekte Zeichen.

Mit Anwendung der Doppler- und Farbdopplerechokardiographie gelang es erstmals seit Einführung der Angiographie, pathologische Regurgitationsströme in den linken Ventrikel und in den linken Vorhof nachzuweisen. Die Farbdopplerechokardiographie ermöglichte darüber hinaus eine flächenhafte Farbdarstellung des Regurgitationsstroms in Echtzeit (Abb. 1 a, b). Mittels dieser Untersuchungsverfahren sollte die nichtinvasive Diagnostik von Herzklappeninsuffizienzen an diagnostischer Sicherheit und Zuverlässigkeit gewinnen.

Bei der Beurteilung der Wertigkeit von Doppler- und Farbdopplerechokardiographie zur Diagnostik von Klappeninsuffizienzen müssen die gewonnenen Daten zunächst mit dem Goldstandard, der Angiographie, verglichen werden. Diese korrelativen Untersuchungen führen im wesentlichen zu einer Validierung der Methode. Die zweite Frage zur Wertigkeit beinhaltet die Beurteilung klinischer und echokardiographischer Parameter in ihrem zeitlichen Verlauf mit der Möglichkeit zur Führung eines Patienten mit einem solchen Herzfehler.

Bei der Gegenüberstellung echokardiographischer und angiographischer Daten muß beachtet werden, daß mit Hilfe der Angiographie nicht entschieden werden kann, ob die Echokardiographie schlechter oder besser geeignet ist zur Diagnostik und Schweregradbeurteilung von Herzklappeninsuffizienzen. Zunächst ist festzuhalten, daß im Angiogramm ein direkter Kontrastmittelrückstrom auf-

---

[1] Krankenhaus Siegburg GmbH, Medizinische Klinik/Kardiologie, Ringstr. 49, D-5200 Siegburg

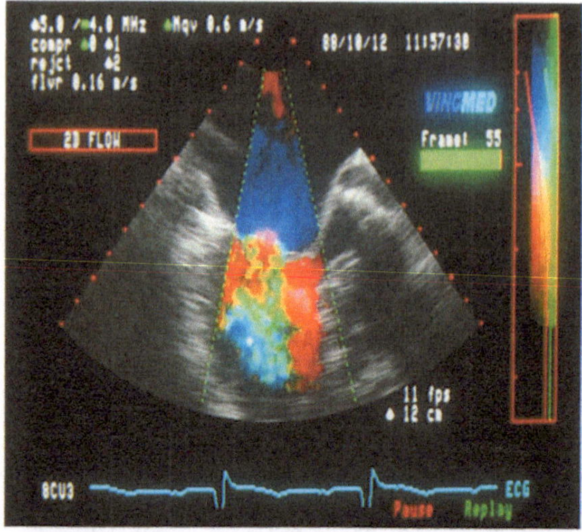

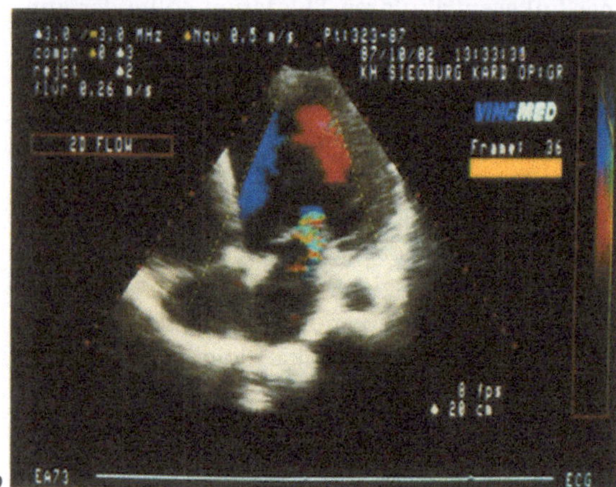

Abb. 1. a Farbdopplerechokardiographische Darstellung einer schweren Mitralklappeninsuffizienz auf dem Boden einer Mitralklappenendokarditis. Man erkennt die schwere, bis an das Dach des linken Vorhofs reichende Regurgitation durch die rot-gelbtürkisgrüne Anfärbung in Folge starker Turbulenzbildung. **b** Darstellung einer geringen, klappenassoziierten (relativen) Mitralinsuffizienz bei dilatativer Kardiomyopathie

gezeichnet wird, wogegen im Doppler- und Farbdopplerechokardiogramm Blutströmungen und Turbulenzen des Regurgitationsstroms dokumentiert werden. Es werden also unterschiedliche Meßgrößen und Meßverfahren miteinander verglichen. Möglicherweise werden in Zukunft ähnlich wie bei der Angiographie zunehmend Erfahrungen mit der Echokardiographie gesammelt, mit klinischen Verlaufsparametern verglichen und korreliert, um dann den richtigen Stellenwert dieses Untersuchungsverfahrens festzusetzen.

Eine wichtige (und bessere) Voraussetzung für die Echokardiographie zur Verlaufsbeurteilung von Patienten mit Herzklappenfehlern ist ihre Nichtinvasivität und damit die wiederholbare Anwendung. Für eine kritische Wertung der echokardiographischen Untersuchungstechnik muß jedoch zunächst die Frage des Nachweises und der Schweregradbeurteilung beantwortet werden. Damit wäre auch die Frage geklärt, ob die Echokardiographie zur Verlaufsbeurteilung geeignet wäre. Darüber hinaus wäre es wichtig, zu untersuchen, ob die Dopplerechokardiographie den günstigsten Operationszeitpunkt in dieser Patientengruppe festlegen kann.

Eigene Untersuchungen ergaben zur Frage des Nachweises von Aortenklappeninsuffizienzen im Farbdopplerechokardiogramm eine Sensitivität von 100% und eine Spezifität von 96%. Demgegenüber war die gepulste Dopplerechokardiographie in ihrer Aussagekraft etwas eingeschränkter mit einer Sensitivität und Spezifität von 92%. Bei der Mitralklappeninsuffizienz ergab sich eine hohe Übereinstimmung mit dem Laevokardiogramm bei jedoch gleichfalls falsch-negativen und falsch-positiven Befunden. Im Farbdopplerechokardiogramm lag die Sensitivität bei 93% und die Spezifität bei 92%, im konventionellen Dopplerechokardiogramm wurde eine Sensitivität von 88% und eine Spezifität von 91% ermittelt.

Zusammengefaßt ergaben unsere eigenen Ergebnisse sowie die der Literatur beim Nachweis der Aorteninsuffizienz eine Sensitivität von 100% und eine Spezifität von 94%. Bei der Mitralklappeninsuffizienz zeigte sich eine Sensitivität von 94% und eine Spezifität von 92%. Damit war mittels der Farbdoppler- und Dopplerechokardiographie ein sicherer Nachweis des Vorhandenseins eines solchen Herzklappenfehlers möglich. Bei der Mitralklappeninsuffizienz im transthorakalen Untersuchungsgang ergaben sich jedoch gleichermaßen falsch-negative wie falsch-positive Befunde. Bei der Aorteninsuffizienz waren keine falsch-negativen Befunde nachweisbar.

Zur Frage der Schweregradbeurteilung können alle drei Dopplerverfahren (gepulster, kontinuierlicher und Farbdoppler) zur Bestimmung herangezogen werden. Mit dem gepulsten Dopplerverfahren kann eine Aorten- und Mitralinsuffizienz durch das Mapping und durch die Berechnung der Regurgitationsfraktion festgelegt werden. Im kontinuierlichen CW-Verfahren ist eine Schweregradbeurteilung der Aorteninsuffizienz über die Druckhalbwertszeit und die Geschwindigkeitshalbwertszeit sowie bei der Mitralinsuffizienz über die Bestimmung der maximalen Rückstromgeschwindigkeit möglich. Im Farbdopplerechokardiogramm können die Jetfläche, die Jetlänge und die Jetbreite zur Quantifizierung herangezogen werden.

Nach eigenen Untersuchungen ist bei der Beurteilung des Schweregrades von Mitralklappenfehlern trotz Einschränkungen die Berechnung der Rückstromfläche die beste Methode, um leichte und schwere Insuffizienzen voneinander zu trennen (Abb. 2). Sowohl die Bestimmung der Rückstrombreite als auch der -länge konnte eine statistisch sichere Unterscheidung nicht durchführen. Die Bestimmung der Regurgitationsfraktion ist wegen der Ungenauigkeit der Schlagvolumenbestimmung klinisch nicht praktikabel, und die Ergebnisse sind nicht hinreichend reproduzierbar. Das Mappingverfahren ist relativ zeitaufwendig. Auch bei der Beurteilung des Schweregrades von Aorteninsuffizienzen wird neben verschiedenen anderen Verfahren die Berechnung der Regurgitationsfläche und die Weite des Regurgitationsstromes an der Aortenklappe zur Schweregradbeurteilung herangezogen. Ein Schweregrad IV stellt eine Regurgitation bis in die Spitze des linken Ventrikels dar, eine Aorteninsuffizienz vom Schweregrad III und II wäre ein Rückstrom bis zum Papillarmuskel bzw. bis zur Spitze des vorderen Mitralsegels (Abb. 3). Eine genauere und bessere Abgrenzung ergibt sich jedoch durch die Berechnung der Rückstromweite an der Aortenklappe, wobei ein brei-

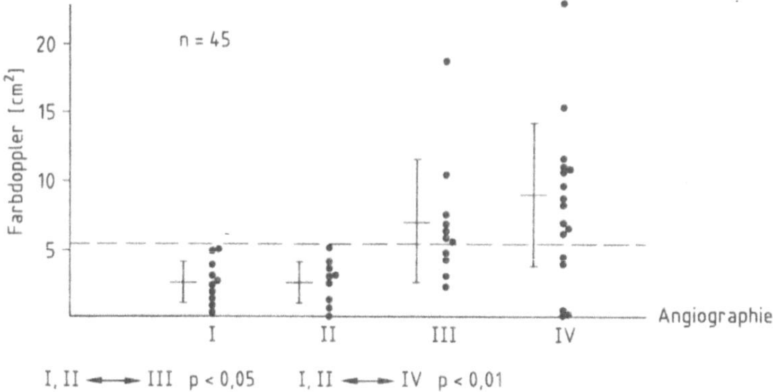

Abb. 2. Gegenüberstellung der maximalen Rückstromfläche im Farbdopplerechokardiogramm zur Angiographie. Man erkennt bei einer Grenze von 5,5 cm^2 eine deutliche Unterscheidungsmöglichkeit der Schweregrade I und II von den Schweregraden III und IV durch die Berechnung der maximalen Rückstromfläche im Farbdopplerechokardiogramm. Eine Unterscheidung zwischen den Schweregraden I, II, III und IV ist statistisch nicht möglich

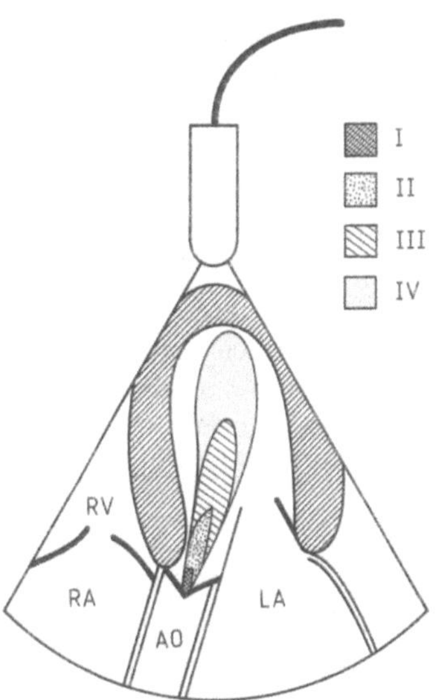

Abb. 3. Quantifizierung der Aortenklappeninsuffizienz durch die Ausdehnung der maximalen Rückstromfläche in den linken Ventrikel. Schweregrad I ist eine klappenassoziierte Insuffizienz, Schweregrad II eine Insuffizienz bis zum vorderen Mitralsegel, Schweregrad III bis zum vorderen Papillarmuskel und Schweregrad IV bis zur Spitze des linken Ventrikels

ter Rückstrom für eine schwere Aorteninsuffizienz spricht (Abb. 4). Unabhängig von der Methode der Schweregradbeurteilung ergeben sich generell Einschränkungen, die beachtet werden müssen.

Probleme in der Schweregradbeurteilung liegen in
- Herzfrequenz,
- Herzzeitvolumen,
- Ventrikel- und Vorhofgröße,
- Afterload und Preload,
- Geräteeinstellung.

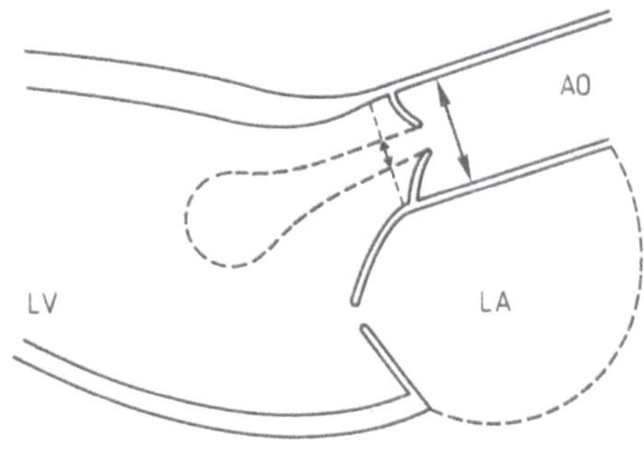

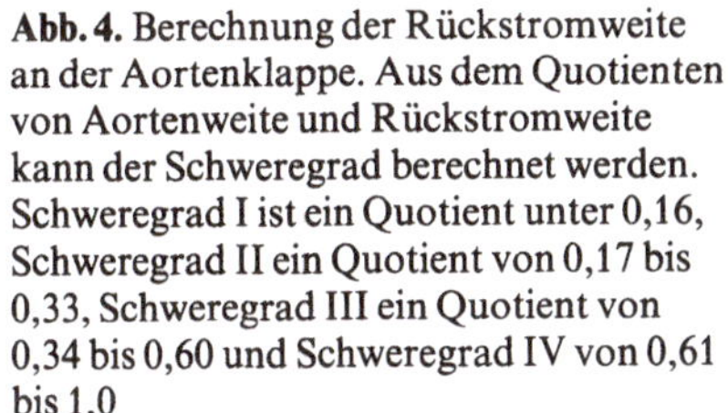

Abb. 4. Berechnung der Rückstromweite an der Aortenklappe. Aus dem Quotienten von Aortenweite und Rückstromweite kann der Schweregrad berechnet werden. Schweregrad I ist ein Quotient unter 0,16, Schweregrad II ein Quotient von 0,17 bis 0,33, Schweregrad III ein Quotient von 0,34 bis 0,60 und Schweregrad IV von 0,61 bis 1,0

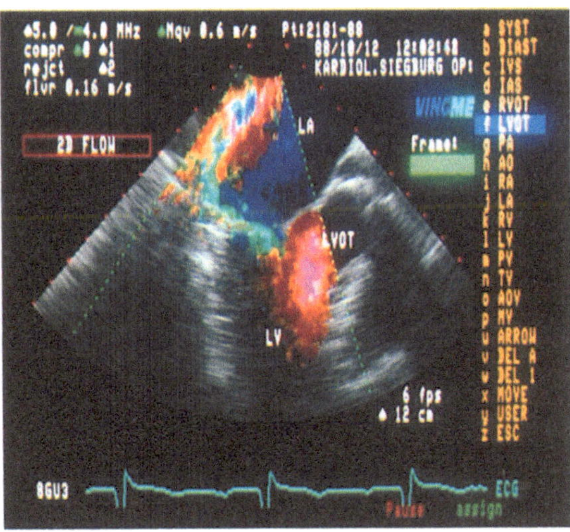

Abb. 5. Schwere exzentrische Mitralklappeninsuffizienz, dargestellt im transösophagealen Echokardiogramm. Man erkennt den gewundenen Regurgitationsjet, der vom linken Ventrikel (*LV*) bis zur lateralen Wand des linken Vorhofs (*LA*) reicht. Den Schweregrad dieser Mitralklappeninsuffizienz konnte man im transthorakalen Echokardiogramm nicht darstellen

Daneben müssen die Farbaufbereitung der Rückstromfläche in den verschiedenen Geräten, die einzelnen Untersuchungsebenen, die Untersuchererfahrung und die Regurgitationsrichtung beachtet werden. Ein Problem bei vergleichenden Untersuchungen stellt darüber hinaus der Goldstandard der Schweregradbeurteilung – die Angiographie – dar.

Da sich bei korrelativen Untersuchungen zur Angiographie, insbesondere bei exzentrischen Regurgitationsjets, diskrepante Befunde ergaben, wurde die transösophageale Echokardiographie zum Nachweis und zur Schweregradbeurteilung als ergänzende Untersuchungsmethode herangezogen (Abb. 5). Bei eigenen Untersuchungen von 44 Patienten mit dokumentierter Mitralklappeninsuffizienz zeigte sich im transthorakalen Echokardiogramm eine Sensitivität von 96% und eine Spezifität von 84%. Demgegenüber ergab die transösophageale Echokardiographie eine Sensitivität von 100% bei einer Spezifität von nur 60%. Diese vergleichsweise schlechte Spezifität orientiert sich an der Angiographie als Goldstandard und ist erklärt durch den Nachweis einer Insuffizienz bei 4 Patienten mittels transösophagealer Echokardiographie, die im Angiogramm nicht erkennbar war. Wie jedoch bereits vorher erläutert, ist eine geringe Mitralklappeninsuf-

Tabelle 1. Schweregradeinteilung der Mitralklappeninsuffizienz mittels transthorakaler und transösophagealer Echokardiographie. Gegenübergestellt ist die Flächenberechnung im Farbdopplerechokardiogramm (*FDE*), die Tiefe des gepulsten Dopplersignal (*PDW*) sowie die Geschwindigkeit der kontinuierlichen Dopplerechokardiographie (*CWD*) und die Dauer des Signals in der Systole

	FDE (Fläche)	PW-D (Tiefe)	CW-D (Geschw.)	Dauer (Systole)
I	< 2,0 cm^2	< 1,0 cm	< 2,0 m/s	früh
II	2,0–3,0 cm^2	bis 3,0 cm	bis 3,0 m/s	früh/mittel
III	3,0–6,0 cm^2	Mitte LA (breit)	bis 4,0 m/s	holo
IV	> 6,0 cm^2	Boden LA	> 4,0 m/s	holo

fizienz im Angiogramm nicht unbedingt erkennbar, so daß hier eine vermeintlich schlechte Spezifität dieser Untersuchungstechnik berechnet wurde. Zugleich ergaben die Untersuchungen bei der Beurteilung der interindividuellen Streuung bezüglich der transthorakalen Echokardiographie Unterschiede bis zu zwei Schweregraden zwischen zwei Untersuchern. Bei der transösophagealen Echokardiographie war dies nur bei insgesamt 9 Patienten und jeweils nur um einen Schweregrad unterschiedlich.

Trotz der genannten Einschränkungen und Limitationen ist mittels beider Untersuchungsmethoden eine Schweregradbeurteilung der Mitral- und Aortenklappeninsuffizienz möglich. Sie orientiert sich dabei sowohl an den indirekten Zeichen der konventionellen Echokardiographie als auch dem direkten Nachweis des Regurgitationsstromes. Der Vorschlag einer Schweregradbeurteilung mittels transthorakaler und transösophagealer Echokardiographie ist in Tabelle 1 wiedergegeben.

Zusammengefaßt ergibt sich aus unseren Untersuchungen für die Mitralklappeninsuffizienz:

1. Die beste Auswertungsmethode ist die Flächenmethode zur Schweregradbeurteilung.
2. Die Untersuchungen sollten immer mittels des gepulsten, des kontinuierlichen und des Farbdopplerverfahrens durchgeführt werden, wobei obligat in allen möglichen Untersuchungsebenen zu schallen ist.

Es hat sich herausgestellt, daß zur klinischen Führung des Patienten eine Schweregradeinteilung in 3 Schweregrade (leicht, mittel und schwer) zu bevorzugen ist. Eine leichte Mitralklappeninsuffizienz ergibt sich bei einer Regurgitationsfläche bis 3 cm^2, ein gepulstes Signal ist nur frühsystolisch nachweisbar. Eine mittelschwere Mitralinsuffizienz ergibt eine maximale Fläche von 5 cm^2 und ein gepulstes Signal bis zur Mitte des linken Vorhofes. Eine schwere Mitralinsuffizienz ergibt in allen Untersuchungsebenen turbulente Regurgitationen bei einer Fläche über 5 cm^2 und bei einem gepulsten Signal bis tief in den linken Vorhof. Sollten hierbei diskrepante Befunde zur Schweregradbeurteilung auftreten, wäre ergänzend eine transösophageale Echokardiographie heranzuziehen. Bei höherer Sensitivität weist die Regurgitationsflächenmethode die gleiche Einschränkung wie bei der transthorakalen Anlotungsebene auf.

Bei der Aortenklappeninsuffizienz stellen ebenfalls die Flächenmethode und die Beurteilung der Rückstromweite die beste quantitative Auswertungsmethode dar. Auch hier sollten die Untersuchungen immer in mehreren Ebenen erfolgen, wobei festzustehen scheint, daß keine falsch-negativen Ergebnisse vorkommen. Da die Anlotungsebene der Aortenregurgitationsströmung von apikal und transthorakal-parasternal besser geeignet ist, ist auch hier mit einer höheren Sensitivität im Vergleich zur Angiographie zu rechnen. Neben der Ausdehnung der Regurgitationsströmung ist bei der Aorteninsuffizienz zur Graduierung der Regurgitation der Vergleich der Flußvolumina mit Bestimmung der Schlagvolumina, der Berechnung von Parametern des Regurgitationsjets wie der Druckhalbwertszeit und die Erfassung von Änderungen des Strömungsprofils in der vor- und nachgeschalteten Kammer möglich. Diese ergaben bei Untersuchungen einen relativ guten Korrelationskoeffizienten zur angiographischen Methode; bei der Bestimmung des Regurgitationsindex V 1/V 2 ergaben sich jedoch größere Streuungen.

Es kann also festgestellt werden, daß die Doppler- und Farbdopplerechokardiographie die wichtigste und einzige nichtinvasive Untersuchungsmethode zum Nachweis und zur Schweregradbeurteilung von Klappeninsuffizienzen darstellt. Trotz Einschränkungen ist bei Mitral- und Aorteninsuffizienzen die Beurteilung der Rückstromfläche eine brauchbare Methode zur Schweregradbeurteilung.

Sachverzeichnis